Vorwort zur zweiten Auflage

Neben der notwendig gewordenen Aktualisierung des Stoffes wurden die Symptome psychischer Funktionsstörungen und die psychopathologischen Veränderungen im Alter kurz beschrieben und in den IV. Teil neu aufgenommen.
Außerdem wurde den wichtigsten Krankheitsbildern eine einfache Darstellung der gegenwärtig als bewährt geltenden Therapie angefügt. Damit bin ich einem mehrfach an mich herangetragenen Wunsch nachgekommen.
Allen, die in Zuschriften und kritischen Stellungnahmen Anregungen gaben, sei an dieser Stelle gedankt.
Desgleichen gilt mein Dank dem Verlag für seine stets verständnisvolle Hilfe und Mitarbeit.

März 1983 Hans-Jürgen von Bose

Inhaltsverzeichnis

Erster Teil. Allgemeine Krankheitslehre

Zweiter Teil. Spezielle Krankheitslehre

Erster Teil

Allgemeine Krankheitslehre

A. Der kranke Mensch

Die Frage nach Sinn und Wesen der Krankheit, nach ihrer Ursache und Wirkung ist ein uraltes menschliches Anliegen. Sie hängt eng zusammen mit dem angeborenen Lebensdrang, mit der Angst vor der unbegreiflichen Determination der belebten Natur, die den Bestand der Art weitgehend sichert, das Einzelwesen aber der Vergänglichkeit anheimfallen läßt. Die zwingenden Kräfte, die den Ablauf des Lebens immer wieder in unvorhersehbare Bahnen drängen, verlangen ein hohes Maß an Anpassung. Ein Teil dieser Anpassung geht in den Bereichen des Unbewußten vor sich. Aber die Entwicklung des Menschen zum Gehirnwesen hat diesen Teil immer mehr verkümmern lassen. Es ist der hohe Preis, den er dafür zu entrichten hat, daß er Fähigkeiten entwickeln durfte, die ihn zum Herren über weite Strecken der natürlichen Gesetzmäßigkeiten des Lebens machten. Aber mit dem Verlust der aus dem Unbewußten kommenden Schutzreaktionen und der damit verbundenen Abstumpfung der sinnlichen Wahrnehmungs- und Warnmechanismen wuchs die Angst vor dem Unbekannten, dem drohenden Schicksal. Nicht nur Neugier, vor allem wohl die Angst hat ihn zum Forscher gemacht! Nicht die Angst um sich selbst allein aber hat die Heilkunst hervorgebracht. Sie, die ewig Unfertige, die niemals zu Ende Kommende kennt eine weitere Dimension: die Liebe zum Nächsten, zum Schwachen, zum Kranken. So sind es vor allem diese drei Grundelemente, Forschungsdrang, Schicksalsangst und der Wunsch, dem Mitmenschen zu helfen, die den Weg der Heilkunst bestimmten. Schon die frühen Ärzte in den fernen Jahrtausenden hatten ein bemerkenswertes handwerkliches Können. An ausgegrabenen Skeletten konnte man feststellen, daß Knochenbrüche gut eingerichtet und geschient wurden. Man amputierte erfolgreich, entfernte Fremdkörper und eröffnete Schädel. Auch wußte man schon früh erstaunlich viel über die Heilkraft tierischer, pflanzlicher und mineralischer Stoffe. Psychotherapie war selbstverständlich und ein fester Bestandteil der Urmedizin: Ohne das magische Wirken des Heilkundigen, dessen Wissenschaft über Jahrtausende als Tempelmedizin Bestandteil priesterlicher Pflichten war, ist das alte Heilwesen nicht denkbar. Aber die Einheit ärztlichen Handelns, die Handwerk, therapeutisches Wissen und Beeinflussung der Seele in der Person eines Eingeweihten forderte, ging im Laufe der Jahrhunderte mehr und mehr verloren.

Die Chirurgie wurde dem Bader überlassen – sie war eines mittelalterlichen Arztes nicht würdig –, Diagnostik und Therapie der inneren Krankheiten, zu einer großen Kunst des Denkens in hohen Schulen der Medizin entwickelt, wurden immer lebensferner und blieben inhaltlich ohne großen Fortschritt.

Die „Psychotherapie" verschwand zwar nicht ganz, aber sie wurde das Opfer jener Entwicklung, die Leib und Seele immer mehr auseinander rechnete. Schließlich kehrte sie ihren Sinn um und wurde zum Werkzeug der Angst.

Es bedurfte eines langen Weges, bis man erkennen konnte, daß die Medizin nicht die Lehre von den Krankheiten, sondern die Lehre vom kranken Menschen ist. Noch bis in das 19. Jahrhundert hinein, das zum Zeitalter der großen naturwissenschaftlichen Entdekkungen werden sollte, stand die systematische Erforschung der Bausteine des Körpers und ihrer Funktionen so sehr im Vordergrund, daß der Mensch darüber fast vergessen wurde.

Die großen Wiederentdecker der Psychologie (Freud, Jung, Adler u. a.) hatten einen schweren Stand! Sie galten als revolutionäre Störenfriede, deren angeblich zügellose Phantasie das bewährte und feste Gefüge der Gesellschaft gefährdete. Aber schließlich konnte man sich der Wahrheit nicht mehr verschließen: Der Mensch ist ein Wesen aus Leib und Seele, und seine körperliche Gesundheit steht in enger Beziehung zu seiner psychischen. Und diese steht in einer Wechselbeziehung zur Umwelt. Die moderne Medizin hat daher neue, zusätzliche Aspekte zu berücksichtigen,

die über die faßbaren Krankheitsursachen hinaus bestimmend für Gesundheit und Krankheit des Individuums werden können: Das „soziale Leben" des einzelnen und die kulturelle Situation der Sozietät, in der er lebt. Familie, Beruf, Einkommen, Wohnverhältnisse, Alterssicherung und viele andere Faktoren bedingen die soziale Situation des Menschen. Sie sind zum Teil veränderbar und er muß sie nicht alle so hinnehmen, wie sie angeboten werden. Weit weniger kann er den Teil seines sozialen Lebens beeinflussen, den wir mit dem Begriff „menschliche Kommunikation" umschreiben. Leider läßt sich jedoch beobachten, daß die Hinwendung zum Mitmenschen umso geringer wird, je sicherer das soziale System arbeitet. Die Änderung unserer Sozialstruktur und das mit dieser Änderung verbundene Konkurrenzdenken hat uns zwar einen hohen Lebensstandart und eine fast lückenlose Versorgung gebracht, aber diese Entwicklung ging unbestreitbar auf Kosten der zwischenmenschlichen Beziehungen. Das Fehlen großfamiliärer Geborgenheit, die scheinbare Sinnlosigkeit des Lebens im Ruhestand und nicht zuletzt die fatale Fehleinschätzung geistiger und körperlicher Vitalität, die als Symbol jugendlicher Frische einen Teil des lebenslangen Konkurrenzdenkens ausmacht, führen dann oft zu organisch nicht erklärbaren Leiden, ja gelegentlich zu Todesfällen, die man heute geradezu als „Pensionierungstod" umschreibt. Es handelt sich hier um eine gefährliche Entwicklung, die wir als Zeichen sozialer Desorganisation zu deuten haben.
Sie stellt sich sowohl dem Einzelnen als auch der Gesellschaft als abweichendes Verhalten dar. Abweichendes Verhalten setzt aber ein normgerechtes Verhalten als Bezugssystem voraus, das sich auf bestimmte, veränderbare Wertmaßstäbe stützt. Es kann also sein, daß sich das Verhalten des Individuums nicht mit der Norm der Gesellschaft in Einklang bringen läßt, es kann aber auch sein, daß die Erwartungen, die das Individuum an die Sozietät und die von ihr deklarierten Wertmaßstäbe stellt, nicht erfüllt werden. In beiden Fällen antwortet der betroffene Mensch auf die Unangreifbarkeit der anonymen Macht „Gesellschaft" mit Abwehrmechanismen, die ihn isolieren. Isolation und daraus folgende Vereinsamung sind die am schwersten wiegenden Folgen abweichenden Verhaltens und bedeuten Krisenpunkte im Leben des Einzelnen. Die psychosomatische Medizin weiß, daß derartige Krisenpunkte häufig die Vorläufer von Krankheiten sind, in manchen Fällen wohl auch bereits ein integraler Bestandteil im Krankheitsgeschehen selbst. Abweichende Verhaltensweisen äußern sich jedoch nicht nur gegen die Gesellschaft oder gesellschaftliche Gruppierungen, sondern vor allem auch gegen die nächste Umgebung, Familie, Freunde, Mitarbeiter usw., wobei nicht übersehen werden darf, daß auch hier soziologische Bedingungen den Hintergrund der Reaktionsweise abgeben.
Wenn man nun abweichendes Verhalten einem normgerechten Verhalten gegenüberstellt, ergibt sich von selbst, daß die Abweichler in der Minderzahl sind. Aber das jeweils meßbare Verhalten ist hier nicht entscheidend und es würde ein durchaus falsches Bild entstehen, würde man das Funktionieren oder Nichtfunktionieren einer Gesellschaft nach der Zahl der Abweichler beurteilen. Tatsächlich durchläuft jeder Mensch im Laufe seines Lebens eine ganze Reihe von Krisenpunkten, die durch Spannungen und Gegensätze innerhalb seiner soziologischen Bedingungen hervorgerufen werden. Krankheit wird sich aber nur dann einstellen, wenn er nicht mehr bereit ist, seine Gegensätzlichkeiten zu ertragen, um sich bereitwillig mit ihnen auseinanderzusetzen. Nun tragen die heutigen Lebensbedingungen allerdings unübersehbar dazu bei, Krisenpunkte im Leben des Einzelnen zu provozieren und ihn dann schutzlos sich selbst zu überlassen. Entsprechend muß die Medizin reagieren und die Ganzheit des Menschen, seine Umwelt und seine Reaktionsweisen in Forschung, Therapie und Pflege in den Vordergrund rücken. Das erfordert im Zeitalter exakter wissenschaftlicher Forschung ein erhebliches Maß

an Umdenken: Man kann Krankheit nicht mehr als ein Übel betrachten, das in festgesetztem Rahmen jeden Menschen befallen und dementsprechend nach festgesetzten therapeutischen Grundsätzen behandelt und geheilt werden kann. Es läßt sich heute schon sicher sagen, daß der Ausgang vieler Krankheiten in engster Beziehung zu den jeweils gültigen soziologischen Bedingungen einer Gesellschaft steht. Eine soziale Gesetzgebung, die ausreichende medizinische Rehabilitation anbietet, ist natürlich notwendige Voraussetzung, aber von mindestens gleicher Wichtigkeit ist unsere ständige, echte Hinwendung zu den Hilfsbedürftigen unserer Gesellschaft, zu den Gefährdeten und Kranken. Nächstenliebe vermittelt Geborgenheit, die für den Heilungsprozeß von größter Bedeutung ist. Alle soziale Sicherheit, so wertvoll sie an sich ist, nützt wenig, wenn die zwischenmenschlichen Beziehungen ersterben. Unabhängig von diesem übergeordneten Aspekt hat die medizinische Wissenschaft Detailarbeit zu leisten, die das fachliche Rüstzeug bereit stellt und neben dem kranken Menschen das Phänomen Krankheit untersucht und behandelt.

Herausgelöst aus dem komplexen Geschehen, das den kranken Menschen ausmacht, behält die Frage nach dem Wesen der Krankheit ihre besondere Bedeutung. Aber was ist Krankheit?

Schon der Versuch einer Begriffsbestimmung stößt auf Schwierigkeiten. Man könnte Krankheit einfach als eine Störung normaler Lebensvorgänge definieren. Das scheint sehr einleuchtend, ist aber nur bedingt richtig. Krankheit hat ja nicht nur den negativen Aspekt „Störung", sondern vor allem auch den positiven des Versuches des Organismus mit einer ihn treffenden Schädlichkeit fertig zu werden, sie zu überwinden. Viele Infektionskrankheiten treten z. B. häufig nur als fieberhafte Zustände in Erscheinung, wobei uns das Fieber als Krankheit imponiert. Aber das ist nicht richtig, denn es ist ja in Wirklichkeit eine Abwehrreaktion gegen die Infektion und ist von größter Nützlichkeit. Aber diese Abwehrreaktion ist ein Teil der Krankheit und zwar ein recht positiver. Krankheit ist also eine natürliche Lebensäußerung, eine Summe von Antworten, die der Organismus auf Schädlichkeiten gibt denen wir unter den verschiedensten Bedingungen ausgesetzt sind. Häufig bemerken wir diese Antworten nur geringfügig oder überhaupt nicht. Die große Anpassungsfähigkeit, die jeder Organismus im Laufe seines Lebens erwirbt, und eine von unzähligen Generationen entwickelte Abwehrbereitschaft gegen schädliche Umwelteinflüsse bedingen einen Mechanismus von so großer Perfektion, daß der Schwellenwert, über dem Krankheit auftritt, nur relativ selten überschritten wird. Allerdings wissen wir, daß es Schädlichkeiten gibt, die den Regelmechanismus der natürlichen Abwehrkräfte ausschalten können und damit bewirken, daß der Organismus in diesem Kampf schließlich unterliegt. Einen solchen Vorgang haben wir z. B. bei der Entwicklung bösartiger Tumoren. Um sie endgültig besiegen zu können, müßten wir entweder alle Schädlichkeiten, die bösartiges Wachstum herbeiführen können, ausschalten – ein nur sehr schwer vorstellbarer Gedanke – oder wir müßten den gestörten *Regelmechanismus* entstören können, d. h. die *Wachstumsinformation* der Zelle zu korrigieren in der Lage sein (s. auch S. 22).

Regelmechanismen wachen in der gesamten belebten Natur über die Lebensäußerungen der Organismen. In jüngerer Zeit hat sich die Technik diese Prinzipien zunutze gemacht und Kontrollsysteme geschaffen, die, mit Hilfe der Elektronik, diese feinen Mechanismen mit großer Perfektion nachvollziehen. Natürlich sind der Technik Grenzen gesetzt und ein elektronisch gesteuerter Regelkreis arbeitet grob und primitiv, wenn man ihn mit den Regelvorgängen lebendiger Organismen vergleicht. Immerhin kann man sich am technischen Beispiel orientieren, um nun wieder die Regelvorgänge der Natur zu verstehen, die sich ihrer schon immer bedient, um Leben überhaupt möglich zu machen.

Man stelle sich ein System kreisförmig hintereinander liegender Funktionseinheiten vor, die an demselben Zielobjekt angreifen. Sie sind in der Weise geschaltet, daß die von ihnen erzeugten Impulse jeweils an die hinter ihnen gelegene Einheit abgegeben werden, und diese damit um den aufgenommenen Wert verstärkt wird. Da es sich um einen Kreis handelt und daher die erste Einheit wiederum die Impulse der letzten erhält, würde sich das Gesamtsystem unendlich aufladen und sich so schließlich selbst zerstören. Es muß also eine Sicherung eingebaut werden, die, falls erforderlich, das Gegenteil von dem veranlaßt, was sich in dem Kreis tut. Diese Aufgabe übernimmt ein empfindlicher Abtaster, der, sobald ein bestimmter Schwellenwert überschritten wird, eine Meldung zur Zentrale abgibt, die nun ihrerseits soviel Gegenimpulse in den Kreis schickt, wie eben notwendig sind, um das Gesamtsystem unterhalb der kritischen Schwelle zu halten.

Beim lebenden Organismus stehen alle physikochemischen Stoffwechselgrößen in einer Wechselwirkung zueinander, die von einer Zentrale gesteuert wird. Durch ein Rückmeldeverfahren wird jede Änderung des jeweiligen Sollwertes automatisch mit einer Impulsänderung – Vermehrung oder Drosselung – beantwortet.

Unzählige Regelkreise, die ausgleichend, verstärkend oder abschwächend die hochdifferenzierten Leistungen der einzelnen Organe

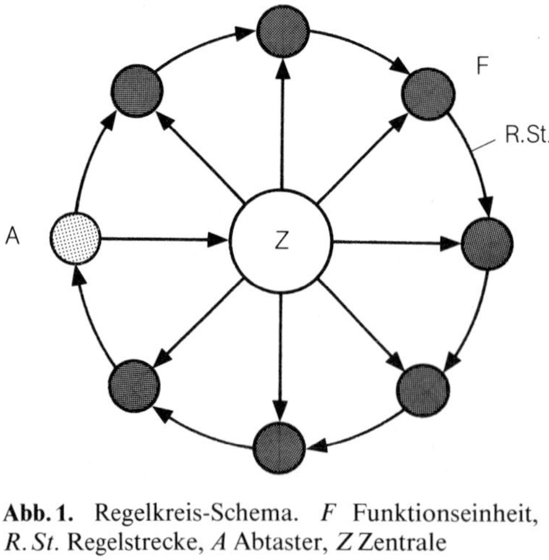

Abb. 1. Regelkreis-Schema. *F* Funktionseinheit, *R.St.* Regelstrecke, *A* Abtaster, *Z* Zentrale

sowie das Funktionieren der Organsysteme steuern, gewährleisten das Leben. Der Körper hilft sich also selbst, soweit er kann. Nur wenn das System überfordert wird, kommt es zu Reaktionen (Krampfanfällen usw.), die wir als Krankheit wahrnehmen. Vereinfachend könnte man auch sagen: Das Versagen von Regelkreisen bedeutet Krankheit, oder schließlich im weitesten Sinne: Krankheit ist das Versagen von Regelkreisen. Noch bevor wir erfassen können, welche Organe im einzelnen von einer Störung befallen sind, nehmen wir die Reaktionen des Organismus wahr, die sinnvolle Versuche darstellen, mit der Störung fertig zu werden: Fieber, Erbrechen, Durchfälle, vermehrtes Schwitzen. Krampfanfälle usw. Nicht selten werden sie so stark, daß wir sie als Krankheitssymptome bekämpfen müssen, um weitere Störungen, die zu einer Verschlechterung des Gesamtzustandes des Kranken führen können, zu verhindern.

Natürlich hat sich jede Therapie in erster Linie gegen die Grundkrankheit zu richten, d.h., soweit möglich, die Störung des Organs bzw. des Organsystems zu bekämpfen. Aber was nützt die richtige Behandlung der Grundkrankheit, wenn die Reaktionen des Organismus so stark werden (z.B. extrem hohes Fieber, Austrocknung durch starkes Erbrechen), daß der Kranke an diesen zugrunde geht? Hier liegt das große Feld, das oft vom medizinischen Pflegepersonal verantwortliche Entscheidungen verlangt: Das richtige Handeln im richtigen Augenblick, die Entscheidung, ob der Arzt hinzugezogen werden muß oder die Mittel der Pflege ausreichen. Die Verantwortung ist groß, und es kann sie nur der tragen, der auf ein solides Wissen um das Krankheitsgeschehen zurückgreifen kann. Nicht nur die einzelnen Krankheitsbilder sollten daher bekannt sein, sondern vor allem auch die allgemeinen Reaktionen des Organismus durchschaubar werden.

Wissen wir z.B., was sich bei einer Entzündung abspielt, wie sie entsteht und was sie bezwecken soll, haben wir bereits einen wichtigen Teil des Geschehens vieler Krankheiten verstanden. Denn eine Entzündung der Lunge, des Darmes oder der Leber folgt jeweils den gleichen Gesetzmäßigkeiten, wenn auch die Auswirkung auf den Gesamtorganismus unterschiedlich ist, da ja jedes Organ eine andere Aufgabe zu erfüllen hat.

B. Immunität und Disposition

Die gleiche *Schädlichkeit* kann bei dem einen Organismus eine Krankheit auslösen, bei dem anderen aber ohne Wirkung bleiben. Für den Ausbruch einer Krankheit ist also nicht nur die Schädlichkeit verantwortlich, sondern offenbar auch die *Empfänglichkeit*. Es ist wichtig, immer im Auge zu behalten, daß mehrere Bedingungen zusammenkommen müssen, um das zu bewirken, was wir Krankheit nennen. Die einer Krankheit entgegenwirkenden, wie auch die einer Krankheit den Weg bahnenden Faktoren können im individuellen Leben des einzelnen erworben sein, oder schon angeboren, d.h. bereits in den elterlichen Keimzellen angelegt sein. Demnach unterscheiden wir die erworbene *Immunität* (Unempfindlichkeit) von der angeborenen, und die erworbene *Disposition* (Empfänglichkeit) für bestimmte Krankheiten, von der ererbten.

1. Erworbene Immunität

Wenn der Organismus mit einer Schädlichkeit zusammentrifft, kann er unterschiedlich reagieren. In den meisten Fällen wird er sie bekämpfen, ihre Wirksamkeit verhindern und am Ende dieser Auseinandersetzung wieder in seine Ausgangsposition zurückkehren. Die Schädlichkeit wird also nichts in ihm dauerhaft verändern, er geht mit unveränderten Reaktionsmechanismen aus diesem Kampf hervor. Manchmal scheint ihm dies jedoch nicht zu gelingen: Schon beim ersten, gelegentlich auch erst nach mehrmaligem Zusammentreffen mit einer Schädlichkeit, ändert er seine Reaktionsweise, indem er Abwehrstoffe bildet, die lange Zeit über die eigentliche Wirksamkeit der Krankheit erregenden Schädlichkeit hinaus aktiv bleiben. Man nennt eine derartige Reaktionsänderung *Allergie*.

Der ärztliche Sprachgebrauch engt diesen Begriff allerdings etwas ein und bezeichnet mit Allergie eine überschießende Reaktion, eine von der Norm abweichende, qualitativ veränderte Reaktionsfähigkeit des Organismus gegenüber körperfremden Substanzen.

Streng genommen müßte man auch eine entstandene *Immunität* als Allergie bezeichnen, denn in beiden Fällen reagiert der Körper mit der Bildung bestimmter Abwehrstoffe, die wir *Antikörper* nennen. Die Stoffe, die zur Bildung dieser Antikörper führen, heißen *Antigene*.

Eine besondere Rolle spielen die Antikörper bei der Infektabwehr, wobei das im Bluteiweiß etablierte *Immunglobulinsystem* immer spezifisch mit dem Krankheit auslösenden Antigen reagiert. Dabei ist die Neutralisation des von Bakterien gebildeten Giftes (Toxin) nicht die einzige und häufig auch nicht die wichtigste Antikörperfunktion:

Durch das Zusammenwirken von Antikörpern mit ergänzenden enzymatischen Aktivitäten (Komplementen) können Bakterien, Viren und sogar Parasiten aufgelöst werden. Andere spezifische Antikörper können sich derartig an im Blut kreisende Viren heften, daß es diesen nicht mehr gelingt, die Zielzellen zu schädigen.

Von entscheidender Bedeutung ist nun, daß die von bestimmten Antigenen im Sinne der Abwehr hervorgerufene Umstimmung für längere Zeit, in manchen Fällen sogar für das ganze Leben, bestehen bleibt. Das bedeutet, daß ein erneuter Kontakt mit der gleichen Schädlichkeit bereits auf ein organisiertes Abwehrsystem trifft. Wir kennen dies vor allem bei verschiedenen Viruserkrankungen (Pocken, Masern usw.), die langjährige bis lebenslängliche Immunität hinterlassen.

Als man erkannt hatte, daß auch leichte Verlaufsformen der Infektionskrankheiten ein vollwertiges Abwehrsystem hervorrufen, konnte man an die therapeutische Nutzung gehen. Es kam darauf an, die Toxizität (Giftigkeit) der Krankheitserreger soweit abzuschwächen, daß man sie mit geringem Risiko auf Menschen übertragen konnte, um auf diesem Wege die Bildung spezifischer Antikörper anzuregen, die dann einen langen und wirksamen Schutz vor der Ansteckung mit dem echten Erreger gewährleisten.

Der Anstoß zu diesen Überlegungen kam aus der morgenländischen Volksmedizin. In Ägypten und China war es von alters her üblich, den Pockeneiter von Kranken, die an einer leichten Form dieser Seuche erkrankt waren, auf Gesunde zu übertragen. Wenngleich diese Methode erhebliche Risiken beinhaltete, war der Erfolg dieser „Impfung“ nicht zu übersehen: Die so Behandelten waren gegen Ansteckung immun geworden! 1717 wurde diese Methode in England eingeführt, gegen den harten Widerstand der Schulmedizin, und war fast hundert Jahre im Gebrauch. 1798 konnte dann der englische Arzt EDWARD JENNER seine berühmt gewordene Veröffentlichung über die „Kuhpocken“ vorlegen, die eine erste wissenschaftliche Bearbeitung der Frage der erworbenen Immunität enthielt. Jenner hatte beobachtet, daß Kuhmägde sich beim Melken manchmal an den Händen mit einer Krankheit infizierten, die ähnliche Pusteln bildet, wie die Pockenerkrankung beim Menschen. Ihm fiel auf, daß Mädchen, die diese scheinbar harmlose Infektion durchgemacht hatten, bei der künstlichen Übertragung des Pockeneiters keinerlei Reaktion zeigten. Für einen forschenden Geist, wie ihn Jenner besaß, Anlaß genug dieser Frage nachzugehen. Schon die ersten Versuche gaben ihm recht: Wer mit Kuhpockenlymphe geimpft worden war, erkrankte nicht mehr oder nur noch ganz leicht an den echten Pocken. Seine Entdeckung war der erste große Triumph, den die Medizin auf dem Gebiete der Immunität zu verzeichnen hatte. Es war die Geburtsstunde der aktiven Immunisierung. Der Beweis war erbracht: Wenn Krankheitserreger eine Tierpassage durchgemacht hatten, wurden sie für den Menschen weniger giftig, regten aber im menschlichen Körper die Bildung von Antikörpern in dem gleichen Maße an, wie die weit giftigeren von Mensch zu Mensch übertragenen.

Nun hatte man die Möglichkeit gewissen Krankheiten vorzubeugen. Wie aber sollte man helfen, wenn eine gefährliche Infektionskrankheit bereits ausgebrochen war? In solchen Fällen müssen die wirksamen Antikörper sofort in ausreichender Menge zur Verfügung stehen! Als man erkannt hatte, daß die den Organismus schädigende Wirkung in vielen Fällen weniger von den Bakterien ausgeht, als von den von ihnen stammenden Giften (Toxinen), machte man sich die mit der aktiven Immunisierung gewonnenen Erkenntnisse zunutze und ließ bakterienfreie, toxinhaltige Kulturfiltrate in ansteigender Menge die Körper verschiedener Haustiere passieren. Dadurch wurde die Antikörperbildung bei diesen Tieren weit über das normale Maß hinaus angeregt. Jetzt stand ein Heilmittel zur Verfügung, das es erlaubte, bei schon ausgebrochener Erkrankung dem Kranken die wertvollen Antikörper sofort und in ausreichender Menge zu verabreichen: Injiziert man das Serum dieser vorbehandelten Tiere, nehmen die zugeführten Antikörper sofort den Kampf gegen die Toxine auf und die Krankheit nimmt meist einen weit gutartigeren Verlauf.

Man nennt diesen Vorgang, im Gegensatz zur aktiven Immunisierung, bei der der Körper gezwungen wird, aktiv die Antikörper zu bilden, passive Immunisierung.

Die breite Anwendung dieser beiden therapeutischen Verfahren hat seit ihrer Einführung nicht nur vielen Menschen das Leben gerettet, sie hat auch entscheidend dazu beigetragen, daß eine Reihe verheerender Seuchen ihren Schrecken nahezu verloren hat. So ist der Rückgang der Diphtherie von 255878 Erkrankungsfällen, die 1944 in Deutschland registriert wurden, auf 3531 Erkrankungsfälle im Jahre 1959 (in der Bundesrepublik) sicher wesentlich auf die aktive Immunisierung einer weit größeren Anzahl von Kleinst- und

Tabelle 1. Wirkungsschema der Immunisierungsverfahren

		Beginn des Schutzes	Dauer der Immunität
Passive Immunisierung	Übertragung fremder Antikörper	Sofort	8–14 Tage
Simultanimpfung	Aktive und passive Immunisierung	Sofort	Über Jahre
Aktive Immunisierung	Bildung eigener Antikörper	Nach Wochen	Über Jahre

Kleinkindern zurückzuführen. Eine differenzierte und hochwirksame Therapie hat jedoch auch ihre Gefahren. Bei der passiven Immunisierung handelt es sich ja um ein „artfremdes Eiweiß", das in Form tierischen, antikörperhaltigen Serums dem Kranken injiziert wird. Gegen einen solchen Eingriff, bei dem das fremde Eiweiß als Antigen wirkt, bildet der Körper Abwehrstoffe in Form von Antikörpern. Verwendet man nun innerhalb eines bestimmten Zeitraumes zweimal das Serum des gleichen Tieres, kann es zu heftigen allergischen Erscheinungen kommen, die u.U. zum Tode des Patienten führen. Man bezeichnet eine derartige, überschießende Reaktion als „anaphylaktischen Schock". Man kann diese Gefahr weitgehend umgehen, wenn man darauf achtet, daß eine notwendig gewordene, erneute Seruminjektion nicht mehr von der gleichen Tierart stammt wie die erste. Hat man z.B. bei der ersten Injektion Pferdeserum verwendet, wird man das nächste Mal Serum vom Rind injizieren müssen.

Der Mechanismus des anaphylaktischen Schocks ist heute weitgehend aufgeklärt: Die an menschliche Gewebe fest gebundenen anaphylaktischen Antikörper (IgE-Klasse), die an der Zelloberfläche haften, werden durch mehrwertige Antigenmoleküle überbrückt. Dadurch wird die Zellmembran derartig verändert, daß die sogenannten Mediatorstoffe (Histamim u.a.) frei werden und eine Kontraktion der Organe mit glatter Muskulatur, eine Gefäßerweiterung sowie eine vermehrte Kapillardurchlässigkeit bewirken. So kommt es zu einem Liegenbleiben (Stase) des Blutes in der Endstrombahn bei gleichzeitiger Viscositätssteigerung und schließlich folgender Hypovolämie. Begleitend kommt es, meist schon Minuten nach der Aufnahme des spezifischen Antigens, zu generalisierter Nesselsucht (Urticaria), Ödemen im Gesicht und im Kehlkopf (Erstickungsgefahr!), Asthmaanfällen und Durchfällen. Bei voll ausgeprägter Symptomatik steht am Ende ein schwerer Kollaps, d.h. ein Versagen der gesamten Kreislaufregulation.

Ein Nachteil der passiven Immunisierung liegt in ihrer relativ kurzen Wirkungsdauer, die zwei bis drei Wochen selten überschreitet. Der Organismus bindet die nicht von ihm stammenden Antikörper und macht sie so unwirksam. Bei manchen Krankheiten ist es heute allerdings möglich, gleichzeitig eine aktive und eine passive Immunisierung zu erzeugen (z.B. Diphtherie). Man gibt dem Patienten in diesen Fällen ein *Toxin-Antitoxin-Gemisch* (Tabelle 1).

2. *Erworbene Disposition*

Schädliche Einwirkungen verschiedenster Art können bestimmten Krankheiten den Weg ebnen. Werden z.B. die Schutzfunktionen des Organismus gestört, können Krankheitserreger nicht mehr oder nur noch mangelhaft bekämpft werden. Hier ist in erster Linie der chronische Hunger zu nennen, der zu Unterernährung und Mangel an lebenswichtigen Stoffen führt. Aber auch die Überernährung kann zu bestimmten Krankheiten disponieren. Übergewichtige Menschen neigen eher zu der Hochdruckkrankheit, erkranken häufiger an der Zuckerkrankheit und leiden meist früher an Gefäßveränderungen als Normalgewichtige. Übergewichtigkeit ist einer der Risikofaktoren, die eine Disposition für den gefürchteten Herzinfarkt schaffen.

Schließlich gibt es krankhafte Zustände, die, falls man sie nicht ausheilen kann, wiederum

für weitere Krankheiten disponieren. Hierzu gehören alle chronischen Entzündungen auf deren Boden bösartige Tumoren entstehen können, chronische Nierenleiden, die zu schwerem Bluthochdruck führen können, der seinerseits die Ursache von Herzinsuffizienz oder Schlaganfall werden kann, sowie etwa auch die chronische Bronchitis, die zu *Lungenemphysem* (Lungenblähung) und *Bronchiektasen* (krankhafter Erweiterung der Bronchien) mit Vereiterung und u. U. Abszeßbildung führen kann.
An diesen wenigen Beispielen läßt sich erkennen, daß schon eine scheinbar kleine Störung unter bestimmten Umständen zu einer schweren Folgekrankheit disponieren kann.

3. Angeborene Immunität (Resistenz) und angeborene Disposition

Die Frage, ob es eine angeborene Immunität überhaupt gibt, ist noch nicht mit letzter Sicherheit zu beantworten. Eine Voraussetzung wäre der Nachweis, daß bei bestimmten Personen spezifische Antikörper gegen eine oder mehrere Krankheiten bei der Geburt bereits vorhanden wären, und zwar müßten diese, aufgrund einer Erbanlage, von ihnen selbst gebildet worden sein. Die Tatsache, daß Neugeborene in den ersten Wochen ihres Lebens fast nie an Masern, Keuchhusten und anderen Kinderkrankheiten erkranken, beruht auf einer passiven Immunisierung durch die Antikörper der Mutter, die diese Krankheiten früher einmal durchgemacht hatte.
Dennoch ist nicht zu übersehen, daß bestimmte, unspezifische Schutzeinrichtungen im Serum und den Blutzellen bei den einzelnen Menschen verschieden reagieren. Ihre Funktionstüchtigkeit ist jedenfalls weitgehend von Umweltfaktoren und sicher auch vom Allgemeinzustand des Einzelnen abhängig. So macht etwa der Mangel an bestimmten Wirkstoffen (Vitaminen) „anfällig“ und vermindert die Resistenz. Darüber hinaus scheint es auch für Infektionskrankheiten Unterschiede in der Disposition zu geben, die ganze Bevölkerungsgruppen und Rassen betreffen. Indianer z. B. sind nahezu immun gegen Scharlach, und Neger erkranken extrem selten an einer infektiösen Blutkrankheit, der sog. *infektiösen Mononukleose,* die in unseren Breiten keineswegs selten ist.

Bekannt ist das Beispiel einer Scharlachepidemie in Taschkent:
Hier erkrankte die eingeborene Bevölkerung fast nicht, während sich die Krankheit beim russischen Teil der Bevölkerung gefährlich ausbreitete.

Angeborene Dispositionen für bestimmte Krankheiten betreffen im weitesten Sinne die Widerstandsfähigkeit einzelner Organe oder Organsysteme gegen jede Art von Schädlichkeit, mit der wir in Berührung kommen. Während der eine Mensch größere Alkoholmengen, ohne Schaden zu nehmen, tolerieren kann, erkrankt ein anderer schon bei geringen Mengen an einer Magenschleimhautentzündung. Auch bei Rauchern sehen wir deutliche Unterschiede in der Reaktion: Langjähriger Nikotinmißbrauch wird von vielen Menschen schadlos vertragen. Manche Raucher aber erkranken schon nach wenigen Jahren an gefährlichen Gefäßerkrankungen, die zu schweren Durchblutungsstörungen führen.
Auch Geschlechtsdispositionen spielen eine Rolle. Statistisch läßt sich immer wieder belegen, daß manche Erkrankungen mehr das weibliche, andere das männliche Geschlecht befallen.
Schließlich kann man auch von einer Altersdisposition sprechen. Verschiedene Lebensalter haben eine unterschiedliche Körperbeschaffenheit und -leistung, die jeweils anders auf Schädlichkeiten reagiert.

C. Konstitution

Der Begriff Konstitution umreißt eine Anzahl von Faktoren, die die körperliche und seelische Struktur eines Menschen zu einem gewissen Zeitpunkt seines Lebens ausmachen. Zu diesen Faktoren gehören die oben besprochenen, Immunität, Resistenz und Disposi-

tion, aber auch angeborene Merkmale des Körperbaues und einzelner Organsysteme, sowie die mit der körperlichen Struktur offenbar zusammenhängenden seelischen Reaktionstypen.
Es wurde mehrfach versucht, die verschiedenen *Konstitutionstypen* in ein allgemein gültiges Schema zu bringen. Aber es hat sich gezeigt, daß dieses nicht ganz gelingen kann. Zu viele Überschneidungen treten auf, die schließlich jedes Schema unsicher und überflüssig machen. Dennoch haben sich manche Bezeichnungen durchgesetzt und für den Arzt eine gewisse Bedeutung gewonnen. Die wichtigsten seien hier erwähnt:

a) Normale Konstitutionstypen

1. Normosomer Typus. Er ist ebenmäßig gewachsen, Länge und Stärke der Gliedmaßen passen harmonisch zum Rumpf.

2. Leptosomer Typus. Er ist schlank bis mager, hat einen langen, schmalen Brustkorb bei abfallenden Schultern. Die Muskulatur ist nicht sehr stark ausgebildet, das Herz ist klein.

3. Pyknischer Typus. Gedrungener Körperbau mit Neigung zu Fettansatz, kurzer, breiter Brustkorb mit hochstehendem Zwerchfell und eher waagerecht gelagertem Herzen.

b) Pathologische Konstitutionstypen

1. Asthenischer Habitus. Hochgewachsene, hagere Menschen mit ungenügend entwickeltem Stützgewebe. Neigung zu Organvorfällen, Brüchen, Verbiegung der Wirbelsäule, Senkfüßen. Das Herz ist meist klein und daher verhältnismäßig wenig leistungsfähig.

2. Die lymphatische Konstitution. Hier soll eine besonders empfindliche Reaktionslage des lymphatischen Abwehrsystems bei gleichzeitiger, konstanter Schwellung der Lymphknoten und der Thymusdrüse bestehen. Gesteigerte Empfänglichkeit für bestimmte Infekte.

3. Die exsudative Diathese. Es besteht eine ausgesprochene Neigung zu Schleimhaut- und Hauterkrankungen. Schnupfen, Hals- und Kehlkopfentzündungen sowie auch nässende Ekzeme der Haut treten gehäuft auf.

4. Die präsenile Konstitution (frühzeitiges Altern). Diese äußert sich in einer zu frühen Abnutzung des Organismus, so daß bestimmte Alterserscheinungen, die gewöhnlich erst im höheren Lebensalter auftreten, schon in frühen Jahren und gewöhnlich in gesteigerter Form bemerkbar werden. In manchen Fällen verändert sich der ganze Körper in diesem Sinne und es tritt eine frühe Vergreisung auf. In anderen Fällen tritt die Alterung einzelner Organsysteme in den Vordergrund. Hierzu gehören die frühzeitig auftretenden Abnutzungserscheinungen der Blutgefäße, die schon in mittleren Jahren zu erheblichen Beschwerden führenden Knochen- und Gelenkveränderungen sowie die konstitutionelle Schwäche des Lungengewebes, die zu einer schon in jungen Jahren auftretenden Lungenblähung (Emphysem) führen kann.
Es gibt Hinweise darauf, daß zwischen Körperbau, Charakter und bestimmten seelischen Erkrankungen Zusammenhänge bestehen. So findet man unter den *Schizophrenen* (s. S. 196) mehr leptosome Typen, unter den *Zyklothymen* (s. S. 195) mehr Pykniker.

D. Allgemeine Störungen und krankhafte Veränderungen

Die bis ins Alter währende ununterbrochene Erneuerung der Zellen setzt voraus, daß Zellen absterben, an deren Stelle die neu gebildeten dann treten können. Aufbau- und Abbauvorgänge stehen also in einem bestimmten Verhältnis zueinander. Diese Realation unterliegt jedoch während des Lebens einem Wandel: Im Wachstumsalter überwiegt der Aufbau, bei den im Alter immer deutlicher in Erscheinung tretenden Rückbildungsvorgängen bekommt der Zellabbau im Organismus schließlich die Überhand.
Die durch Abbauvorgänge verminderte Lei-

stung, die im äußersten Falle erlischt, stellt aber auch einen wesentlichen Anteil der Krankheit dar. Die hierdurch bedingte Verschiebung der Relation zwischen den beiden entgegengesetzten Vorgängen setzt ein System gesteigerter Lebensvorgänge in Gang, dessen Aufgabe es ist, die Leistung des Organismus wieder zu steigern. Dabei ist das vorrangige Ziel die Erhaltung des Lebens, wenn unumgänglich, auch unter Opferung von Organen oder sogar Organsystemen.

Diese gesteigerten Lebensvorgänge stellen sich als Reaktionen des Organismus gegen Schädlichkeiten dar, mit dem gezielten Zweck krankhafte Produkte zu beseitigen und zerstörtes Gewebe zu erneuern. Sie dienen also der Heilung.

1. Gestörtes Zelleben

a) Der allgemeine Tod

Früher hat man einen Organismus als tot bezeichnet, wenn das Herz seine Tätigkeit vollkommen eingestellt hatte und die Atmung erloschen war. Heute weiß man, daß diese Kriterien keineswegs ausreichen, denn sie zeigen lediglich eine Störung des mechanischen Zusammenwirkens bestimmter Organe an. Herz- und Atemstillstand sind noch keineswegs gleichbedeutend mit Zelltod. Widerstandsfähige Zellen leben noch so lange weiter, bis der letzte Rest Sauerstoff und die letzte Spur Nahrung aufgebraucht sind. Von entscheidender Wichtigkeit ist hier die Überlebensdauer der Gehirnzellen. Denn bringt man das Herz innerhalb der Frist, die zwischen dem eingetretenen Schaden und dem Absterben der Gehirnzellen gegeben ist, wieder zum Schlagen – was durch Herzmassage und künstliche Beatmung häufig möglich ist – kann man das Leben retten. Allerdings können schon bei geringer Überschreitung dieser Frist durch Absterben eines Teils der unersetzlichen Gehirnzellen schwere und nicht mehr rückbildungsfähige Schäden entstanden sein.

Man wird also einen Menschen erst als tot bezeichnen können, wenn alle Zeichen des *Hirnstoffwechsels* erloschen sind.

Folgende Veränderungen treten nach Eintritt des Todes in Erscheinung:

1. *Abkühlung,* bis der Körper sich an die Außentemperatur angeglichen hat.
2. Durch physikalisch-chemische Veränderungen in der Muskelsubstanz kommt es zur *Totenstarre,* die gewöhnlich in den ersten 12 Stunden nach Eintritt des Todes einsetzt und sich frühestens nach 24 Stunden wieder löst.
3. Das Blut senkt sich in die tiefliegenden Teile des Körpers und bildet die unter der Haut liegenden *Totenflecke.*
4. *Gelöster Blutfarbstoff* durchtränkt an manchen Stellen das Gewebe, besonders sichtbar in der Umgebung großer Hautvenen.
5. *Blutgerinnung* in den Gefäßen.
6. Das tote Gewebe der Verdauungsorgane wird durch die Einwirkung der Verdauungsenzyme angedaut.
7. Eintrocknung der Schleimhäute und der Hornhaut des Auges.
8. *Fäulnisvorgänge.*

b) Absterben der Gewebe und örtlicher Tod (Nekrobiose und Nekrose)

Lokal einwirkende Schädlichkeiten können bewirken, daß Teile eines Gewebes absterben. Dabei gehen bestimmte Veränderungen an den Zellen vor sich, die, in Abhängigkeit von der Art des Gewebes und der Einwirkung, sehr unterschiedlichen Charakter haben. Zell- und Gewebetod können hervorgerufen werden durch:

1. mechanische Ursachen (Zerquetschung, Druck u. ä.);
2. extreme Temperatureinwirkungen (Verbrennung, Erfrierung) und strahlende Energie (radioaktive Strahlung);
3. die Einwirkung bestimmter Bakterien und ihrer Gifte;
4. Sauerstoffmangel (z. B. bei Verlegung von Blutgefäßen durch Gerinnsel oder andere mechanische Ursachen).

Beim Absterben kann das Gewebe – je nach Art der Einwirkung – mit folgenden Veränderungen reagieren:

1. Gerinnungsnekrose. Dabei gerinnt das in und um die Zellen liegende Eiweiß (z. B. Infarkte).

2. Verflüssigungsnekrose. Verflüssigung von Zellen und dem dazwischen liegenden Gewebe. Tritt auch häufig nach anfänglicher Gerinnung auf. Bei diesem Auflösungsprozeß sind Enzyme beteiligt, die teils aus den Gewebszellen und den Leukozyten stammen, teils aber auch von Bakterien geliefert werden (z. B. Brandblasen, Pockenpusteln, eitrige Einschmelzungen).

3. Brand. Er entsteht durch Einwirkung äußerer Faktoren auf die nekrotischen Gewebe.

Trockener Brand ist eine *Mumifikation,* d. h. Austrocknung abgestorbener Gewebe, die der Luft ausgesetzt sind (besonders Zehen und Finger). Feuchter Brand entsteht durch die Einwirkung bestimmter Erreger von Fäulnisprozessen. Gehen diese mit Gasbildung einher, spricht man von *Gasbrand.*

Abgestorbene Gewebeteile wirken wie Fremdkörper, die der Organismus zu beseitigen sucht. Je nach Möglichkeit versucht er sie aufzulösen, abzukapseln oder auszustoßen. Abgestorbene Knochenteile nennt man Sequester.

c) Ernährungsstörungen des Gewebes

Verkleinern sich Organe oder Gewebeteile ohne Veränderung der Struktur oder ihres Aufbaues, sprechen wir von *Atrophie.* Die Voraussetzung ist, daß ein Organ vorher ausreichend ausgebildet war.

Die folgenden Ursachen können zur Atrophie führen:

1. Rückbildungsschwund (Involutionsatrophie). Die allgemeine Stoffwechselverminderung im Greisenalter bedingt einen Schwund von Organen und Geweben (Haut, Gehirn, Knochen, Knorpel usw.).

2. Schwund bei mangelnder funktioneller Inanspruchnahme. Am auffälligsten tritt dieser in Erscheinung, wenn Muskeln durch erzwungene Ruhestellung – etwa durch Anlegen eines Gipsverbandes – über einen längeren Zeitraum in entspanntem Zustand verbleiben müssen. Noch gravierender macht sich dieser Schwund bemerkbar, wenn durch Unterbrechung einer Nervenbahn alle Impulse, die zur Anspannung des Muskels vom Zentralnervensystem gesendet werden, diesen nicht mehr erreichen. Eine derartige absolute Ruhigstellung hat eine rasch einsetzende, schwere Atrophie zur Folge.

Aber auch Knochen, Knorpel, ja das ganze Stützgewebe und schließlich auch funktionell ausgeschaltete Organe oder Organteile (z. B. ein operativ ausgeschalteter Darmteil) verfallen der Atrophie, falls sie nicht ihrer Bestimmungsfunktion nachkommen können.

Man nimmt an, daß sowohl der fehlende Funktionsreiz, als auch die geringere Stoffzufuhr den Schwund eines nicht mehr oder nicht mehr ausreichend arbeitenden Organes oder Gewebes bedingen.

3. Schwund durch Druck. Schon durch einen mäßigen, über längere Zeit anhaltenden Druck kommt es zu einer Hemmung der Funktion des Gewebes und zu einer lokalen Kreislaufstörung. So können Abszesse oder Tumoren, aber auch krankhafte Ausbuchtungen von Arterien (Aneurysmen) bei längerem Bestehen eine Knochenatrophie an der Stelle ihrer Einwirkung verursachen, die in schweren Fällen zu Spontanbrüchen führen kann. Aber auch innere Organe können der *Druckatrophie* verfallen (z. B. die Niere bei Drucksteigerung im Nierenbecken).

d) Degeneration

Quantitative oder qualitative Veränderungen in der chemischen Zusammensetzung der Zellsubstanz oder des Zwischengewebes bewirken in der Regel ebenfalls eine Größenänderung des befallenen Organs. Dabei ist zu beachten, daß nicht immer eine Verkleinerung auftritt. Aber auch, wenn ein Organ durch Degeneration vergrößert erscheint, hat es an Funktionstüchtigkeit eingebüßt, da die spezifischen Zellen, d.h. die für die spezielle Wirksamkeit des Organs zuständigen Zellen, eine Abnahme erfahren haben.

Degeneration kann eintreten durch:
1. Störungen des Eiweiß- und Flüssigkeitsstoffwechsels,
2. Störungen des Fettstoffwechsels,
3. Störungen des Kohlenhydratstoffwechsels,
4. Störungen des Kalkstoffwechsels,
5. Ablagerung von Abbauprodukten.

Die Ursachen derartiger Veränderungen sind häufig in der Einwirkung bestimmter Schädlichkeiten zu finden (z.B. von Giften).
Es gibt aber auch eine Reihe von Krankheiten, die man als *Speicherkrankheiten* bezeichnet, die letztlich durch die Anhäufung bestimmter Substanzen im Gewebe ebenfalls Organdegeneration hervorrufen. Erwähnt sei noch, daß man heute die Bezeichnung Degeneration gerne durch den unbestimmteren Ausdruck Dystrophie ersetzt.

2. *Thrombose und Embolie*

Unter Thrombose versteht man die Bildung eines Blutgerinnsels (Thrombus) in einer Vene oder Arterie. Die Folge ist eine teilweise oder vollständige Unterbrechung des Blutflusses hinter dem Thrombus, aus der sich – je nach Größe des betroffenen Gefäßes – mehr oder weniger schwerwiegende Störungen der Durchblutung ergeben.

a) Venöse Thromben

Mehrere Faktoren müssen zusammentreffen, um die Blutgerinnung, die normalerweise nur außerhalb der Gefäße stattfinden kann, im geschlossenen Gefäßsystem auszulösen. An erster Stelle ist hier die gesteigerte Gerinnungsfähigkeit des Blutes durch eine dauernde oder vorübergehende Störung im komplizierten Gerinnungssystem zu nennen. So findet man z.B. nach Geburten, Operationen und manchen Infektionskrankheiten einige Gerinnungsfaktoren in übernormaler Konzentration. Auch die Fähigkeit der *Thrombozyten* zur Zusammenballung (Aggregation) kann gesteigert sein: Durch das operativ geschädigte Gefäßendothel (innere Gefäßschicht) werden die Thrombozyten zu einer zunächst reversiblen *Aggregation* veranlaßt. Diese Primäraggregate lösen sich unter normalen hämodynamischen Bedingungen wieder auf. Besteht ein Aggregat allerdings längere Zeit, etwa durch *Stase* oder Abflußbehinderung, wird durch strukturelle Umwandlung der Membranen die Aggregation irreversibel. Damit ist der Kern des Thrombus gelegt, an den sich nun weitere Thrombozyten anlagern. Auf diesen *Blättchenthrombus* pflanzt sich dann der größere und klinisch wichtigere *Gerinnungsthrombus* auf.
Betrachtet man die Thrombenbildung als den Versuch der Blutungsstillung am untauglichen Ort, so wird es verständlich, daß eine Verletzung – sei sie von außen zugefügt oder betreffe sie die Gefäßinnenschicht – zur Aktivierung des Gerinnungssystems führt. Da schon die kleinste Läsion des *Endothels* zur Bildung eines Abscheidungsthrombus führen kann, sind auch die Gefäße alter Menschen hierzu besonders disponiert. Die sklerotischen Veränderungen rauhen die innere Gefäßschicht auf und verengen das Lumen. Kommt nun eine Stase, d.h. eine Verlangsamung des Blutstromes (bis zum Stillstand) hinzu, erhöht sich die Gefahr erheblich. Da eine solche Stase praktisch immer den venösen Schenkel des Kreislaufes betrifft, sind Thrombosierungen in den Venen weitaus häufiger als in den Arterien. Sie können praktisch in jeder Vene auftreten, wenngleich sie in den unteren Körperpartien weitaus am häufigsten zu beobachten sind. Hier kommt es aus rein mechanischen Gründen am ehesten zu den gefürchteten Stasen, die dann als Zusatzfaktoren auslösend wirken. Der nach Operationen oder Geburten nicht selten geschwächte Kreislauf vermag oft den Blutumlauf in den herzfernen Gebieten nicht mehr

mit der erforderlichen Dynamik voranzutreiben. In der Mehrzahl der Fälle nehmen daher Thrombosen ihren Ausgang vom Venengeflecht des Fußes oder von den tiefen Venen des Unterschenkels. Eine recht häufige Komplikation ist das Weiterwachsen des Thrombus in der Richtung des Blutstromes, also in die Oberschenkelvenen und schließlich in die Beckenvenen. Da der Gefäßquerschnitt mit zunehmender Herznähe immer größer wird, wächst auch die Gefahr der Loslösung von Thrombusteilen oder ganzen Thromben, die dann über die untere Hohlvene und das rechte Herz in ein Lungengefäß gelangen und dieses dann plötzlich verstopfen. Ein solches dramatisches Ereignis nennt man *Lungenembolie.* Sie zählt auch heute noch zu den häufigsten Todesursachen. Nach einer amerikanischen Statistik erleiden jährlich etwa 600000 Patienten eine Lungenembolie, von denen mehr als ⅓ versterben. Wobei eine vermutete hohe Dunkelziffer nicht berücksichtigt ist.

Am Sektionsgut soll die Zahl der tödlichen Lungenembolien rund 4% der Gesamtsektionen betragen. Wenn 20 bis 30% der Lungenstrombahn durch den *Embolus* verschlossen sind, tritt ein Hochdruck im kleinen Kreislauf auf, an dessen Zustandekommen wohl auch eine reflektorische Engstellung der Arteriolen und die Ausschüttung bestimmter Stimulatoren (Serotonin u. a.) beteiligt sind. Dieser Mechanismus erklärt z. T. die bei schweren Embolien häufig auftretende, eindeutige Symptomatik:

a) plötzlich auftretende starke Atemnot (Dyspnoe),
b) Beschleunigung der Herztätigkeit (Tachykardie),
c) kurzzeitige Bewußtlosigkeit,
d) Blutdruckabfall,
e) Bluthusten.

Geht die massive Lungenembolie mit Schock einher, treten manche dieser Symptome hinter den kardiogenen Schocksymptomen zurück. Dann bereitet die Abgrenzung gegenüber anderen lebensbedrohlichen Ereignissen u. U. erhebliche Schwierigkeiten *(Herzinfarkt!).*

Im Überlebensfalle verfällt das durch die Verlegung der Arterie von der Versorgung abgeschnittene Lungengebiet der Nekrose und wird schließlich zu einer Narbe organisiert.

Werden durch eine geringgradige Embolie (Verschluß peripherer Arterienäste) nur leichte Änderungen der Lungenstrombahn bewirkt, verläuft das Ereignis häufig klinisch stumm.

Erwähnt sei, daß durch Auslösung der Thromben in den Lungengefäßen mit *Streptokinase* (ein aus Streptokokken gewonnenes Enzym, das bestimmte Gewebe aufzulösen vermag) schon nach Stunden eine wesentliche Entlastung des rechten Herzens erreicht werden kann, die nicht selten lebensrettend ist. Die Auflösung der Thromben in der Peripherie verhindert außerdem die unangenehmen Spätfolgen eines verstopften Gefäßes: chronische Stauungen, Unterschenkelgeschwüre und sekundäre Hauterkrankungen im befallenen Gebiet *(postthrombotisches Syndrom).* Die früher häufigen allergischen Komplikationen bei dieser Therapie sind heute selten geworden, da die Präparate einen hohen Reinheitsgrad aufweisen.

Ein Sonderfall ist die sogenannte *Thrombophlebitis,* besser *phlebitische Thrombose.* Aus der Venenumgebung fortgeleitete Entzündungen oder auch eingeschleppte Bakterien breiten sich in der locker gebauten Venenwand aus und greifen die Intima an. Auf dem veränderten Endothel bilden sich dann sekundär Thromben, die häufig infiziert sind und im Falle einer Embolie zu *Lungenabszessen* und *Gangrän* führen können (s. S. 74).

b) Arterielle Thromben

Diese entstehen prinzipiell auf gleiche Weise wie die venösen Thromben, sind jedoch meist folgenschwerer, da sie entsprechend der Stromrichtung ein umschriebenes Organgebiet oder ganze Teile einer Extremität von der arteriellen Blutversorgung abschneiden, falls nicht ein gut ausgebildeter *Kollateralkreislauf* (Umgehungskreislauf) zur Verfügung steht (Abb. 2).

Thrombosen in den Herzkranzgefäßen füh-

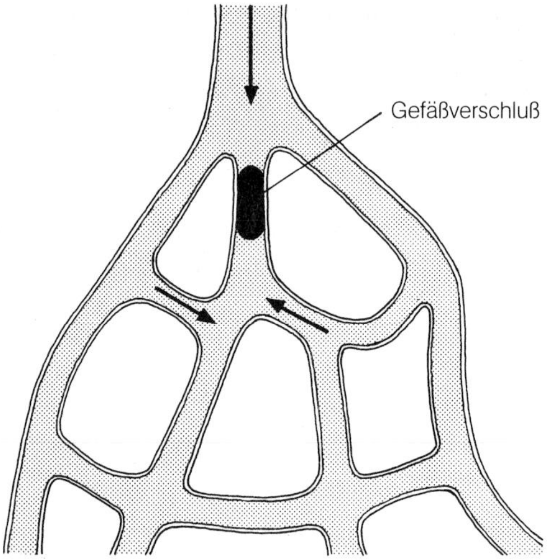

Abb. 2. Kollateralkreislauf bei Verschluß eines Arterienastes

ren zum *Herzinfarkt* (s. S. 36), wirken also an ihrem Entstehungsort. Andere Lokalisationen bergen jedoch vor allem die Gefahr in sich, daß die dort entstehenden Thromben sich leicht ablösen können und dann mit dem arteriellen Blutstrom in andere Organe verschleppt werden. Dies gilt besonders für die *Hirnembolien,* die in der Regel von Thrombenmassen aus dem linken Herzen stammen. Auf dem Boden geschwüriger *Herzklappenentzündungen* sowie auch im stark erweiterten Vorhof bei krankhafter Verengung der *Mitralklappe* (Mitralstenose) entstehen mitunter große, unregelmäßige Thromben, die stückweise fortgeschwemmt werden können. Außer den Hirngefäßen können auch andere Organgefäße betroffen sein, etwa die Nierengefäße *(Niereninfarkt),* die Milzgefäße (Milzinfarkt) oder auch die Darmgefäße.
Der Versorgungsausfall im Bereich des embolisch verschlossenen Gefäßes stellt stets ein akut bedrohliches Ereignis dar, das nicht selten einen tödlichen Ausgang nimmt. Embolien in die Gefäße der unteren Extremitäten führen bei ungenügendem Kollateralkreislauf rasch zur Nekrose bzw. Gangrän. Häufig bleibt als einzig wirksame, d. h. lebensrettende Therapie, nur noch die Amputation.

Merke: Blutgerinnung findet beim Gesunden nur außerhalb des Gefäßsystems statt. Intravasale Gerinnung, in Venen oder Arterien, kann nur eintreten, wenn das Gerinnungssystem eine krankhafte Störung erfahren hat. Eine solche kann schon nach Operationen oder Geburten eintreten, wobei der häufig geschwächte Kreislauf, der den Blutumlauf in herzfernen Gebieten nicht mehr ausreichend gewährleistet, oft die auslösende Rolle für die Thrombosierung spielt.
Löst sich ein Thrombus von der Gefäßwand und wandert in Richtung des Blutstromes, spricht man von Embolie. Dementsprechend erreichen Thromben aus dem *venösen System* – nach Durchwanderung des rechten Herzens –, im Falle einer Embolie, stets das Gefäßsystem der Lunge und führen zur Verlegung kleinerer oder größerer Gefäßabschnitte. Das zugrunde gehende Gewebe vernarbt (Lungeninfarkt).
Arterielle Thromben können in vorgeschädigten Herzkranzgefäßen oder im Herzen selbst entstehen z. B. auf dem Boden geschwüriger Herzklappenentzündungen. Die hier entstehenden Embolien führen in die Hirngefäße, in Nieren- oder Milzgefäße oder auch in die Gefäße der unteren Extremitäten.

E. Gegenäußerungen des Organismus (Reaktionen)

1. Einfache Gegenäußerungen

Entsprechend dem Prinzip des Regelkreises reagiert der Organismus auf Störungen mit hemmenden oder fördernden Regulationsversuchen. Auf erhöhte Abbauerscheinungen antwortet er mit gesteigerten Lebensäußerungen und, wenn notwendig, auch umgekehrt. Das Ziel dieser Reaktion ist die Heilung des gestörten Lebensablaufes (der Krankheit). Diese oft deutlich in Erscheinung tretenden gezielten Veränderungen sind also im engeren Sinne selbst nicht krankhaft, wenngleich nicht selten gerade die durch sie bedingte Abweichung von den regelmäßigen Erscheinungen als die eigentliche Krankheit imponiert. Die wichtigsten einfachen Gegenäußerungen sind:

a) Aufnahme und Vernichtung krankhaften Materials

Neben bestimmten Zellen der Leberkapillaren und den netzförmig angeordneten Zellen des Milzgerüstes (Retikuloendotheliales System = RES) sind es vor allem die weißen Blutkörperchen (segmentkernige *Leukozyten und Lymphozyten*), die als Wanderzellen aus der Strombahn auswandern und sich der schädlichen Stoffe bemächtigen (z.B. Bakterien), um sie aufzulösen. Auch das Bindegewebe hat wanderfähige Zellen von starker Aktivität. Sie sind ebenfalls in der Lage, körpereigene Abfallprodukte und körperfremde Stoffe zu verarbeiten und fortzuschaffen.

b) Gewebserneuerung (Regeneration)

Die Gewebserneuerung ist ein Signum des Lebens. Allerdings kann sie nur unter bestimmten Bedingungen vollwertig sein. Ein Beispiel für eine vollwertige Erneuerung, die sich sogar häufig wiederholt, ist die monatliche Abstoßung und der nachfolgende Wiederaufbau der Gebärmutterschleimhaut bei der Frau *(Menstruation)*. Sie gehört sozusagen zum normalen Lebensablauf, ja dient durch ihre auf die Fortpflanzung bezogene Funktion dem Leben und ist eingeplant.
Eine nicht eingeplante (unphysiologische) Störung oder Zerstörung von Gewebe kann jedoch nur in wenigen Fällen durch einen vollwertigen Ersatz wieder ausgeglichen werden. Dabei gilt, daß sich ein Gewebe um so eher wieder voll regeneriert, je einfacher es in Aufbau und Funktion ist (Abb.3).

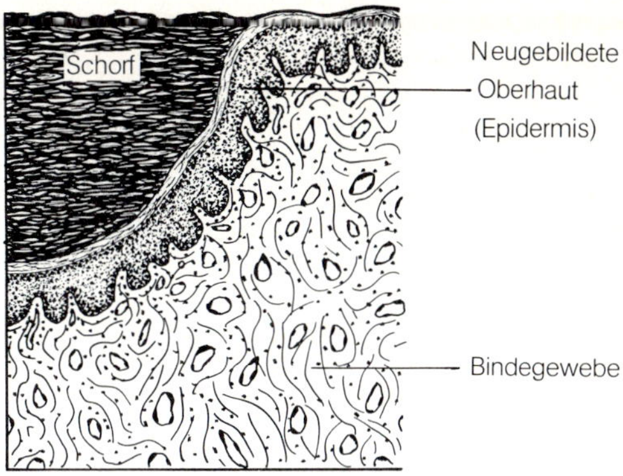

Abb. 3. Regeneration der Oberhaut in einem Hautdefekt

c) Ausfüllung geschädigter Gewebe und die Umwandlung in Ersatzgewebe

Wird ein Gewebe gewaltsam durchtrennt, entsteht ein Wundtrichter, der durch neues Gewebe ausgefüllt werden muß. Nur selten entsteht eine Wundheilung durch direkte Vereinigung der Wundflächen (wenn man von den steril ausgeführten chirurgischen Eingriffen absieht, deren Ziel stets eine derartige Heilung „per primam" ist).
Die Voraussetzung zur Heilung einer klaffenden Wunde ist die Bildung eines Füllgewebes (Granulationsgewebe). Das aus den erweiterten Gefäßen der Wundumgebung stammende eiweißreiche Wundsekret bildet eine gerinnende *Fibrinschicht* an der Oberfläche, die bei Austrocknung den Schorf ergibt. Nach einigen Tagen beginnt die Neubildung des Gewebes, durch die in die Fibrinschicht einwachsenden Kapillarsprossen, die von *Bindegewebszellen* begleitet werden. Aus diesen fein verästelten Sprossen werden nun kleine Gefäße, die sich untereinander verbinden zu einem bogenförmigen Gebilde, das sich in diesem neuen Gewebe als ein kleines, rotes Knöpfchen darstellt. Schließlich erscheint das ganze neue Gewebe mit feiner, roter Tüpfelung übersät (das Wort Granulationsgewebe kommt von granulum, lat. = das Körnchen). Zwischen den kleinen Gefäßbögen liegen nun die Bindegewebszellen, Leukozyten

und Lymphozyten. Während die Bindegewebszellen sich spindelig ausziehen und Bindegewebsfasern bilden, grenzen die Leuko- und Lymphozyten das neue Gewebe schon gegen die Oberfläche ab. Wenn die Ausfüllung des Wundtrichters schon nahezu abgeschlossen ist, beginnt von den Rändern her die Neubildung der oberen Hautschichten. Nach Überhäutung der Wunde bildet sich das Granulationsgewebe um: die Gefäße bilden sich zurück, die Wanderzellen verschwinden. Übrig bleibt ein faserreiches, straffes Bindegewebe mit wenig elastischen Fasern, das von einer dünnen, drüsenlosen Oberhaut überzogen wird: die *Hautnarbe.*

An diesem Beispiel läßt sich der Ablauf des Heilungsprozesses erkennen. Selbstverständlich gibt es bei den verschiedenen Geweben Abweichungen die je nach Differenzierung vom funktionstüchtigen Ersatz bis zur vollständigen Wiederherstellung eines geschädigten Gewebes reichen. Ein Beispiel für eine vollständige Gewebsneubildung nach einer nicht eingeplanten Störung stellt die Heilung von Knochenbrüchen dar. Bei normalem Verlauf läßt sich nach relativ kurzer Zeit nur noch eine Spur des Schadens erkennen und der Knochen ist wieder absolut funktionstüchtig.

d) Anpassung der Gewebe an veränderte Anforderungen und Ausgleich herabgesetzter Funktionstüchtigkeit

Wiederholte Anforderungen, die über das gewöhnliche Maß hinausgehen, beantwortet das Gewebe mit Vermehrung und Vergrößerung seiner Bauelemente. Besonders deutlich tritt diese Erscheinung beim Skelettmuskel zutage, der sich bei stetiger, hoher Anforderung beträchtlich vergrößern kann. Aber auch die glatte (Organ-)Muskulatur und die Herzmuskulatur erfahren bei übernormaler Beanspruchung eine Volumenvergrößerung und damit einen Kraftzuwachs.

Man nennt diese Form der Anpassung an gesteigerte Anforderungen *Arbeitshypertrophie.*

Eine andere Form der Anpassung ist die Umwandlung der Gefäßwände im Kollateralkreislauf. Bei Unterbrechungen der Strombahn müssen kleinere Gefäße die Versorgung in diesem Gebiet übernehmen und werden damit einem höheren Blutdruck ausgesetzt. Sie passen sich an diesen an, indem sie ihre Wand verstärken.

Auch das Epithelgewebe kann sich wandeln, falls es anderen Bedingungen ausgesetzt ist. Fällt ein Körperteil oder der Teil eines Organs aus, versucht der Organismus einen Ausgleich dadurch herzustellen, daß ein anderer Körperteil oder die verbliebene Substanz eines Organs die Tätigkeit des Ausgefallenen mit übernimmt. Gelingt es ihm damit, das Überleben des Gesamtorganismus zu sichern, ist der Ausgleich (Kompensation) erreicht. So kann etwa der Verlust einer Niere durch Mehrarbeit der anderen ausgeglichen werden, wobei sich das gesunde Organ vergrößert, um den erhöhten Anforderungen gewachsen zu sein: *kompensatorische Hypertrophie.*

2. Entzündung als zusammengesetzte Gegenäußerung des Organismus

Die Entzündung ist die wichtigste Gegenäußerung des Organismus. Hier wirken eine ganze Reihe von Faktoren, in sinnvollen Zusammenspiel, abwehrend gegen Schädlichkeiten.

Sie wird ausgelöst durch einen *Entzündungsreiz* (die Schädlichkeit), der meist schon nach kurzer Zeit zu lokalen, entzündlichen Kreislaufstörungen und einer schlagartig einsetzenden Störung des Säure-Basen- und Wasserverteilungsgleichgewichtes in dem betroffenen Gewebe führt. Ein vermehrtes Auftreten *organischer Säuren* (Milchsäure, Brenztraubensäure) führt zu einer stärkeren Übersäuerung des Gewebes und bewirkt, bei zunehmendem Flüssigkeitsaustritt aus der Blutbahn, eine Steigerung des Gewebedruckes. Dem Austritt von Serumeiweißen aus den Kapillaren, die eine bessere Wasserbindung bewirken, folgt das *entzündliche Ödem,* die sichtbare Schwellung.

Parallel zu diesen Vorgängen kommt es zum Austritt der Leukozyten aus den Gefäßen, die als eigenbewegliche Zellen die Schädlichkeit zu bekämpfen beginnen.

Wenn auch die Entzündung der Abwehr dient, also einen positiven Effekt darstellt, kommt es doch zu Begleiterscheinungen, die, jede für sich, als krankhafte Zustände zu werten sind. So tritt regelmäßig eine *Gewebsschädigung* auf, die zwar sehr verschiedenen Grades sein kann, aber nie vollkommen fehlt.

Auch die lokale Kreislaufstörung – wenngleich für den Abwehrmechanismus unbedingt notwendig – stellt eine solche Störung dar, ebenso wie die chemische Entmischung der Grundsubstanz, die ja erst die eigentliche Voraussetzung für den Abwehrprozeß schafft. Durch die Kreislaufstörung, die anfangs aus einer Blutstrombeschleunigung und später einer Verlangsamung durch Gefäßlähmung, besteht, wird es den Leukozyten erst möglich gemacht, aus den Kapillaren auszutreten (Abb. 4). Schon früh setzen Reaktionen ein, die zur Ausfüllung des geschädigten Gewebes führen. Auch hier bildet sich ein (entzündliches) Granulationsgewebe, das neben einem Gerüst junger Kapillarsprossen vor allem Bindegewebszellen, aber auch Leukozyten, Lymphozyten, Plasmazellen und große *Makrophagen* (Freßzellen) enthält.

Bei abflauenden Entzündungserscheinungen produzieren die Bindegewebszellen allmählich Bindegewebe und leiten den Vorgang der Narbenbildung ein.

Wird die Beseitigung der Schädlichkeit erreicht und der Gewebsbestand wieder hergestellt, hat die Entzündung ihren Zweck erfüllt.

Aber nicht immer gelingt dies. Unvollkommene Wiederherstellung kann z. B. mit unzweckmäßiger Narbenbildung oder Verwachsungen an inneren Organen einhergehen und damit erneuten Schaden bewirken. So kann die gefürchtete Herzinnenhautentzündung zu Narbenbildung an den Herzklappen führen, die sich nun nicht mehr ausreichend öffnen oder schließen können. Die Folge ist der Herzklappenfehler, also ein neuer, ernster Krankheitszustand, der schließlich – falls man ihn nicht beseitigen kann – zu schwerwiegenden Veränderungen des ganzen Herzens führt.

Gelingt es dem Körper nicht, mit der Schädlichkeit fertig zu werden, kommt es zum Gewebstod. Welche Folgen hieraus für den Gesamtorganismus entstehen, hängt von der vitalen Bedeutung der befallenen Teile und dem Ausmaß des Gewebsunterganges ab. Das Ende kann der Gesamttod sein.

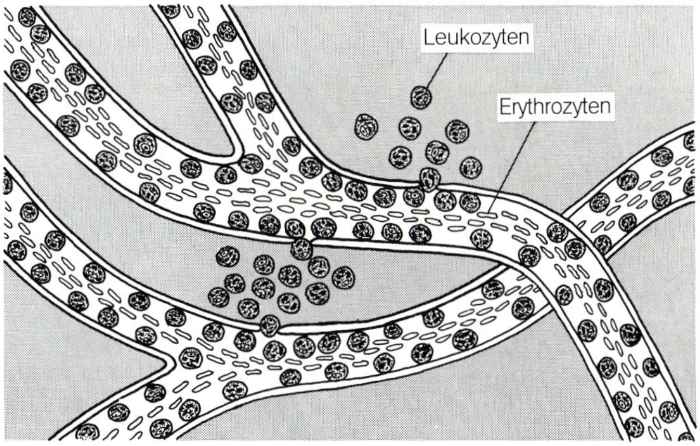

Abb. 4. Randstellung und Auswanderung der Leukozyten im entzündeten Gewebe

Merke: Der Reaktionserfolg der Entzündung liegt in der Wiederherstellung des befallenen Organes durch Erhaltung des Gewebebestandes bei gleichzeitiger Beseitigung der einwirkenden Schädlichkeit. Durch Defektheilung ist zwar die Schädlichkeit beseitigt, aber der Defekt kann Anlaß zu neuen Krankheitszuständen werden.

Zwischen der raschen Wiederherstellung und dem Gewebstod liegt eine andere Reaktionsform, die durch einen langwierigen Kampf des Organismus gegen Schädlichkeiten gekennzeichnet ist, die sich besonders hartnäkkig behaupten und dadurch die einzelnen Prozesse nie ganz zum Abschluß kommen lassen: Die *chronische Entzündung.*
Dementsprechend finden wir bei ihr langwierige Eiterungen, die entweder zu Höhlenbildung im Gewebe führen oder sich einen Weg nach außen bahnen *(Fistelbildung).* Die chronische Entzündung bereitet aber auch den Boden für die Ansiedlung anderer Schädlichkeiten, die im gesunden Gewebe nicht haften können. Die Folge sind gefährliche Mischinfektionen.
Je nach Überwiegen der einzelnen Phasen, bietet die Entzündung ein anderes Bild. Auch wenn sie im allgemeinen etwa nach dem geschilderten Muster abläuft, treten einzelne Phasen häufig derartig in den Vordergrund, daß man danach bestimmte Entzündungsarten unterscheidet. So spricht man von *fibrinöser Entzündung,* wenn die austretende Gewebsflüssigkeit *(Exsudat)* einen hohen Gehalt an *Fibrinogen* aufweist, das nach Austreten an die Oberfläche zu *Fibrin* gerinnt, oder von *nekrotisierender Entzündung* bei Gewebstod, von eitriger und verschorfender Entzündung.
Weist die Reaktion auf eine infektiöse Schädlichkeit eine besondere Regelmäßigkeit auf, sprechen wir von einer *spezifischen Entzündung.* Als wichtigste spezifische Entzündungen seien die Tuberkulose, die Lues, die Strahlenpilzerkrankung und die Lepra genannt.

F. Gestörtes Gewebswachstum

Überschüssiges Gewebswachstum durch gesteigerte Leistung ist ein Anpassungsvorgang, der wieder rückläufig wird, falls sich die Anforderungen normalisieren. Es handelt sich also hier um einen notwendigen und durchaus geordnet verlaufenden Prozeß.
Im Gegensatz dazu steht ein überschüssiges Wachstum, ohne Leistungssteigerung und mehr oder weniger ungeordnet. So entsteht etwa bei chronischen Entzündungen übermäßiger Gewebsersatz, der z. B. an Schleimhäuten zu *polypösen Wucherungen* führen kann. Auch die gesteigerte *Kallusbildung* (Kalkbildung) bei gestörtem Heilverlauf nach Knochenbrüchen kann vorübergehend Ausmaße annehmen, die eine sinnvolle Ordnung nicht mehr erkennen lassen. Sehr häufig kommt es auch nach Verletzungen zu übermäßiger Narbenbildung an der Haut *(Keloide).*
Alle diese Prozesse weisen darauf hin, daß im Ablauf des entsprechenden Regelkreises eine Störung vorliegt. Nun gehört Überschuß zwar zu den Vorsichtsmaßnahmen des Lebens an sich, aber normalerweise regelt sich sein Abbau durch entsprechende Signale des genetischen Kontrollsystems. Tatsächlich gerät dieser Prozeß auch fast nie ganz außer Kontrolle.
Unter bestimmten Bedingungen aber, die wir bis in die letzte Einzelheiten noch nicht erkennen können, kommt die *„genetische Information“,* d. h. das Wissen der Zelle um ihre im Gesamtplan vorgesehene Rolle, abhanden. Die Folge ist, daß sie sich planlos vermehrt und ein Gebilde produziert, das wie ein Fremdkörper wirkt, der ein schmarotzerhaftes Eigenleben im Organismus führt. Man spricht daher auch von *Gewächsen (Blastomen)* und meint damit, daß hier etwas nicht eingeplantes wächst. In der medizinischen Umgangssprache bezeichnen wir diese Neubildungen als *Tumoren,* was jedoch nichts anderes heißt als Schwellungen oder Geschwülste. Es wird also mit der Bezeichnung Tumor noch nichts über den Charakter der Neubil-

dung, etwa ihre Gut oder Bösartigkeit ausge sagt.

Alle Tumoren unterscheiden sich jedoch durch einige typische Merkmale vom gesunden Gewebe:

1. *Der gewebliche Aufbau weicht stets mehr oder weniger vom Aufbau der im Verband des Organismus entstehenden Gewebe ab.*
2. *Tumoren befolgen eigene Wachstumsgesetze, die von der Nachahmung ausgebildeter Organe bis zu völlig ungeordnetem, chaotischem Zellwachstum reichen. Sie entwickeln sich unabhängig vom Gesamtwachstum des Körpers und der umgebenden Gewebe.*
3. *Sie besitzen Stoffwechseleigenschaften, die sich in den Gesamtstoffwechsel des Körpers nicht vollständig einfügen.*

Nach der Zellstruktur läßt sich zwar jede Geschwulst einer Gewebsform des Organismus zuordnen, aber sie unterscheidet sich nicht nur von dieser durch eine eigenständige Art des Gewebeaufbaues, sondern meist auch durch den *Reifegrad* der einzelnen Zellen. Manche Tumoren sind geradezu charakterisiert durch einen hohen Gehalt an unreifen, embryonalen Zellen, die das neu gebildete Gewebe entdifferenzieren. Ihr hoher Gehalt an Zellen weist sie auch als besonders wachstumsaktiv aus. Es sind dies die *atypischen, unreifen* Geschwülste, die in der Regel besonders bösartig sind.

Die Einteilung der Tumoren ist nicht unproblematisch, da sich nicht die klinischen Kriterien, sondern die wissenschaftlichen als Unterscheidungsmerkmale durchgesetzt haben. Nach dieser Einteilung bleibt eine „gutartige Geschwulst" gutartig, selbst, wenn sie durch ihre Ausdehnung lebenswichtige Organe verdrängt oder sogar schädigt und damit lebensbedrohend wird. Die im folgenden aufgeführten Eigenschaften kennzeichnen nach der heutigen Auffassung einen Tumor als bösartig:

1. *Einwachsen der Geschwulstzellen in das gesunde Nachbargewebe, wobei dieses weitgehend zerstört wird (infiltrierendes, destruierendes Wachstum).*
2. *Die Fähigkeit zu metastasieren, d.h. Zellen aus dem Geschwulstverband herauszulösen, die sich in anderen Organen ansiedeln und dort Tochtergeschwülste (Metastasen) bilden. Die Verschleppung geschieht auf dem Blut- oder Lymphweg.*
3. *Die Neigung zu rezidivieren, d.h., daß auch nach radikaler, besser scheinbar radikaler Entfernung, Tumoren am gleichen Ort erneut auftreten.*

Die vollständige Entfernung dieser Tumoren gelingt auch dann nicht immer, wenn weit im „Gesunden" operiert wurde. Es läßt sich häufig nicht erkennen, wie weit die Geschwulstzellen bereits in das gesunde Gewebe eingedrungen sind.

Ganz anders verhalten sich gutartige Tumoren. Sie verdrängen das umliegende Gewebe, ohne es zu zerstören. Sie wachsen sozusagen abgekapselt und entsenden daher auch keine Metastasen. Auch im Stoffwechsel bestehen Unterschiede: Zellen bösartiger Tumoren können vermehrte oder abnorme Enzyme enthalten, andererseits veränderte Reaktionen gegenüber Enzymen aufweisen. Im Aufbau ihrer Eiweißkörper finden sich abnorme Aminosäuren, und ihre Fähigkeit zur Zukkerspaltung ist größer als die des Blutes und der Leber. Ob abnorme Stoffwechselprodukte eine Rolle bei der fast immer entstehenden Entkräftung (Tumorkachexie) des Patienten spielen, ist noch nicht mit letzter Sicherheit erwiesen, scheint aber wahrscheinlich. Es würde sich in diesem Falle um eine Art Vergiftung durch die Abbauprodukte des Tumors handeln.

Je nach der Gewebebeschaffenheit unterscheiden wir außerdem Tumoren der Binde- und Stützgewebereihe von denen der Epithelgewebe. Beide Arten können sowohl gutartige, als auch bösartige Entwicklungen nehmen. Auch kommt es vor, daß auf dem Boden eines gutartigen Tumors nach einer bestimmten Zeit ein bösartiger Tumor entsteht, d.h., daß harmlose tumoröse Gewächse (Polypen u.a.) zu bösartigen Geschwülsten „entarten" können. Ein bekanntes Beispiel sind Blasen- und Darmkarzinome, die sich aus Schleimhautpolypen entwickeln können.

Gefürchtet ist auch die Entartung warzenähnlicher, dunkel pigmentierter Hautflecken, die jahrzehntelang bestanden haben können und plötzlich, ohne ersichtlichen Grund zu besonders bösartigen Tumoren werden, die sehr früh metastasieren und eine sehr schlechte Voraussage haben (maligne Melanome).

Die bösartigen (malignen) Tumoren, die aus dem Epithelgewebe stammen, werden als *Karzinome* (Krebsgeschwülste) bezeichnet, die aus der Binde- und Stützgewebereihe als *Sarkome* (Fleischgeschwülste). Beide können auf dem Lymph- und auf dem Blutweg metastasieren. Man nimmt heute an, daß ein bösartiger Tumor, sobald er eine bestimmte Größe erreicht hat, ständig Zellen an die Körperflüssigkeiten abgibt. Vermutlich spielen hier bestimmte Enzyme eine Rolle, die in der Lage sind Gewebsstrukturen aufzulösen. Die meisten der abgeschwemmten Zellen gehen zugrunde, ohne weiteren Schaden anzurichten. Aber die wenigen Überlebenden werden dann zu bösartigen Tochtergeschwülsten. Sie hängen sich aneinander und bilden Zellklumpen, die schließlich in einer Kapillare stekkenbleiben und einen neuen Tumor bilden.

Über die Ursachen der bösartigen Neubildungen wissen wir noch nicht sehr viel. Manches deutet darauf hin, daß eine Störung des Informationssystems im *Genom* einer Zelle vorliegt, von der dann die Tumorbildung ausgeht. Mit der Bezeichnung Genom meint man die Gesamtausstattung der Zellen höherer Organismen mit Zehntausenden von Genen. Sie bilden sozusagen das genetische Archiv in dem Informationen gespeichert werden. Chemisch handelt es sich um Moleküle der *Desoxyribonucleinsäure,* die sich aus langen Strängen zusammensetzt, deren Grundbausteine als *Nucleotide* bezeichnet werden. Von entscheidender Bedeutung ist nun die Reihenfolge, in der die Nucleotide zusammenhängen. Sie stellt nämlich die verschlüsselte Botschaft mit exakt codierten Anweisungen dar, in welcher Reihenfolge Aminosäuren zu einem bestimmten Eiweißmolekül zusammenzusetzen sind. Da jede Zelle in ihrem Genom die für sie notwendigen Anweisungen trägt, d.h. den Bauplan für das Zellplasma, eine Leberzelle, eine Magenzelle oder sonst eine Zelle zu werden, wird sie planlos, falls die Information einmal nicht stimmt. Und wenn man sich vor Augen hält, daß sich täglich etwa 10^{13} Zellen im menschlichen Organismus neu bilden, ist es ohnehin kaum verständlich, daß jede einzelne Zelle mit einem absolut sicheren, präzise arbeitenden Informationssystem ausgestattet ist. Man muß wohl annehmen, daß hier gelegentlich Pannen passieren und sich Informationsfehler einschleichen, die aber von einem ebenso sicheren Kontrollsystem erkannt und ausgemerzt werden können. Das gelingt allerdings nur dann, wenn das Kontrollsystem intakt und in der Lage ist, die fehlerhafte Zelle auszuschalten. Gelingt dies nicht, entsteht ein autonomes Gebilde, ein Tumor.

Eine besondere Rolle spielen in diesem Abwehrkampf die T-Lymphozyten, das sind Lymphozyten, die unter dem Einfluß des Thymushormons Thymosin, zu aggressiven Zellen umgestaltet werden, die jedes fremde *Protein,* also auch bösartig entartete Zellen angreifen. Gesunde Zellen werden verschont. Es scheint heute gesichert, daß eine ganze Reihe von Schädlichkeiten in diesen Kontrollmechanismus eingreifen können. Damit bleibt allerdings noch die Frage offen, warum nicht alle Menschen, die der gleichen Schädlichkeit im gleichen Umfange ausgesetzt sind, erkranken. Man wird also eine Disposition, eine besondere Anfälligkeit annehmen müssen, die, wie es scheint, in manchen Familien gehäuft auftritt.

Andere Störfaktoren greifen, in besonders geschickter Weise, direkt das Informationssystem an und zwingen ihm Anweisungen auf, die den Befehl enthalten aus einer normalen Zelle eine Tumorzelle zu machen. Dies sind vor allem *Viren,* deren gefährliche Wirksamkeit allerdings bisher nur bei Tieren nachgewiesen werden konnte. Ob hier nicht schon das Kontrollsystem vom Erreger ausgeschaltet wird, ist noch nicht geklärt. In diesem Falle wäre also nicht der Zufall einer Panne verantwortlich, sondern der tückische Angriff einer fremden mit genetischen Informationen, die nicht denen der Wirtzelle entsprechen, vollgepackten Eiweißhülle.

Auch chemische und physikalische Reize können, in bestimmten Konzentrationen auslösend wirken. Im Tierexperiment läßt sich z. B. nachweisen, daß die Pinselung der Haut mit Steinkohlenteer über einen Zeitraum von etwa 6 Monaten, Hautkrebs erzeugt.

Die gefährlichsten physikalischen Reize sind vor allem die radioaktiven Strahlen, die bei einer bestimmten Intensität und Einwirkungsdauer ebenfalls bösartige Tumoren intendieren können.

Wenngleich in den letzten Jahrzehnten eine stetige Verschiebung des „Tumoralters" hin zu den jüngeren Altersgruppen zu bemerken ist, ja die Tumorhäufigkeit im Kindesalter sogar erheblich angestiegen ist, kann man ganz allgemein sagen, daß das *Karzinom* eine Krankheit des höheren Lebensalters ist, während das *Sarkom* den jugendlichen Menschen bevorzugt. Eine bestimmte Form des Knochensarkoms tritt fast ausschließlich bei Jugendlichen auf, und hier wieder beim männlichen Geschlecht häufiger als beim weiblichen.

Die vieldiskutierte Frage, ob bösartige Tumoren in letzter Zeit zugenommen haben oder gar weiter im Zunehmen begriffen sind, wird von den Wissenschaftlern nicht einhellig beantwortet. Während in der praktischen Medizin tatsächlich ein Anstieg der Krebsziffer zu beobachten ist, berufen sich Statistiken immer wieder auf die folgenden Gesichtspunkte:

1. Die in den letzten Jahrzehnten deutlich angehobene Lebenserwartung läßt mehr Menschen das Lebensalter erreichen, das von der Entwicklung bösartiger Tumoren besonders betroffen ist.
2. Die in unserer Zeit schnell fortschreitende Diagnostik erfaßt die Zahl der Erkrankten vollständiger als früher.
3. Die statistischen Erhebungen sind zuverlässiger geworden.

Die absoluten Zahlen erschrecken dennoch!

Nach neueren Voraussagen beträgt in der Bundesrepublik Deutschland die Wahrscheinlichkeit an Krebs zu erkranken für jeden einzelnen Menschen etwa 20%. Das ist hoch! Allerdings stehen wir dieser Menschheitsgeißel nicht mehr ganz so hilflos gegenüber wie in früheren Zeiten. Chirurgie und Strahlentherapie, so wie immer wirksamere, das Wachstum der Krebszellen hemmende Arzneimittel (Zytostatika) erzielen schon eindrucksvolle Erfolge. Diese modernen Behandlungsmöglichkeiten können jedoch nur dann voll ausgeschöpft werden, wenn der Tumor rechtzeitig, d. h. bevor er sich zu weit ausgebreitet und Metastasen abgesetzt hat, erkannt wird. Die Vorsorge-Untersuchung ist daher ein wesentlicher Faktor im Kampf gegen den Feind Nr. 1, den bösartigen Tumor!

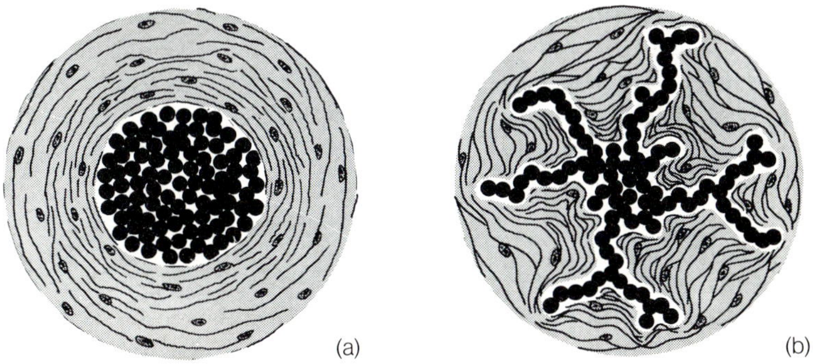

Abb. 5. a Expansives Wachstum eines gutartigen Tumors mit Kapselbildung, **b** Eindringen der Tumorzellen in die Umgebung. Infiltrierendes Wachstum

Merke: Tumoren sind autonom wachsende Gebilde, die im Organismus ein nicht eingeplantes, schmarotzerhaftes Dasein führen. Sie können grundsätzlich von jedem Gewebe ausgehen.
Bösartige Tumoren (Karzinome und Sarkome) wachsen infiltrativ und destruierend. Sie metastasieren und rezidivieren häufig. Außerdem haben sie einen abnormen Stoffwechsel, der mitverantwortlich für die Tumorkachexie des Erkrankten zu sein scheint.
Gutartige Tumoren verdrängen das gesunde Gewebe, ohne es zu zerstören. Sie metastasieren nicht und rezidivieren selten (Abb. 5a, b).

G. Alternder Organismus

Der lebende Organismus unterliegt einer Gesetzmäßigkeit, die von der Geburt zum Tode führt. Dieser Determination kann er nicht entrinnen. Nach einer relativ kurzen Zeit des Aufbaues, die sich schon früh mit Abbauerscheinungen überschneidet, kommt es schließlich zu einem Überwiegen degenerativer Prozesse und damit zu den Erscheinungen, die wir als Alterskrankheiten bezeichnen. Streng genommen ist diese Bezeichnung falsch. Denn was im allgemeinen Lebensplan als notwendiges Regulans der Natur vorgesehen ist, weicht nicht von einer gesetzten Norm ab, kann also nicht Krankheit sein. Allerdings altern die verschiedenen Gewebe nicht gleichzeitig und nicht jedes gealterte Organ macht seinem Träger Beschwerden. Ein bereits degenerativ zurückgebildeter Kiefer wird nur selten als Last empfunden und eine trockene, faltige Haut tut weder weh, noch bringt sie den Menschen in Lebensgefahr.
Verhärtete Adern dagegen, deren Wände bereits so verdickt sind, daß ihr verkleinertes Lumen zu Bluthochdruck geführt hat, bedeuten eine unmittelbare Gefahr für das Leben. Aus einem „normalen“ Alterungsprozeß erwächst also hier ein abnormer Störvorgang, der nur als Krankheit bezeichnet werden kann. Doch auch hier könnte man einschränken: Wenn der Mensch seinen Tod als unwiderrufliches Ereignis annehmen würde, müßte er auch diese Störung als regelrecht empfinden. Vielleicht könnte er dies auch, wenn alle Menschen in der gleichen Weise altern würden, ihre Organe in der gleichen Reihenfolge degenerierten und daher schließlich auch der Tod zum annähernd gleichen Zeitpunkt zu erwarten wäre. Da aber jeder Mensch auf seine eigene, ganz spezielle Art altert – der eine mit, der andere ohne Schmerzen, dieser im Vollbesitz seiner geistigen Kräfte, jener schon früh in hoffnungslosem Dämmerzustand –, wird es ihm schwer gemacht, das Alter zu akzeptieren.
Die Frage nach den letzten Ursachen des Alterns ist noch unbeantwortet. Es gibt eine große Anzahl von Theorien und Hypothesen, die jedoch alle noch der Schlüssigkeit entbehren. Wahrscheinlich liegen dem Alterungsprozeß Vorgänge zugrunde, die viel allgemeiner sind als die, die wir nach unserem Verständnis als Lebensvorgänge bezeichnen. Ein solches Phänomen, das über das organische Geschehen hinausgeht, ist etwa das Altern der Kolloide (Kolloide = feinverteilte Stoffe organischer und anorganischer Natur, mit einer Teilchengröße zwischen Tausendstel und Millionstel Millimeter). Es beruht auf Wasserverlust. Die Folge ist Fällung aus dem Lösungsmittel und dadurch bedingte Änderung der elektrischen Ladung sowie Änderung der Wasserstoffionenkonzentration. Auf die lebende Zelle übertragen, würde sich hier ein physikalischer Prozeß abspielen, der langsam zur Destruktion des Zellaufbaues führt. Aber auch hier gibt es Widersprüche: Während die meisten Zellen des Organismus dem Alterungsprozeß unterworfen sind, gibt es auch solche, die sich nicht erneuern und demnach ein ganzes Leben in Funktion bleiben. Hierzu gehören Zellen mit hochspezialisierten Aufgaben, wie z. B. die Nervenzellen. Es scheint also, daß diese Zellen gegenüber dem Alterungsprozeß einen gewissen Schutz haben. Diese Beständigkeit gewährleistet die Gleichmäßigkeit ihrer hochdifferenzierten Funktionen, etwa die Speicherung von Eindrücken,

Gelerntem und Erlebtem, ja allem, was unsere Seele und unseren Intellekt ausmacht.
Allerdings ergibt sich hieraus der Nachteil, daß einmal abgestorbene Zellen nicht mehr ersetzt werden können.
Man wird das Modell der alternden Kolloide nicht ohne weiteres als den Alterungsprozeß schlechthin auf den lebenden Organismus übertragen können. Sicher geschieht so etwas *auch* in der Zelle, aber wir können bis jetzt nicht mehr sagen, als daß es sich vermutlich um einen Faktor im Ablauf des Geschehens handelt, der neben vielen anderen eine Rolle spielt.
Nachweisen läßt sich jedenfalls eine fortschreitende Wasserabnahme im Organismus im Laufe des Lebens. Während der Wassergehalt bei der Geburt noch etwa 90% beträgt, sinkt er ständig ab und erreicht im hohen Alter Werte von nur 60%. Entsprechend nehmen die Trockensubstanzen zu. Die Ablagerung schwerlöslicher Substanzen, Salze und fettähnlicher Stoffe führen zu einer Einschränkung der Stoffwechselvorgänge, die – in Abhängigkeit von Ausdehnung und Lokalisation – einen mehr oder weniger großen Gewebeschaden herbeiführen kann. Dazu kommt, daß mit zunehmendem Alter die Regeneration von Eiweiß langsamer vor sich geht und damit das Gleichgewicht zwischen Auf- und Abbau ständig in Richtung auf eine negative Bilanz verschoben wird. Besonders betroffen sind auch die biochemischen Funktionen, die den komplizierten Regelmechanismus gewährleisten. Die wechselseitig wirkende Beziehung zwischen der Hirnanhangsdrüse *(Hypophyse)* und den endokrinen Drüsen, vor allem der Nebenniere und den Geschlechtsdrüsen, erfährt eine Abschwächung, was schließlich zum Nachlassen und sogar Erlöschen spezifischer Funktionen führt. Damit verliert der Körper an Anpassungsfähigkeit und reagiert auf Umwelteinflüsse träger und ungenauer. Dies gilt aber nicht nur für die körperlichen Funktionen, sondern weitgehend auch für die geistig-seelischen. Die zunehmende Anpassungsunfähigkeit führt nun zu Verhaltensweisen, die den Gesamtprozeß beschleunigen. Bewegungsarmut und resignierende Interesselosigkeit am Geschehen der Umwelt lösen Fehlerkreise aus, deren einzelne Komponenten sich wechselseitig negativ beeinflussen.
In der Unterbrechung dieser Fehlerkreise sehen wir heute die einzige, wirksame Therapie gegen vorzeitiges Altern. Sie darf allerdings nicht erst dann einsetzen, wenn zuviel Substanz zerstört ist.

Es soll noch erwähnt werden, daß neuere Erkenntnisse darauf hinweisen, daß den quantitativen und qualitativen Veränderungen des Immunsystems im Alter eine bedeutsame, vielleicht die wichtigste Rolle für die gehäufte Inzidenz von Tumoren und die Bildung von Autoantikörpern bei der Entwicklung von Autoaggressionskrankheiten, zuzumessen ist. Die veränderte Immunität scheint in direkter Abhängigkeit von der Rückbildung der Thymusdrüse im Alter, die im 6. Lebensjahrzehnt ihren Tiefpunkt erreicht, zu stehen.

Es läßt sich heute exakt nachweisen, daß das Sauerstoffaufnahmevermögen mit zunehmendem Alter nachläßt. Körperlich trainierte alte Menschen weisen jedoch eine wesentlich bessere Bilanz auf, als untrainierte. Eingehende Untersuchungen an einer Gruppe von Alterssportlern konnten zeigen, daß ihre Leistungsbreite der 10 bis 20 Jahre jüngeren Menschen entsprach. Dies bezieht sich vor allem auf den Zustand der Gefäße, von dem in besonderem Maße die vitalen Vorgänge im Organismus abhängig sind.
Ist das Altern an sich auch keine Krankheit, so ist doch eine strenge Grenze zwischen normalen und krankhaften Altersveränderungen nicht zu ziehen. Hat der Mensch sich mit dem schicksalhaften Prozeß des Altwerdens und der Endlichkeit seines Lebens abgefunden, beginnt Krankheit erst dann, wenn er leidet. Fühlt er sich, trotz objektivierbarer Knochen- oder Gelenkveränderungen und eines mäßigen Hochdruckes wohl und noch leistungsfähig, ist er nicht krank.
Jede vorzeitige Alterung, jedoch, auch wenn sie nur bestimmte Organe oder Organsysteme betrifft, hat Krankheitswert. Desgleichen müssen wir alle sich aus der Altersveränderung ergebenden Komplikationen als Krank-

heit bezeichnen. Eine Arteriosklerose kann z.B. weitgehend ohne Folgen bleiben, sie kann aber auch zu Schlaganfall oder Herzinfarkt führen.

Diese Sekundärkrankheiten nehmen naturgemäß einen breiten Raum ein, und sie sind es auch, die uns als Alterskrankheiten hauptsächlich ins Auge fallen. Aber es sind nicht nur die sich aus den Organveränderungen des alten Organismus ergebenden Komplikationen, die besonderer Aufmerksamkeit und Behandlung bedürfen. Auch Erkrankungen, die bei jungen Menschen einen leichten Verlauf nehmen, treffen u. U. bei alten auf eine geringere Resistenz und können sich so erheblich schwerer und folgenschwerer auswirken. Ein banaler Erkältungsinfekt etwa, mit dem der junge Organismus leicht fertig wird, kann – bei mangelnden Widerstandskräften – „absteigen", d.h. über eine Bronchitis zu einer herdförmigen Lungenentzündung führen, die nun ihrerseits wieder das alte Herz belastet, das jetzt auch behandlungsbedürftig wird. So bestehen vielfache Beziehungen zwischen Alter und Krankheit, und es ist daher kein Zufall, daß sich in den letzten Jahrzehnten dieser Zweig der medizinischen Wissenschaft, die Geriatrie, von den anderen Disziplinen abgegrenzt hat, um eigene Wege der Forschung einzuschlagen, die ganz speziell den Gegebenheiten des durch Alter veränderten Organismus Rechnung tragen. Da die Zahl der alten Menschen laufend zunimmt, gewinnt die Geriatrie an Aktualität. Während die Zahl der über 70jährigen in Deutschland im Jahre 1910 noch 2,8% betrug, waren es 1958 in der Bundesrepublik schon 6,4%, die dieses Lebensalter erreichten. Immer mehr Menschen kommen in das Alter der natürlichen Sterblichkeit.

Staat, Gesellschaft und jedem einzelnen erwachsen hieraus neue Verpflichtungen und Aufgaben. Sie werden nicht leicht zu lösen sein und manches Umdenken notwendig werden. Auch der alte Mensch hat das unabdingbare Recht auf den bestmöglichen Schutz und die bestmögliche Fürsorge. So sehr Alters- und Pflegeheime für hilfsbedürftige und einsame alte Menschen ihren Sinn erfüllen, so wenig ist dem zuzustimmen, daß intakte Familien immer häufiger ihre alten Angehörigen aus der familiären Fürsorge entlassen und sie fremder Fürsorge übergeben. Sinnentleertes Totschlagen der letzten Spanne eines langen Lebens kann – trotz ehrlichen Bemühens der verantwortlichen Institutionen – niemals den familiären Alltag, mit den kleinen Querelen und liebgewordenen Verantwortlichkeiten, ersetzen.

Zweiter Teil

Spezielle Krankheitslehre

I. Erkrankungen der inneren Organe

A. Erkrankungen des Herzens

1. Herzinsuffizienz

Das gesunde Herz hat eine überaus große und sehr schnell wirksam werdende Anpassungsfähigkeit an geforderte Belastungen.

Als zentrales Pumporgan des Kreislaufsystems wird ihm eine Förderleistung abverlangt, die durch bestimmte, variable Faktoren aufrecht erhalten wird.

Es sind dies:

1. die muskuläre Pumpleistung,
2. die Herzfrequenz,
3. die Herzkammerfüllung,
4. funktionierende Herzklappen.

Ist die Förderleistung des Herzens gestört, kommt es zum Abfall des *Herzminutenvolumens,* das sich aus dem *Schlagvolumen* (Blutmenge, die während der *Systole* ausgeworfen wird) und der Zahl der Herzaktionen pro Minute ergibt.

Das gesunde Herz kann bei Bedarf das Schlagvolumen vergrößern, seine Kontraktionskraft verstärken und die Zahl seiner Aktionen, also seiner Schläge, vermehren. Bis zu einer gewissen Belastungsgrenze gelingt es daher, den Sauerstoffverbrauch des Organismus, auch unter größeren Anforderungen, zu decken und den Zellstoffwechsel aufrecht zu erhalten. Übersteigen jedoch die Belastungen diese Grenze, so versagt das Herz. Beim Herzkranken liegt diese Grenze niedriger als beim Gesunden. Je nach dem Grad der Schädigung des Herzens ist die Belastbarkeit mehr oder weniger herabgesetzt. Der Begriff *Herzinsuffizienz* drückt also aus, daß das Herz schon vor Erreichung einer als Norm geltenden Belastungsgrenze überfordert ist. In schwersten Fällen ist es nicht mehr in der Lage, den Kreislauf im vollkommenen Ruhezustand aufrecht zu erhalten. Die Förderleistung ist zu gering geworden.

Bevor es allerdings zu schweren Störungen kommt, werden Mechanismen in Gang gesetzt, die wieder eine gewisse Anpassung ermöglichen. Wenn nämlich die einzelnen Kontraktionen des Herzmuskels zu schwach oder zu langsam erfolgen, bleibt Restblut im Herzen zurück, was nunmehr zu einer vermehrten Muskelspannung führt, die ihrerseits als Wachstumsreiz für die einzelnen Muskelfasern wirkt. So verdickt sich schließlich der ganze Herzmuskel *(Hypertrophie)* und kann nun wieder kraftvoller arbeiten. Leider gibt es hier jedoch eine Grenze, die durch die Sauerstoffversorgung gesetzt ist: Bei der Verdikkung der Muskelfasern wachsen die zur Sauerstoffversorgung notwendigen Kapillaren nicht in ausreichendem Maße mit. Der Ausgleich der Insuffizienz durch Verstärkung der Herzmuskulatur *(Kompensation)* ist also nur bis zu einer kritischen Faserdicke möglich.

Wenngleich ein kompensiertes Herz die Grenzen der Belastbarkeit wieder wesentlich heraufsetzt, darf man jedoch niemals aus dem Auge verlieren, daß bei Fortbestehen der Grundkrankheit (Klappenfehler, Bluthochdruck usw.) stets die Gefahr besteht, daß bei Überforderung aus dem kompensierten, muskelstarken Herzen plötzlich ein schlaffes, erweitertes und leistungsunfähiges Organ werden kann *(Dekompensation).* Kompensation ist also nicht Heilung, sondern eine Selbsthilfe des Organismus, ein nur begrenzt wirksam werdender Ausgleich, der allerdings medikamentös unterstützt werden kann.

Allgemeine Leistungsminderung des Herzens, also Herzinsuffizienz, sagt noch nichts über das Grundleiden aus. Da das Herz eine hochdifferenzierte mechanische Leistung zu vollbringen hat – und das über einen Zeitraum von 70–80 Jahren – ist ein einwandfreies Zusammenwirken aller den Bluttransport regulierenden Teile eine Grundbedingung für die Gesunderhaltung des Organes an sich. Ist das Blutangebot an einen Vorhof größer als die Auswurffähigkeit der zugehörigen Kammer, so kommt es zu Stauungen vor dem Vorhof, da ja die noch nicht insuffiziente Kammer der anderen Herzhälfte mit voller Kraft weiterpumpt. Im betroffenen Herzteil entsteht durch die mangelnde Auswurffähigkeit eine Druckerhöhung, die zur Erweiterung führt *(Dilatation).*

Eine entscheidende Rolle spielen die Herzklappen, deren einwandfreie Öffnungs- und Schlußfähigkeit Voraussetzung für die richtige Regulierung des Blutstromes ist.

Solche mechanischen Störungen, die die Druckverhältnisse innerhalb der beiden getrennt arbeitenden Systeme Vorhof/Kammer oder auch zwischen den beiden Systemen, also linkes Herz/rechtes Herz, aus dem notwendigen Gleichgewicht bringen, haben in jedem Falle einen Umbau des Herzmuskels zur Folge. Auf eine kurz dauernde *Dilatation* folgt kompensatorisch die *Hypertrophie,* die aber jederzeit wieder dekompensieren, also wieder zur Dilatation führen kann.

Die Erscheinungsformen der Herzinsuffizienz lassen sich in Abhängigkeit von der betroffenen Herzseite in *Links-, Rechts-* und *doppelseitige Insuffizienz* einteilen. Entsprechend der verschieden gelagerten Aufgaben beider Herzhälften wirkt sich eine Leistungsminderung der Pump- und Transportautomatik zunächst stets an den Organen aus, die dem insuffizienten Herzteil vorgeschaltet sind.

a) Linksinsuffizienz

Leistungsminderung der linken Kammer und als Folge der Überlastung auch des linken Vorhofes. Es erfolgt eine Rückstauung in die Lungen, die anfangs eine sich steigernde Atemnot und eine *Stauungsbronchitis* bewirkt. Im Frühstadium wird der Sauerstoffmangel nur bei körperlicher Belastung empfunden, später kommt es auch im Ruhezu-

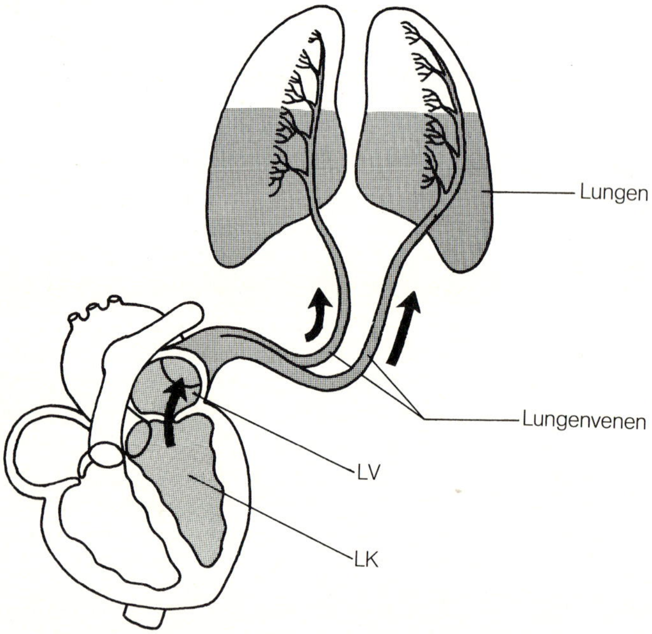

Abb. 6. Links-Insuffizienz: Rückstauung des Blutes in die Lungen. *LV* linker Vorhof, *LK* linke Kammer

stand zu Atemnot (nächtliche Angstzustände, bei denen der Patient oft stundenlang im Bett sitzt), die sich bis zum Herzasthma *(Asthma cardiale)* steigern kann (Abb. 6).

Eine hochgradige Lungenstauung kann zum gefürchteten *Lungenödem* führen: Der Kranke hat stärkste Atemnot, röchelnde Atmung und einen schaumigen, nicht selten blutigen Auswurf. Dieser Zustand bedeutet eine akute Lebensbedrohung und erfordert sofortige ärztliche Hilfe.

Die plötzliche Überfüllung der Lunge mit Blut kann nur durch eine Reihe wohlüberlegter, differenzierter Maßnahmen behoben werden (s. S. 33), deren Ziel die Senkung des Lungenkapillardruckes sein muß.

b) Rechtsinsuffizienz

Wird die Entleerung der rechten Herzkammer erschwert, kommt es zu einer Überlastung des rechten Herzens und schließlich zur Insuffizienz. Eine solche Erschwerung des Blutauswurfes aus der rechten Kammer tritt immer dann ein, wenn die *Lungenstrombahn eingeengt* ist, d. h. wenn sich in der Lunge ein Hindernis befindet, das den freien Abfluß und die ausreichende Verteilung verhindert. Wenn z. B. durch eine Linksinsuffizienz eine Lungenstauung entstanden ist, wird es über kurz oder lang zu einer Überlastung des rechten Herzteiles kommen, da die rechte Herzkammer das Blut gegen den durch die Stauung bedingten Widerstand in den Lungen pressen muß.

Auch Verbiegungen der Brustwirbelsäule *(Skoliosen)* und manche Lungenerkrankungen, vor allem das im Alter auftretende *Lungenemphysem* (Lungenblähung), engen die Strombahn der Lungen ein und können so zu einer Rechts-Insuffizienz führen.

Aber auch allgemeine Herzerkrankungen können eine Rechts-Insuffizienz zur Folge haben. Da ja das rechte Herz muskelschwächer als das linke ist, kann sich eine Schädigung hier zuerst auswirken.

Liegt bereits eine Links-Insuffizienz vor, bedeutet eine dazukommende Rechts-Insuffizienz eine scheinbare Entlastung für das linke Herz, das nunmehr ein geringeres Blutangebot zu bewältigen hat. Daß aber diese „Besserung" trügerisch ist, liegt auf der Hand, denn obwohl der Kranke sich wieder wohler fühlt, hat sich der Zustand des Gesamtherzens doch verschlechtert.

Als Folge der Rechts-Insuffizienz bleibt das Blut aus der venösen Strombahn teilweise vor dem rechten Herzen liegen *(Einflußstauung)*. Der Venendruck erhöht sich daher und läßt die Venen am Hals und in den Armen deutlich hervortreten. Die Leber erfährt ebenfalls relativ früh eine venöse Stauung und reagiert zuerst mit einer weichen Schwellung. Später verhärtet sie sich, falls keine Entstauung erfolgt, und wird in ihrer Funktion erheblich beeinträchtigt. Im Urin treten, als Zeichen dieser Störung, vermehrt *Gallenfarbstoffe* auf (Abb. 7).

Da die Regulierung des Wasserhaushaltes in hohem Maße auch von einer normalen Herztätigkeit abhängt, kommt es zu Flüssigkeitsansammlungen in den tief gelegenen Körperpartien, also in den Beinen und bei bettlägerigen Patienten im Lendenbereich *(Ödeme)*. In schweren Fällen kann auch der Bauchraum erhebliche Mengen von Flüssigkeit ansammeln *(Aszites)*.

Der Mechanismus der Ödembildung ist außerordentlich kompliziert und jedenfalls nicht nur mechanisch zu verstehen. Es handelt sich auch hier um einen gestörten Regelkreis, dessen wichtigste Funktionseinheiten – Hypophyse, Nebenniere, Niere und Herz – sich wechselseitig beeinflussen. Hämodynamische Faktoren und der Natrium-Wasserhaushalt spielen gleichermaßen eine Rolle.

Die bläuliche Verfärbung der Haut und der Schleimhäute kann durch einen vermehrten Gehalt an reduziertem, d. h. von Sauerstoff freiem *Hämoglobin* entstehen. Bei der Herzinsuffizienz ist sie jedoch mehr der Ausdruck einer Weitstellung der Kapillaren und Venolen der Haut, durch die dann die bläulichrote Farbe des venösen Blutes hindurchschimmert.

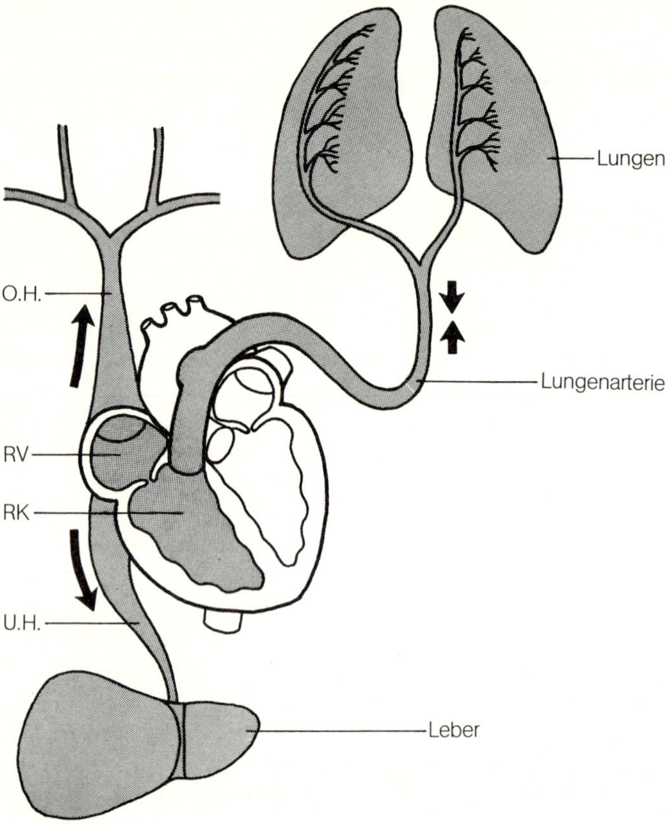

Abb. 7. Rechts-Insuffizienz: Bei verlegter Lungenstrombahn erfolgt eine Rückstauung in die Venen der oberen Körperhälfte (obere Hohlvene) und in die Organe und abhängenden Körperteile (untere Hohlvene). *RV* rechter Vorhof, *RK* rechte Kammer, *O. H.* obere Hohlvene, *U. H.* untere Hohlvene

c) Doppelseitige Herzinsuffizienz

Sie bedeutet eine Leistungsminderung des ganzen Herzens. Hervorgerufen wird sie meist durch Schäden, die den ganzen Herzmuskel betreffen (Infekte, Durchblutungsstörungen usw.). Bei stärkeren Schäden kommt es dann häufig zu einem Versagen des rechten Herzens, so daß das Bild der Rechts-Insuffizienz im Vordergrund steht.

Merke: Eine Herzinsuffizienz liegt dann vor, wenn die Herzleistung den normalen Anforderungen nicht mehr entsprechen kann. Sie kann aus verschiedenen Gründen auftreten (Überlastung bei Hochdruck, Klappenfehler u. a.). Der Begriff Herzinsuffizienz sagt also nichts über die Grundkrankheit aus.

Links-Insuffizienz: Rückstauung in den kleinen Kreislauf (Lungen) mit Atemnot, Bronchitis, Lungenödem.
Rechts-Insuffizienz: Erhöhter Venendruck, Einflußstauung, Leberschwellung, Ödeme der tiefliegenden Körperpartien, Aszites.

Therapie und pflegerische Maßnahmen

1. Behandlung und (wenn möglich) Ausschaltung auslösender und erschwerender Faktoren.
2. Herzglykoside (Strophantin, Digoxin, Digitoxin) und ggf. vorübergehend auch Diuretica (Lasix, Hygroton u. a.) Eiweiß-, Vitamin- und Kalium-reiche Kost. Beim Kochen kein Salzzusatz.

Bei Lungenödem:

1. Falls keine Schocksymptomatik vorliegt haben sich Nitroglycerinpräparate und Diuretica bewährt. Durch Nitroglycerin wird der Füllungsdruck des linken Ventrikels schnell vermindert. Bei Schocksymptomatik stehen an erster Stelle Catecholamine, vor allem das Dobutamin.
2. Sauerstoff-Helium-Gemisch (1:4). Falls insgesamt keine Besserung eintritt, d.h., wenn Atemnot und Cyanose zunehmen, sollte der Versuch einer *Intubation* mit *künstlicher Beatmung* gemacht werden.

Tritt das Lungenödem infolge eines Mitralklappenfehlers auf (s.S. 46), ist äußerste Vorsicht mit Herzglykosiden geboten, da der hierdurch bedingte gesteigerte Blutauswurf des rechten Ventrikels den Lungenhochdruck und damit auch den Flüssigkeitsaustritt aus den Kapillaren verstärken kann.

Gut kompensierte Herzleiden bedürfen keiner medikamentösen Therapie. Schwere Anstrengungen sollten vermieden werden.

Treten jedoch erste Zeichen einer Dekompensation auf – Atemnot, schon bei geringer Belastung, latente Ödeme, mehrfaches Wasserlassen während der Nacht – müssen Herzglykoside eingesetzt werden.

Patienten mit Ruheinsuffizienz gehören ins Bett. Leiden sie unter Atemnot, müssen sie in halb aufrechter Lage gebettet werden, um die Atemhilfsmuskulatur voll ausnutzen zu können. Wichtig ist gute Lüftung des Zimmers.

Der Kostplan hat zu berücksichtigen, daß eine weitgehende Einschränkung der Flüssigkeit sowie auch der festen Nahrung anfangs eine wichtige Entlastung für Herz und Kreislauf darstellt. Auch bei fortschreitender Besserung soll kreislaufschonende Kost noch längere Zeit beibehalten werden. Die Kochsalzeinschränkung beschränkt sich später darauf, kein Salz beim Kochen zu verwenden.

Jede Aufregung muß vom Kranken ferngehalten werden, da psychische und motorische Unruhe ohnehin meist Begleiterscheinungen der Herzinsuffizienz sind. Beruhigender Zuspruch kann hier von großem Nutzen sein und wird meist dankbar angenommen. Der Nachtschlaf ist möglichst zu sichern, ggf. durch Sedierung (Valium o.ä.).

Es ist darauf zu achten, daß ärztlich verordnete Medikamente genau in der festgesetzten Dosierung zum festgesetzten Zeitpunkt eingenommen werden. Da Herzmittel außerordentlich wirksame Medikamente sind, die individuell an den Zustand des Herzens in der Dosierung angepaßt werden müssen, ergeben sich bei Nichtbeachtung der ärztlichen Verordnung u.U. ernste Gefahren für den Patienten.

2. Herzmuskelerkrankungen

a) Entzündliche Myokarditis

Die Entzündung des Herzmuskels tritt meist als Begleitkrankheit von Infektionskrankheiten oder rheumatischen Erkrankungen auf.

Herdförmige oder diffus verteilte Strukturschädigungen im Muskel und im Zwischengewebe beeinträchtigen die Funktion *(Kontraktilität)* im Sinne der Förder- und Auswurfleistung, können aber auch zu *Rhythmusstörungen* führen, da nicht selten die *Erregungsbildung* oder die *Erregungsleitung* im befallenen Gebiet mitbetroffen werden (s.S. 38). Der Krankheitsverlauf ist außerordentlich unterschiedlich. So können myokarditische Komplikationen als Begleiterkrankung subjektiv symptomfrei sein – und so häufig nicht bemerkt werden –, sie können aber auch starke Beschwerden machen, die dann zu einem schweren Krankheitsbild führen. Atemnot, Herzklopfen bei geringer Anstrengung und ein allgemeines Krankheitsgefühl werden dann zu Leitsymptomen der Erkrankung. In sehr schweren Fällen kann es zu ausgeprägten Insuffizienzerscheinungen kommen.

Da die Ursache der Entzündung in den meisten Fällen nicht auf einer direkten Besiedlung des Myokards durch Krankheitserreger beruht, sondern vielmehr in einer Fernwir-

kung durch Infektionen, die primär andere Organe befallen haben, zu suchen ist, hängt der Verlauf der Myokarditis wesentlich davon ab, ob und wie schnell die Grundkrankheit erfolgreich bekämpft werden kann. Nimmt diese einen chronischen Charakter an, kommt es zu schubweiser Verschlechterung der Myokarditis, die dann zu schwerer Insuffizienz und u.U. zum Tode führt.
Gelingt es jedoch rechtzeitig, die Grundkrankheit zu beherrschen, kommt es in der Regel zur völligen Wiederherstellung des Herzmuskels.

Die entzündlichen Veränderungen im Muskel wirken sich vor allem dann nachteilig aus, wenn durch die vorübergehenden Ernährungsstörungen der Muskelfasern Muskelsubstanz verlorengegangen und durch Bindegewebe ersetzt worden ist. Je stärker die fibrinähnliche Verquellung des Zwischengewebes ist, je länger sie anhält und je öfter sie sich wiederholt, umso gefährdeter ist die Muskelsubstanz.

Therapie und pflegerische Maßnahmen

Die Therapie richtet sich nach der Grundkrankheit. Rechtzeitige Antibiotikatherapie bei bakterieller Ursache oder auch Serumgabe (etwa bei Diphtherie), verhindern meist schwere Verlaufsformen.
Bei rheumatischer Myokarditis hohe Penicillingaben über längere Zeit, dazu Antirheumatika (Salizyl- oder Pyrazolonpräparate) ggf. auch Nebennierenrindensteroide (höchstens 6 Wochen lang).
Rhythmusstörungen können die Gabe von *Antiarrhythmica* (Xylocain, Novocamid u.a.) notwendig werden lassen. Beim totalen Block (s.S. 41) ist die Einführung eines *externen Schrittmachers* angezeigt.
Während des entzündlichen Stadiums ist Bettruhe erforderlich. Kalte Kompressen auf die Herzgegend geben oft eine gewisse Erleichterung. Da die Erkrankung oft die Grundkrankheit überdauert, darf das subjektiv bereits bessere Befinden nicht Anlaß zur körperlichen Belastung werden. Regelmäßige Temperaturmessungen und Pulskontrollen vornehmen und dem Arzt vorlegen. Plötzliche Auffälligkeiten, wie Pulsunregelmäßigkeiten oder vermehrte Atemnot, verstärkte Schmerzen im Oberbauch oder hinter dem Brustbein oder höhere Temperaturen sind dem Arzt umgehend zu melden.

b) Nicht entzündliche Myokardveränderungen (Kardiomyopathien)

Unter diesem Begriff faßt man eine Reihe von Herzmuskelveränderungen zusammen, die in der Folge von Stoffwechselerkrankungen (z.B. Diabetes) oder durch die toxische Wirkung von Medikamenten und industriell verwandter Substanzen auftreten können. Auch die Kardiomyopathie der Alkoholiker gehört in diese Reihe.
Von Bedeutung sind hier in erster Linie die Herzmuskelveränderungen bei Stoffwechselerkrankungen, da sie zu Herzinsuffizienz führen und keiner Therapie zugänglich sind.
Es kommt zu einer Ablagerung des pathologischen Eiweißkörpers *Amyloid*, der aus mehreren Proteinen und einem Glykoprotein besteht, in das Myokard. Für die Entstehung des Amyloids wird die Frage der *Immunpathogenese* (Krankheit als Folge von Immunreaktionen) z.Zt. noch diskutiert.

3. Erkrankungen der Herzkranzgefäße (Koronararterien)

a) Akute relative Koronarinsuffizienz (Angina pectoris)

Ein Mißverhältnis zwischen *Blutangebot* und *Blutbedarf* des Herzens entsteht, wenn die den Herzmuskel mit Blut versorgenden Arterien zu eng geworden sind oder ein oder mehrere Äste der Arterien sich geschlossen haben. Der anfallsweise auftretende, oft sehr starke Schmerz in der Herzgegend entsteht durch Sauerstoffmangel in den Bezirken des Herzmuskels, die nicht mehr ausreichend mit Blut versorgt werden, sowie die damit zusammenhängende, lokale Anhäufung von sauren Stoffwechselschlacken. Ein Anfall tritt dann auf, wenn durch körperliche Anstrengung der Blutbedarf steigt oder aber auch, wenn das gleiche Mißverhältnis durch Blutdruckabfall entsteht. Meist dauern die Anfälle nur Sekunden bis Minuten. Dauern sie länger, besteht der Verdacht auf einen *Herzinfarkt*. Der Schmerz strahlt häufig in die linke Schulter und den linken Arm aus, gelegentlich auch in die Kehle, den Unterkiefer oder den Oberbauch. Er ist meist begleitet von einem heftigen Engegefühl in der ganzen Brust sowie von Angstzuständen, die sich bis zur Todesangst steigern können. Während des Anfalls ist der Puls klein, meist beschleunigt, Atemnot besteht nur selten.

Als Ursachen kommen in Frage:
1. Arteriosklerose der Herzkranzgefäße *(Koronarsklerose)*;
2. entzündliche Veränderungen der Herzkranzgefäße, z. B. durch Lues oder *Endarteriitis* (Entzündung des Gefäßendothels);
3. Schwankungen des Bronchialwiderstandes bei chronischem Lungenemphysem;
4. Koronarspasmen bei erhöhtem Blutangebot an das vorgeschädigte Herz in horizontaler Körperlage.

Auslösende Ursachen:
1. plötzliche, ungewohnte Arbeit;
2. Kälteeinwirkung;
3. plötzlicher Blutdruckabfall (Schock, Lungenembolie);
4. relative Blutdrucksenkung beim Hochdruckkranken mit Erfordernishochdruck;
5. plötzliche Blutdruckerhöhung.

Die meisten Anfälle klingen ab, ohne einen dauernden Strukturschaden am Herzmuskel zu hinterlassen. Nur sehr schwere, lange andauernde Durchblutungsstörungen führen u. U. zu zahlreichen, kleinen Nekrosen in der Innenschicht (meist des linken Ventrikels), die nun Anlaß zu einem Herzinfarkt werden können. Man sollte daher derartige Anfälle keineswegs unterschätzen und die Therapie vorsorglich auf die drohende Gefahr des Infarktes abstimmen.

Die Tatsache, daß dieses Leiden in den letzten Jahrzehnten ständig an Häufigkeit zunimmt, weist darauf hin, daß bestimmte Schädlichkeiten, denen der moderne Mensch ausgesetzt ist, für die Entstehung der Krankheit zumindest mitverantwortlich sind. Neben bestimmten Lebensgewohnheiten, die den Menschen frühzeitig „verschleißen" – Zivilisationshast, gehetztes Arbeitstempo (Akkordarbeit), Lebensangst u. a. – spielen Genußmittel- und Arzneimittelverbrauch, sowie auch bestimmte Eßgewohnheiten sicher eine wichtige Rolle. Die Versuchung sich durch Aufputschmittel – etwa durch übertriebenen Kaffeekonsum – „fit" zu halten, und die hierdurch gewonnene Übererregung am Abend mit Schlaf- oder Beruhigungsmitteln wieder zu blockieren, ist sehr groß, trägt aber sicher zum vorzeitigen Verschleiß des Organismus bei. Übergewicht und Bewegungsarmut gehören ebenfalls zu den Risikofaktoren, die eine frühe Entstehung der *Arteriosklerose* fördern. Allerdings gibt es auch eine besondere Disposition zu frühzeitiger Arteriosklerose (s. S. 51), die wahrscheinlich dominant vererbbar ist.
Hier handelt es sich um eine Erkrankung, deren Entstehung wir nicht beeinflussen können, deren schlimmste Auswirkungen wir allenfalls hinauszögern können.

Merke: Angina pectoris ist ein anfallsweise auftretender Schmerz in der Herzgegend, der durch ein Mißverhältnis zwischen Blutangebot und Blutbedarf entsteht. Häufige Ausstrahlungen in den linken Arm, seltener auch in andere Zonen, z. B. Hals, Unterkiefer, Oberbauch. Als Ursache kommt in erster Linie die Arteriosklerose der Herzkranzgefäße, sowie auch deren entzündliche Veränderung in Frage. Dauer des Anfalls: Sekunden bis Minuten.

Therapie und pflegerische Maßnahmen

In der Soforttherapie sind Nitroverbindungen am zuverlässigsten. Sie wirken durch Gefäßerweiterung in der Peripherie und erreichen so einen Entlastungseffekt für das Herz (Nitrolingual, Iso Mack u. a.).
Für die Dauertherapie reichen sie nicht immer aus. Hier wird häufig die zusätzliche Gabe von β-Receptorenblockern (Dociton, Trasicor u. a.) erforderlich. Sie senken den

Sauerstoffverbrauch des Herzmuskels und stellen so eine gute Ergänzung dar. Allerdings ist diese Behandlung bei Patienten mit Herzinsuffizienz nur mit äußerster Vorsicht durchzuführen, da β-Receptorenblocker zu einer Verminderung des Herzminutenvolumens führen. Sedierende Mittel (Valium u.a.) können in jeder Phase gegeben werden.

Eine sichere psychische Führung, die vorsichtig die vermeidbaren Risikofaktoren ausschaltet, kann von entscheidender Bedeutung für das weitere Leben des Kranken sein. Nikotin ist ein schweres Gefäßgift und gehört in jedem Falle verboten. Gewichtsreduktion und sinnvolles körperliches, den Möglichkeiten angepaßtes Training wirken in jedem Falle günstig. Belastungssituationen sollten weitgehend vermieden werden.

Im Anfall absolute Ruhe, damit der Sauerstoffbedarf des Herzens gesenkt wird. Meist verfügt der Patient über eine ausreichende Menge vom Arzt verordneter Medikamente (Nitrolingual), die er im Bedarfsfall einnimmt. Sie müssen immer vorrätig sein.

Es soll noch erwähnt werden, daß heute in schweren Fällen mit Infarktgefährdung operativ sog. *Aorto-coronare Venenanastomosen* angelegt werden können: Die stenosierte Koronararterie wird durch ein anderes, eingepflanztes Gefäß umgangen. Das Operationsrisiko ist relativ gering. Patienten sollten nicht über 65 Jahre alt sein.

b) Myokardinfarkt

Bildet sich in sklerotisch oder entzündlich vorgeschädigten Herzkranzgefäßen ein *Thrombus* (Blutgerinnsel), oder hat – was wesentlich seltener vorkommt – eine *Embolie* (s.S. 14) in ein Kranzgefäß stattgefunden, kommt es zum Erstickungstod des dem befallenen Gefäß zugeordneten Herzmuskelbezirks.

Der Thrombus schneidet die Blutzufuhr zu dem vor ihm liegenden Gebiet ab und dieses geht mangels ausreichender Ernährung und Sauerstoffversorgung zugrunde.

Dieses lebensbedrohliche Ereignis löst ein schweres Krankheitsbild aus: Hochgradige, stundenlang anhaltende Schmerzen in der Herzgegend mit Ausstrahlungen in die linke Schulter und den linken Arm. Wie beim Angina-pectoris-Anfall gibt es auch hier seltenere Schmerzlokalisationen (Hals, Unterkiefer, Oberbauch u.a.). Schmerzarme (stumme) Infarkte kommen vor, sind aber selten. Der Patient wird von Todesangst und Vernichtungsgefühl gequält.

In den ersten Phasen des Infarktes kommt es besonders leicht zu den gefürchteten *Arrhythmien* (s.S. 38), die in tödliches Kammerflimmern übergehen können. Außerdem tritt in den meisten Fällen ein bedrohlicher *kardiogener Schock* auf, als Folge einer gestörten Förderleistung des Herzens. Ausgelöst wird dieser Zustand nicht nur durch die gestörte muskuläre Pumpleistung, sondern z.T. wiederum durch die eingetretene Herzrhythmusstörung.

Die Symptome des Schocks entstehen durch eine plötzliche, kritische Verminderung der Durchblutung bestimmter Organe, in deren Zellen nun Sauerstoffmangel eintritt und die Stoffwechselvorgänge empfindlich gestört werden. Dadurch kommt es zu Funktionsstörungen der Zellen und, wenn dieser Zustand zu lange andauert, zum Absterben von Zellen. (Über den Mechanismus des Schocks s.S. 62).

Vom 2. Tag an tritt gewöhnlich Fieber auf (38–39 °C), das 2 bis 3 Wochen anhält.

Ein großer Teil der Patienten überlebt den Myokardinfarkt. Es kommt zur Vernarbung des infarzierten Gebietes, was allerdings bei ausgedehnten Prozessen immer eine Dauerschädigung des Myokards bedeutet. Die Prognose ist von vielen Faktoren abhängig. Eine vernünftige und geregelte Lebensweise kann die Lebenschancen wesentlich erhöhen, hebt jedoch die große Gefahr erneuter Thrombosierung in bereits stärker geschädigten Kranzgefäßen nicht auf.

Seit der Errichtung von Intensivstationen konnte die Sterblichkeitsquote im akuten Stadium zwar eindrucksvoll gesenkt werden, dennoch steht der Herzinfarkt als Todesursache in der medizinischen Statistik an erster Stelle.

Von größter Bedeutung ist daher die geeignete Vorsorge, deren Ziel es sein muß, die Risikofaktoren möglichst weitgehend auszuschalten. An erster Stelle steht hier ein dem Alter und dem Allgemeinzustand angepaßtes, konsequent durchzuführendes körperliches Training. Es verhindert den gefährlichen Fettansatz und gewährleistet eine optimale Organdurchblutung. Eine maßvolle Ernährung sollte selbstverständlich diese Vorsorge sinnvoll unterstützen: Weitgehender Verzicht auf tierische Fette, deren Gehalt an gesättigten Fettsäuren den arteriosklerotischen Prozeß beschleunigen kann, Einschränkung der täglichen Kalorienzufuhr auf das eben notwendige Maß. Daß starkes Rauchen, vor allem der starke, regelmäßige Zigarettenkonsum, der Krankheit Vorschub leistet, gilt heute ebenfalls als erwiesen. Permanente Streßsituationen beschleunigen wohl auch, bei entsprechender Disposition, arteriosklerotische Prozesse.

Etwa 30% der Todesfälle ereignen sich bereits vor der Krankenhausaufnahme. Innerhalb der ersten sieben Stunden befindet sich der Kranke in einer besonderen Gefahrenzone, da in dieser Phase die o.a. Komplikationen am ehesten zu erwarten sind. Ist der Patient über diesen Berg, bessert sich die Voraussage wesentlich, wenn auch weiterhin mit dem Auftreten neuer Infarkte gerechnet werden muß.

Merke: Die Verlegung eines Astes der Herzkranzgefäße führt zum Absterben des von diesem Ast versorgten Muskelbezirks. Es entwickelt sich ein Myokardinfarkt. Der sofort einsetzende Schockzustand kann zum tödlichen Kreislaufzusammenbruch führen.

Die typischen, oft in die linke Schulter und den linken Arm ausstrahlenden Schmerzen in der Herzgegend und das Angst- und Vernichtungsgefühl sind bedeutend intensiver und dauern vor allem länger an als beim Angina-pectoris-Anfall. Dazu kommen die Zeichen des Schocks: Verfallenes Aussehen mit blaßer, feuchter Haut, Bewußtseinstrübung, kleiner, weicher, beschleunigter Puls (Abb. 8).

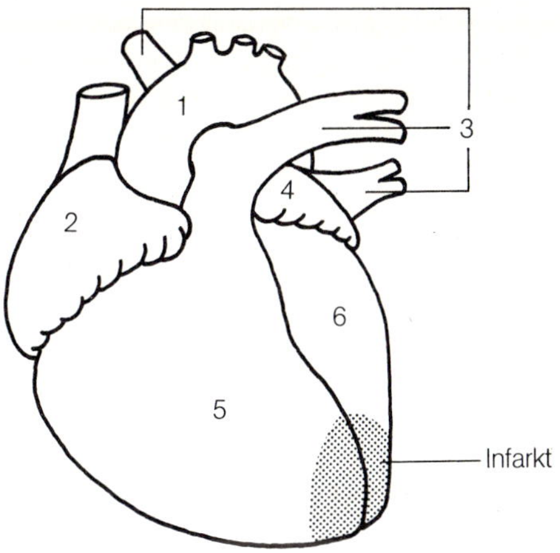

Abb. 8. Infarkt der Herzspitze. *1* Aorta, *2* rechter Vorhof, *3* Pulmonalgefäße, *4* linker Vorhof, *5* rechte Kammer, *6* linke Kammer

Therapie und pflegerische Maßnahmen

Wichtigstes Ziel ist die Beseitigung der Arrhythmie und die Behandlung der Herzinsuffizienz, falls eine solche vorhanden ist.

Sofortbehandlung:

1. Rhythmusstörung bei langsamer Herzfrequenz *(Bradykardie):* Atropin;
2. Rhythmusstörungen bei schneller Herzfrequenz *(Tachykardie):* β-Receptorenblokker;
3. bei Herzinsuffizienz: Glyceryltrinitrat (Nitrolingual), Furosemid (Lasix);
4. die Schmerzbehandlung erfordert meist Opiate (Dilaudid o.a.).

Auf der Intensivstation wird der Patient an einen *Monitor* angeschlossen und laufend überwacht.

So ist es möglich, einer drohenden Schocksymptomatik rechtzeitig entgegen zu wirken, Verschiebungen im Wasser- und Elektrolythaushalt rechtzeitig zu bemerken und vor allem die *Vitalgrößen* (Herzfrequenz, Blutdruck, Atmung) unter Kontrolle zu behalten. In den meisten Fällen kann hier auch eine *Antikoagulantien*-Therapie (Gerinnungshemmung) eingeleitet werden, um thromboembolischen Komplikationen vorzubeugen (Ausnahmen: schwere Arteriosklerose, schwere Hypertonie).

Tabelle 2. Vergleich der Symptomatik zwischen dem Angina-pectoris-Anfall und dem Myokardinfarkt

Schmerz bei	Auslösend	Bessernd	Dauer	Lokalisation	
Angina pectoris	Belastung, Erregung, Kälte	Ruhe	Minuten	Meist hinter dem Brustbein	Angstgefühl
Myokardinfarkt	Kein bestimmter Anlaß	Nur sehr starke Schmerzmittel	Stunden	In der ganzen Brust	Angst- und Vernichtungsgefühl

Digitalisglykoside sind bei Herzinfarkten gefährlich. Unter entsprechender Kontrolle ist es jedoch möglich, bei vorliegender Herzinsuffizienz, diese schon frühzeitig einzusetzen. Bei unkompliziertem Verlauf soll man sehr früh mit der Mobilisierung beginnen:
Bereits am 3. Tag können im Bett passive Bewegungsübungen durchgeführt und mit Atemübungen begonnen werden.
Etwa ab 6. Tag darf der Patient sich auf die Bettkante setzen.
Nach dem 10. Tag vorsichtiges Aufstehen und Herumgehen im Zimmer.
In der dritten Woche erstes Treppensteigen. Nach Möglichkeit sollte ein Anschlußheilverfahren, mit gezieltem Trainingsprogramm, schon ab der 4. Woche durchgeführt werden. Die Rückkehr in das Berufsleben ist für den Patienten ein wesentlicher Faktor, der ihn am schnellsten und gründlichsten von seinen verständlichen Ängsten und Sorgen um seine weitere Gesundheit entlastet. Sie sollte möglichst schon nach dem dritten Monat erfolgen, wobei u. U. ein Berufswechsel vorgenommen werden muß. Routinemäßige Kontrollen, besonders auch eine schon nach etwa 4 Monaten durchgeführte *Koronarangiographie,* sind notwendig, um etwaige weitere schwere Koronarveränderungen rechtzeitig zu bemerken (Tabelle 2).

4. Rhythmusstörungen des Herzens

Rhythmusstörungen können durch verschiedene Herzerkrankungen ausgelöst werden. Es sind Störungen der Schlagfolge, die entweder direkt vom *Erregungsbildungszentrum* ausgehen oder durch Irritation des *Erregungsleitungssystems* entstehen. In selteneren Fällen – und dies ist immer Ausdruck einer ernsthaften Herzerkrankung – können sie von verschiedenen Zentren der Muskulatur ausgehen *(ektopische Zentren).* Da wir die Lokalisation dieser Systeme kennen, lassen die Störungen gewisse Rückschlüsse auf den Umfang und den Ausgangspunkt der Erkrankung zu. Die zugrundeliegende Herzerkrankung ist jedoch kaum je aus der Rhythmusstörung zu erkennen. *Extracardiale,* d. h. nicht aus dem Herzen kommende Reize, können nämlich ebenfalls zu Störungen führen. Hierzu gehören toxische Reize bei bestimmten Infektionskrankheiten, Störungen des Elektrolytstoffwechsels, aber auch reflektorisch gesteigerte Reaktionen und nicht selten eine konstitutionell gesteigerte Empfindlichkeit.

a) Störungen der Erregungsbildung

1. Respiratorische Arrhythmie. Es handelt sich um eine harmlose Erscheinung, die häufig bei Jugendlichen zu beobachten ist: Beim Einatmen löst das in das rechte Herz einströmende Blut reflektorisch eine *Steigerung der Frequenz des Sinusknotens* aus. Bei der Ausatmung normalisiert sich die Frequenz wieder.

2. Extrasystolen. Extrasystolen sind Herzkontraktionen, die nicht zum Normalrhythmus gehören. Sie können organisch, d. h. durch Störungen im Muskel (entzündliche oder degenerative Herzerkrankungen) bedingt sein, aber auch durch Gifte, etwa durch überdosierte Arzneimittel (z. B. Digitalis u. a.) ausgelöst werden. Auch Infektionskrankheiten, Eiterherde, Hirndrucksteigerung und ganz allgemein die Reizung sympathischer Bahnen des Nervensystems, sowie auch vegetative Labilität, können zu dieser in der Häufigkeit an der Spitze aller Rhythmusstörungen stehenden Symptomatik führen.

Die abnorme Reizbildung kann von verschiedenen Stellen des Herzens ausgehen. Geht sie vom *Sinusknoten*, dem *Vorhof* oder *Atrioventrikularknoten* aus, wird eine normale, allerdings vorzeitig einsetzende Kammersystole ausgelöst. Der nur etwas vorverlegte Rhythmus geht normal weiter. Kommt die Erregung jedoch aus dem Kammerbereich, so fehlt die Leitung nach oben und es kommt zu *getrenntem Schlagen von Vorhof und Kammer*. Tritt die Extrasystole so frühzeitig ein, daß die Kammern noch nicht ausreichend mit Blut gefüllt sind, kann kein Blutauswurf erfolgen. Die Kontraktion des Herzens ist also vergeblich *(frustrane Kontraktion)*. Nicht selten sind die Extrasystolen an die Normalschläge gekoppelt. Treten sie nach jedem Normalschlag auf, sprechen wir von einem *Pulsus bigeminus* (Zwillingspuls); sind sie an jeden zweiten Schlag gekoppelt, von einem *Pulsus trigeminus* (Drillingspuls). Meist aber treten sie völlig unregelmäßig auf, zuweilen auch gehäuft in Salven.

Extrasystolen sind zunächst nur ein Symptom. Sie können sowohl Hinweis auf eine ernste Herzerkrankung sein, als auch Zeichen einer harmlosen vegetativen Übererregbarkeit. Die Unterscheidung kann nur durch ein Elektrokardiogramm (EKG) getroffen werden. Ein gewisser, wenn auch nur sehr grober Anhaltspunkt ergibt sich aus der Tatsache, daß organisch bedingte Extrasystolen bei Anstrengung vermehrt auftreten, während vegetativ-funktionelle bei Belastung verschwinden.

Therapie

Da Extrasystolen auch bei Herzgesunden vorkommen, bedürfen nicht alle der Behandlung. Dies betrifft vor allem die *supraventrikulären* Formen, also die oberhalb der Kammer einsetzenden. Bei Verdacht auf organische Herzerkrankung sollte jedoch ein Versuch mit Digitalisglykosiden gemacht werden. Bei Patienten mit symptomatischer Extrasystolie kommen die β-Receptorenblocker, Chinidin oder chinidinähnliche Präparate in Frage.

3. Tachykardien (beschleunigte Herztätigkeit). Bei der vom Sinusknoten ausgehenden *Sinustachykardie* handelt es sich um eine Frequenzerhöhung, die meist als Begleitsymptom auftritt. Sie übersteigt selten 150/min und verschwindet wieder, wenn das Grundleiden sich bessert (Fieber, nervös-reflektorische Störung u. a.). Ernster ist die anfallsweise auftretende supraventriculäre Tachycardie *(paroxysmale Tachycardie)* zu bewerten, obwohl auch sie bei Herzgesunden vorkommt. Die Anfälle induzieren häufig höhere Frequenzen (bis 220/min) und dauern Minuten, Stunden ja manchmal Tage. Als auslösende Faktoren gelten die gleichen, die auch zur Extrasystolie führen können (s. o.). Der Kranke empfindet das Herzjagen als sehr unangenehm. Da bei hohen Frequenzen die Herzfüllung unzureichend werden kann und damit dann das Blutangebot an das Gehirn geringer wird, kann es zum Auftreten von Schwindel, Ohnmachten und Beklemmungsgefühl kommen. Ganz allgemein ist jedoch die Voraussage für den einzelnen Anfall nicht ungünstig, auf die Dauer aber natürlich vom Grundleiden abhängig.

Bei schweren Herzkrankheiten kann es zu *Kammertachykardien* kommen, die stets eine lebensbedrohliche Komplikation darstellen. Hier besteht die Gefahr, daß die schnelle Kammerfrequenz in *Kammerflattern* oder *Kammerflimmern* übergeht (s. u.).

Therapie

Bei der paroxysmalen Tachykardie gelingt es manchmal durch mechanische Reizung des n. vagus (Carotisdruck, Druck auf den Augapfel) den Anfall zu beenden.

Treten die Anfälle infolge einer Herzerkrankung auf, kann durch höhere Digitalisdosen eine Hemmung der atrio-ventriculären Überleitung und damit Normalisierung der Kammerfrequenz erreicht werden.

Zeigt der Anfall eine extrem hohe Frequenz und Schockzeichen, sollte die *elektrische Defibrillation* durchgeführt werden. Ebenso bei Kammertachykardien und Kammerflattern. Bei eingetretenem Kammerflimmern ist sie überhaupt die einzig zuverlässige und ausreichend schnell wirkende Methode.

Elektrische Defibrillation:
Kurzer Gleichstromstoß von 200–400 Ws.

Steht ein Defibrillator nicht zur Verfügung, sollte versucht werden die Vitalfunktionen durch *externe Herzmassage* und künstliche Beatmung (Mund-zu-Mund-Beatmung) zu sichern.

*4. **Vorhofflattern und Vorhofflimmern.*** Bei Herzmuskelerkrankungen, Überdehnung des Vorhofes infolge dekompensierter Klappenfehler, dekompensiertem Hochdruck oder fortgeschrittener Koronarsklerose kann es zum *Vorhofflattern* mit 200–400 Erregungen pro Minute oder zum *Vorhofflimmern* mit einer Frequenz von 400–600 Vorhofkontraktionen kommen. Während beim Vorhofflattern der Vorhofrhythmus noch durchaus regelmäßig ist, kann beim Vorhofflimmern eine eigentliche Vorhofkontraktion nicht mehr erfolgen.

Jedoch werden auch beim Vorhofflattern nicht alle Erregungen zur Kammer weitergeleitet. Meist besteht ein Blockierungsverhältnis von 2:1, so daß die Kammerfrequenz zwischen 100 und 200 liegt. Es kommen aber auch Blockierungen im Verhältnis 4:1 vor.

Wird also bei Flatterfrequenzen noch ein gewisser Kammerrhythmus gewahrt, kommt es bei Flimmerfrequenzen stets zu unregelmäßiger Weiterleitung der Vorhoferregungen. Die Folge ist eine *absolute Arrhythmie* der Herztätigkeit.

Nicht immer hat der Patient stärkere Herzbeschwerden, vorausgesetzt, daß die Arrhythmie nicht die Folge einer dekompensierten Herzinsuffizienz ist. Manchmal erfolgt die Entdeckung zufällig bei einer Routine-Untersuchung. Dann handelt es sich allerdings meist um eine Arrhythmie vom langsamen Typ *(Bradyarrhythmie)*, bei der die Kammer noch relativ ökonomisch arbeitet. Ist die Kammerfrequenz hoch *(Tachyarrhythmie)*, wird die diastolische Herzfüllung ungenügend und es kommt zu frustranen Kontraktionen. Man erkennt sie am Ausfallen von Schlägen des peripheren Pulses (Pulsdefizit). Je mehr frustrane Kontraktionen stattfinden, desto unökonomischer arbeitet das Herz und desto größer ist die allgemeine Störung. Oberstes Ziel neben der selbstverständlichen Behandlung des Grundleidens muß demnach sein, die *Ökonomie des Herzens* soweit wie möglich zu verbessern.

Therapie

Da die Überführung in den normalen Sinusrhythmus nur selten gelingt, versucht man vordringlich die Kammerfrequenz zu senken. Man erreicht dies am besten mit Digitalisglykosiden in relativ hoher Dosierung, da diese eine hemmende Wirkung auf die Vorhof-Kammer-Überleitung haben. Zusätzlich können β-Receptorenblocker notwendig werden. In besonderen Fällen kann auch die elektrische Regularisierung (Defibrillation) angewandt werden.

b) Störungen der Erregungsleitung

Das im Winkel zwischen der Mündung der oberen Hohlvene und dem rechten Herzrohr gelegene, plasmareiche Muskelgewebe ist das den Herzrhythmus beherrschende Organ, der *Sinusknoten*. Er bestimmt als „Schrittmacher" den normalen *Sinusrhythmus*.

An der Vorhof-Kammer-Grenze im rechten Vorhof liegt eine weitere Bündelung, der *Atrioventrikularknoten*, von dem ein Eigenrhythmus ausgeht, falls die Erregungsleitung zwischen dem Sinusknoten und dem Erregungsleitungsbündel an der Vorhof-Kammer-Grenze gestört ist. Dieser Kammereigenrhythmus liegt allerdings bei nur 35–40 Schlägen pro Minute.

Die Blockierung der atrioventrikulären Erregungsleitung kann an verschiedenen „Eng-

Tabelle 3. Lokalisation und Auswirkung der wichtigsten Erregungsbildungs- und Erregungsleitungsstörungen (*L* Lokalisation, *A* Auswirkung)

Erregungsbildungsstörung	Erregungsleitungsstörung
1. Respiratorische Arrhythmie L = Sinusknoten A = Harmlose Frequenzschwankungen 2. Extrasystolen L = a) Sinusknoten, Vorhof b) Atrioventrikularknoten c) Kammerbereich A = a) Vorzeitig einsetzende Kammersystole b) Vorzeitig einsetzende Kammersystole c) Vorhof und Kammer schlagen getrennt 3. Tachykardien L = a) Sinusknoten (Sinustachykardie) b) Vorhofmuskulatur, AV-Knoten (Paroxysmale Tachykardie) A = a) Begleitsymptom bei Fieber u. A. (Frequenz selten über 150/min) b) Anfallsweises Auftreten (Frequenz bis 220/min) 4. Vorhofflattern, Vorhofflimmern L = Vorhof A = Frequenzsteigerung des Vorhofes, wobei die Erregung unregelmäßig zur Kammer weitergeleitet wird. Bei Flimmern entsteht eine *absolute Arrhythmie*	1. AV-Block I. Grades L = Erregungsleitung vom Vorhof zur Kammer A = Keine 2. AV-Block II. Grades, Typ 1 L = AV-Knoten A = Ausfall einzelner Kammersystolen 3. AV-Block III. Grades, Typ 2 L = His-Brücke A = Ausfall einzelner Kammersystolen 4. AV-Block III. Grades (Totaler Block) L = Erregungsleitung vom Vorhof zur Kammer A = Vollständige Dissoziation von Vorhof- und Kammertätigkeit, Anspringen der Kammerautomatik 5. Linksseitiger Schenkelblock L = Linker Schenkel des His-Bündels A = Kammern schlagen nicht mehr synchron 6. Rechtsseitiger Schenkelblock L = Rechter Schenkel des His-Bündels A = Kammern schlagen nicht mehr synchron

pässen" erfolgen und zu Leitungsverlangsamungen und Leitungsunterbrechungen führen. Dementsprechend ergeben sich dann auch verschiedene Krankheitsbilder mit unterschiedlichen therapeutischen Konsequenzen.

1. Der atrioventrikuläre Block (AV-Block) I. Grades zeigt eine Verzögerung der Überleitung der Erregung vom Vorhof zur Kammer, bei der es nicht zu einer Rhythmusstörung kommt. Neben infektiös-toxischen Einwirkungen, degenerativen Herzerkrankungen und Digitalisüberdosierung kommen ursächlich auch konstitutionelle Faktoren (Vagotonie) in Frage.

2. Beim AV-Block II. Grades unterscheidet man heute zwei Typen: Typ 1 *(Wenckebach)* zeigt eine zunehmend langsamer werdende Erregungsleitung vom Vorhof zur Kammer. Schließlich kommt es zu einer Leitungsunterbrechung. Dies geschieht meist periodisch, nach jedem 2., 3. oder 4. Schlag. Man spricht hier von einer *Wenckebachschen Periode.* Diese Störung tritt gelegentlich als Zeichen einer Digitalis-Intoxikation auf. Auch bei Herzinfarkten kann man sie beobachten, allerdings meist nur vorübergehend.

Beim Typ 2 verändert sich die Überleitungszeit vom Vorhof zur Kammer nicht, bis zum Leitungsausfall. Die Blockierung sitzt hier unterhalb der *His-Brücke,* also in der Nähe des Abganges des *His-Bündels.* So kann ein temporärer, *doppelseitiger Schenkelblock* eintreten.

3. Der AV-Block III. Grades (totaler Block) zeigt die vollständige und dauernde Unterbrechung der Überleitung: Kammer und Vorhof schlagen voneinander unabhängig. Unterhalb der Blockierungsstelle übernimmt der Atrioventrikularknoten die Erregungsbildung für die Kammer *(Kammerautomatie).*

Vor dem Anspringen dieser Automatie vergeht eine gewisse Zeit *(präautomatische*

Pause), bei der es zu Bewußtlosigkeit mit extremer Reduktion des Herzzeitvolumens infolge dieser Rhythmusstörung kommen kann *(Adam-Stokes-Syndrom).* Es ist ein lebensbedrohlicher Zustand, der sich anfallsweise wiederholen kann. Dauert er länger als 100 Sekunden, tritt der Tod ein.

4. Schenkelblock. Befindet sich der Block im Bereich der Erregungsausbreitung innerhalb der Kammermuskulatur, entsteht keine Rhythmusstörung. Hier ist nur ein Schenkel des His-Bündels blockiert, was dazu führt, daß die beiden Kammern nicht mehr ganz gleichzeitig (synchron) schlagen, da die blokkierte Kammer ihren Impuls erst auf dem Umweg über die andere Kammer erhält.
Der *linksseitige Schenkelblock* kann bei *dekompensierter Hypertonie* (s. d), *Herzmuskelfibrose, Koronargefäßsklerose* und nach Myokarditis auftreten; gelegentlich auch bei bestimmten *Myokardinfarkten.* Er ist als ernstes Zeichen zu werten.
Der *rechtsseitige Schenkelblock* ist prognostisch günstiger. Er tritt bei *degenerativen Herzerkrankungen* und bei *Septumvorderwandinfarkt* auf. Auch chronische Überlastung des rechten Herzens kann zu dieser Störung führen.

Therapie
AV-Block I. Grades: Behandlung des Grundleidens.
AV-Block II. Grades: Er bildet sich beim Myokardinfarkt meist spontan zurück. Bei Digitalisintoxikation Absetzen des Medikamentes.
AV-Block III. Grades: Implantation eines *Schrittmachers.*
(Dies gilt generell, wenn die Herzfrequenz unter 40/min absinkt oder die Gefahr der Wiederholung Adam-Stokesscher Anfälle besteht).

5. Erkrankungen der Herzinnenhaut und des Herzbeutels

a) Rheumatische Endokarditis

Eine der häufigsten Formen der Herzinnenhautentzündung ist die rheumatische Endokarditis. Sie entsteht durch Fernwirkung eines Eiterherdes, der eine Antigen-Antikörper-Reaktion auslöst, die sich als sterile Entzündung darstellt. Man findet bei dieser Form der Endokarditis also keine Bakterien auf der Herzinnenhaut. So besteht eine nahe Verwandtschaft mit dem Rheumatismus, der ebenfalls auf bakterieller Fernwirkung beruht und daher gleichermaßen am Ort des Geschehens, also in den Gelenken oder im Muskel, bakterielle Ansiedlungen vermissen läßt. Beim akuten Gelenkrheumatismus kommt es bei einem kleinen Teil der Patienten zu einer Mitbeteiligung des Endokards.
Allerdings erkranken nicht selten auch Menschen an diesem oft folgenschweren Leiden, die nie einen Gelenkrheumatismus oder einen Muskelrheumatismus hatten. Fast immer läßt sich aber auch dann ein Eiterherd *(Fokus)* nachweisen, der diese gefährliche Reaktion ausgelöst hat. Obwohl wir ganz allgemein von Herzinnenhautentzündung sprechen, ist das Endokard in seiner ganzen Ausdehnung nur selten befallen. Meist spielt sich die Entzündung vorwiegend an den Herzklappen ab, die ja ein Teil des Endokards sind, und hier wieder bevorzugt an denen des linken Herzens (größere Beanspruchung!).

Da die Klappen gefäßlos sind, folgt dem Gewebeschaden unmittelbar eine Wucherung von Zellen *(Fibroblasten),* die das Gewebe aufrauht und damit den Boden für die Ablagerung kleiner Blutgerinnsel *(Thromben)* bildet. Zusammen mit der bindegewebigen Verdickung, die bei der Ausheilung auftritt, kommt es zu formverändernden Auflagerungen auf das zarte Klappengewebe und damit zu bestimmten Funktionseinbußen. Der eigentliche Herzklappenfehler ist also dann eine Folge der Vernarbung des entzündlichen Prozesses, die im Grunde einen sinnvollen Heilungsvorgang darstellt.

Die rheumatische Endokarditis heilt praktisch immer aus, wenn auch eine Neigung zu

Rückfällen bestehen bleibt. Nicht in jedem Falle entsteht als Folge ein Herzklappenfehler. In manchen Fällen bildet sich das vermehrte Bindegewebe soweit zurück, daß nur noch ganz geringe Verdickungen die abgelaufene Entzündung erkennen lassen. Funktionelle Störungen bleiben dann aus.

Endokarditiden werden nicht selten übersehen, da ihre Symptomatik gelegentlich wenig auffallend und nicht sehr charakteristisch ist. Geringe Temperaturerhöhungen, Herzklopfen schon bei geringer oder auch ohne jede Belastung, manchmal ein dumpfer Druck in der Herzgegend, allgemeine Mattigkeit und Leistungsschwäche sind oft die einzigen Symptome, die sich allerdings über Wochen hinziehen. Leider werden sie darum in manchen Fällen erst entdeckt, wenn sich bereits ein Klappenfehler ausgebildet hat, der nun, eigenen Gesetzen folgend, eine neue, ernste Herzerkrankung darstellt.

b) Bakterielle Endokarditis

Ein vorgeschädigtes Endokard kann bei *Bakteriämie* (Einbruch von Bakterien ins Blut) zur Besiedlung des Gewebes, vor allem der Klappen, durch die verschiedensten Erreger führen. Schwere Zerstörungen durch Geschwürsbildung und Gewebewucherung, Verlötungen der Klappensegel oder auch Abreißen der Sehnenfäden kennzeichnen das anatomische Bild.

Häufig bilden sich an dem zerstörten Klappenapparat bakterienhaltige Thromben, die leicht fortgeschwemmt werden können und dann zu *arteriellen Embolien* führen. So entstehen Haut- und Netzhautembolien, Hirnembolien, Milz- und Niereninfarkte. Da die Blutgerinnsel Bakterien enthalten, können sich *Abszesse* bilden, die besonders im Bereich des Gehirns zu lebensbedrohlichen Komplikationen führen.

Eine besondere Form der bakteriellen Herzinnenhautentzündung stellt die sog. *Endocarditis lenta* dar, die einen schleichenden Verlauf nimmt und vor der Entdeckung der Antibiotika als absolut unheilbar galt. Ihr Erreger ist der *Streptococcus viridans* (viridans = vergrünend, da die mit diesem Erreger angesetzten Kulturen sich grün färben). Der relativ wenig *pathogene* (giftige) Keim ist auch beim Gesunden im Nasen-Rachenraum zu finden. Eine Besiedlung gesunder Klappen scheint selten zu sein.

Besonders gefährlich wird diese Krankheit durch ihren ausgesprochen schleichenden Verlauf mit anfangs wenig typischer Symptomatik. Sie wird daher, auch heute noch, relativ häufig nicht rechtzeitig erkannt.

Merke: Eine Entzündung der Herzklappen, die ein Teil des Endokards sind, entsteht entweder durch Fernwirkung eines an anderer Stelle sitzenden infektiösen Herdes oder aber durch direkte Besiedlung der Klappen durch Erreger. Nach Abheilung der Entzündung kommt es durch Vernarbungsvorgänge zu Klappenveränderungen (Herzklappenfehler), die nun häufig Ausgangspunkt von Umbauerscheinungen am Herzen werden, die schließlich zur Herzinsuffizienz führen.

Therapie und pflegerische Maßnahmen

Die Behandlung der rheumatischen Endokarditis entspricht im wesentlichen der allgemeinen Rheumatherapie. Man gibt *Corticosteroide, Salicylate* oder *Pyrazolonderivate* bis keine klinischen Zeichen mehr für einen aktiven rheumatischen Prozeß bestehen. Gegen den auslösenden Streptokokkeninfekt Penicillin in hohen Dosen, das beim Erwachsenen prophylaktisch über etwa 3 Jahre gegeben werden soll. Die bakterielle Endokarditis erfordert eine energische Behandlung mit Antibiotika. Diese kann jedoch nur optimal wirksam werden, wenn der Erregernachweis erbracht wurde und die spezielle Empfindlichkeit gegenüber den zur Verfügung stehenden Antibiotika getestet wurde. Nur in dringenden klinischen Fällen darf schon vor dem Eintreffen der Ergebnisse aus der Blutkultur mit einer empirischen Antibiotikatherapie begonnen werden, damit ein möglicher größerer Schaden vermieden werden kann. Corticosteroide und Antikoagulantien sind verboten. Solange die entzündlichen Erscheinungen (Fieber, vermehrte Leukozyten, beschleunigte Blutkörperchensenkungsgeschwindigkeit) noch nachweisbar sind, bedarf der Kranke äußerster Ruhe und Schonung. Also absolute Bettruhe, auch wenn keine sichtbaren Insuffizienzerscheinungen bestehen. Dies gilt für alle Formen der Endokarditis.

c) Perikarditis

Die Entzündung des Herzbeutels tritt meist sekundär im Zusammenhang mit anderen Entzündungen auf. 7% aller Perikarditiden sind Begleiterkrankung einer Tuberkulose, etwa 30% lassen sich ursächlich nicht abklären. Auch bei Herzinfarkten kann es zu kleineren, umschriebenen perikarditischen Herden kommen, die allerdings bald wieder verschwinden. Die früher häufig aufgetretene eitrige Perikarditis, die sich nach *Sepsis* oder bakterieller Entzündung der Nachbarorgane entwickelte, ist seltener geworden, da bei rechtzeitiger Antibiotikatherapie derartige Komplikationen der Grundkrankheit vermieden werden können.

Die Krankheit beginnt in der Regel mit heftigen Schmerzen in der Herzgegend – die sich allerdings langsamer als der Infarktschmerz entwickeln und kaum je dessen Intensität erreichen –, Krankheitsgefühl, mittlerem Fieber und beschleunigter Frequenz der Herzaktionen. Die zunächst „trockene" Entzündung *(Pericarditis sicca)* kann entweder komplikationslos abheilen oder zu einer „feuchten" werden *(Pericarditis exsudativa)*. Die entzündliche Flüssigkeit, die sich dann zwischen den beiden Blättern des Herzbeutels sammelt, bildet sich in manchen Fällen so reichlich, daß es zu einer Behinderung der diastolischen Ausdehnung des Herzens kommt. Man spricht dann von einer *Herztamponade*. Um die verminderte Auswurfleistung schnell und sicher zu beseitigen, bleibt in einem solchen Fall häufig nur die Druckentlastung des Herzbeutels durch Punktion.

Bei der Ausheilung kann es zu Verwachsungen des Herzbeutels, teils mit der Brustwand, teils aber auch mit dem Zwerchfell und dem Mittelfell kommen. Kleinere Verwachsungen können bedeutungslos sein, ausgedehnte aber, die einerseits die beiden Blätter nahezu vollständig verwachsen lassen, andererseits durch die schon hierdurch gegebene Bewegungseinschränkung eine massive Verwachsung mit der Umgebung noch begünstigen, können lebensgefährlich werden. Dies besonders, wenn sich in den verwachsenen Bezirken *Kalkspangen* bilden, die schließlich das ganze Herz regelrecht einmauern. Man nennt ein durch derartige Schalenbildung gefährlich in seiner Bewegung beeinträchtigtes Herz auch *Panzerherz*.

Früher in der Voraussage sehr ungünstig, hat das Panzerherz seinen größten Schrecken heute verloren, da die moderne operative Technik in der Lage ist, die Kalkschalen, wenigstens teilweise, zu lösen und abzutragen.

Merke: Die Herzbeutelentzündung ist in der Mehrzahl der Fälle Begleiterscheinung einer Allgemeinerkrankung. Sie beginnt „trocken", geht aber häufig in eine „feuchte" Pericarditis exsudativa über. Aus den sich häufig einstellenden Verwachsungen ergibt sich die Gefahr der Bewegungsbehinderung des Herzens, besonders, wenn sich Kalkspangen bilden (Panzerherz).

Therapie und pflegerische Maßnahmen

Die spezielle Therapie der Perikarditis richtet sich im wesentlichen nach der Grundkrankheit. Die häufigen Fälle ungeklärter Ursache reagieren nicht auf Antibiotica, können aber oft mit Corticosteroiden günstig beeinflußt werden.

Die eitrige Herzbeutelentzündung bedarf, nach Abklärung der Erregerempfindlichkeit, energischer antibiotischer Behandlung.

Sofortmaßnahme bei drohender Herztamponade ist die Punktion des Herzbeutels.

Der Patient bedarf strenger Bettruhe. Warme bis heiße Umschläge auf die Herzgegend bringen oft subjektive Erleichterung. Um beginnende Bewegungseinschränkung des Herzens rechtzeitig zu entdecken, sind laufende Kontrollen des Blutdruckes, des Pulses und der Atmung notwendig.

6. Herzklappenfehler

a) Erworbene Klappenfehler

Ursache ist meist eine abgelaufene *Endokarditis,* aber auch *degenerative Prozesse,* die sich vorwiegend an der *Mitral-* und der *Aortenklappe* abspielen, können Funktionsstörungen des Klappenapparates bewirken. Eine gewisse Rolle spielt auch heute noch eine Spätform der *Syphillis* (Lues), die, wenn sie die Aorta befallen hat, nicht selten auf die Aortenklappe übergreift und diese in ihrer Funktion beeinträchtigt.

Da die Endokarditis in aller Regel die Klappen des linken Herzens befällt, überwiegen die Mitral- und die Aortenklappenfehler. Kommt es bei der Abheilung zu einem Schrumpfungsprozeß der Klappensegel, bildet sich eine Schlußunfähigkeit aus, die wir *Mitral-* bzw. *Aorteninsuffizienz* nennen. Überwiegen die Verwachsungen, Verdickungen und Auflagerungen, kommt es zur Verengung des Ventils, zur *Mitral-* bzw. *Aortenstenose.* Häufig, vor allem an der Mitralklappe, treten beide Vorgänge kombiniert auf und wir bezeichnen einen solchen Klappenfehler dann als *kombiniertes Vitium* (Vitium = Fehler).

Von praktischer Bedeutung sind ferner die sog. *relativen Klappeninsuffizienzen.* Bei ihnen liegen an den Klappensegeln selbst keine Veränderungen vor. Erschlafft aber eine Kammer (meist die rechte) in extremer Weise, erweitert sich oft auch das Lumen der Klappenöffnung *(des Ostiums),* was praktisch ebenfalls zur Schlußunfähigkeit der Klappen führt, da diese sich nicht miterweitern. So kann es zu den Erscheinungen einer *Trikuspidalinsuffizienz* oder, falls die Aorta – etwa durch Arteriosklerose – stark erschlafft ist, zur *relativen Aorteninsuffizienz* kommen.

1. Aorteninsuffizienz. Da die Aortenklappe sich nicht mehr vollständig schließen kann, strömt bei der *Diastole* (Erschlaffung) der Kammer Blut aus der Aorta zurück. Die linke Kammer bekommt also in dieser Phase Blut von beiden Seiten, von der Aorta und vom Vorhof. Durch die vermehrte Kammerfüllung vergrößert sich das Schlagvolumen, ohne daß die Blutversorgung besser wird, da ja ein Teil des Blutes aus der Aorta immer wieder zum Herzen zurückkommt. Um dennoch den Kreislauf in ausreichendem Maße aufrecht erhalten zu können, muß die linke Kammer eine beträchtliche Mehrarbeit leisten, die zunächst zu einer Zunahme der Kammermuskulatur *(Hypertrophie)* führt. Diese Anpassung an die geforderte Mehrleistung ist häufig in der Lage, den Klappenfehler nahezu völlig zu kompensieren. Die gute Leistungsfähigkeit hält oft jahrelang an, und die Patienten sind dann praktisch beschwerdefrei (Abb.9). Bei Dekompensation allerdings beträgt die durchschnittliche Lebenserwartung weniger als 1 Jahr. Das vergrößerte Schlagvolumen führt zu einem Anstieg des *systolischen* Blutdruckes, bei gleichzeitigem Absinken des *diastolischen* Druckes, da ja ein Teil des Blutes wieder in die linke Kammer zurückfließt. Dies führt zu einer deutlichen Vergrößerung der *Blutdruckamplitude.* Da aber die zunehmende Hypertrophie der

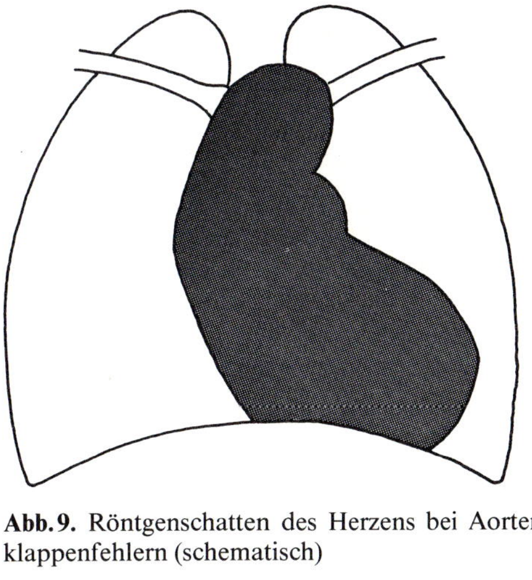

Abb.9. Röntgenschatten des Herzens bei Aortenklappenfehlern (schematisch)

Kammermuskulatur dann an ihre Grenzen stößt, wenn die Blutversorgung der Herzmuskulatur nicht mehr ausreicht, also mit der Vergrößerung der Muskelmasse nicht mehr Schritt halten kann, erschlafft – früher oder später – die Kammermuskulatur, die nun sekundär den vollständigen Schluß der Mitralklappe verhindert: Es bildet sich eine *relative Mitralinsuffizienz* aus, die nun zur Ausweitung des linken Vorhofes führt, der das durch die undichte Klappe pendelnde Blut aufnehmen muß und nach anfänglicher Hypertrophie schließlich auch dilatiert. So kommt es oft sehr plötzlich zu einer Druckerhöhung im kleinen Kreislauf und damit zu einer Ausweitung der Störung auf das rechte Herz: Der nicht durch eine Arbeitshypertrophie vorbereitete rechte Ventrikel, ohnehin muskelschwächer als der linke, kann die Druckerhöhung im kleinen Kreislauf nicht überwinden und so stellen sich bald die Zeichen einer Rechtsinsuffizienz ein. Atemnot, Leberstauung, Ödeme und anginöse Beschwerden gehören dann zum Bild der dekompensierten Aorteninsuffizienz.

2. Aortenstenose. Die reine Aortenstenose ist eine seltene Erkrankung. Meist ist sie mit einer Klappeninsuffizienz kombiniert. Es handelt sich um eine Verwachsung der Klappenanteile, die als Entzündungsfolge auftritt und nunmehr das Aortenostium mehr oder weniger einengt. Die linke Kammer muß nun bei jeder Systole das Blut durch die verengte Öffnung hindurchpressen, was naturgemäß einen wesentlich erhöhten Kraftaufwand erfordert. Auch hier stellt sich eine *kompensatorische Hypertrophie* ein, die beträchtliche Ausmaße annehmen kann. Da sich die Stenose jedoch meist langsam entwickelt, hat der linke Ventrikel genügend Zeit, sich an die neuen Verhältnisse anzupassen. Die subjektiven Störungen sind daher oft nur gering – viele Kranke wissen oft jahrelang nichts von ihrem Leiden – und treten oft erst im höheren Alter auf. Dennoch besteht auch hier die Gefahr, daß bei extremer Hypertrophie ein Durchblutungsdefizit im Bereich der Herzkranzgefäße auftritt und es zur Dekompensation kommt.

Hier spielt die Frühdiagnose eine entscheidende Rolle, da man den sich gesund fühlenden Patienten, dessen Leiden noch kompensiert ist, durch Auflage einer gewissen Schonung vor der frühzeitigen Ausbildung einer zu starken Hypertrophie bewahren kann.

3. Mitralinsuffizienz. Sie ist der häufigste Klappenfehler und entsteht fast nur als Folge einer durchgemachten Endokarditis.

Klappensegeldefekte, Schrumpfungen, aber auch Zerreißungen von Sehnenfäden führen zur Schlußunfähigkeit der Klappe. Selten tritt die Insuffizienz allein auf, meist sind auch Zeichen einer Stenose nachweisbar.

Durch die Schlußunfähigkeit der Mitralklappe wird während der Systole Blut in den linken Vorhof zurückgeworfen. Dieses „Pendelblut“ bedeutet sowohl für den muskelschwächeren Vorhof, als auch für die linke Kammer eine Mehrbelastung, die zunächst durch Hypertrophie ausgeglichen wird (Abb. 10). Dabei besteht meist schon frühzeitig ein erhöhter Druck im Lungenkreislauf – bedingt durch die Überfüllung des linken Vorhofes –, was eine Mehrarbeit der rechten Kammer zur Aufrechterhaltung des notwendigen Rechts-Links-Gefälles, erfordert. Kommt es dann zum Versagen der linken Kammer, strömt

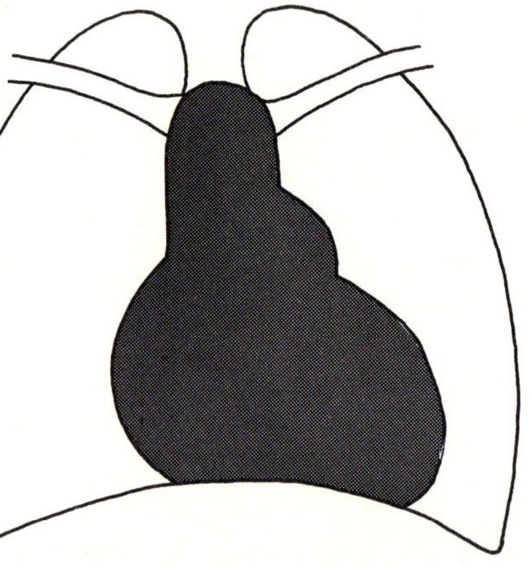

Abb. 10. Röntgenschatten des Herzens bei Mitralklappenfehlern (schematisch)

mehr Blut in den linken Vorhof zurück, der diesen Kraftaufwand nicht mehr leisten kann: Der Druck im Lungenkreislauf steigt an und es kommt zu einer Mehrbelastung auch des rechten Ventrikels. Je nachdem, ob diese Druckänderung nun langsam vor sich geht oder sehr schnell, d.h. ohne daß die Muskulatur ausreichend Zeit hat, sich an die neuen Druckverhältnisse anzupassen, kommt es zum Bild der Rechtsinsuffizienz, die im Falle der Nichtanpassung zum schnellen Kreislaufversagen führt.

Auch im kompensierten Zustand äußern sich Belastungen bereits in einer gewissen Atemnot und Herzklopfen. Dennoch gelingt es häufig bei nicht zu schwerer Zerstörung der Klappe und nicht geschädigtem Herzmuskel die Kompensation jahrelang aufrecht zu halten.

4. Mitralstenose. Auch im Falle dieses Klappenfehlers gilt, daß die reine Form nur selten auftritt. Kalkeinlagerungen und Verlötungen sowie auch Schrumpfungsvorgänge am Klappenapparat bedingen neben der Verengung der Klappe meist auch deren Schlußunfähigkeit.

Neben den extrem seltenen angeborenen Mißbildungen der Klappe ist auch hier die Endokarditis als Hauptursache anzusehen. Der linke Vorhof muß das Blut bei der Systole durch die verengte Klappenöffnung pressen. Die Folge ist Ausdehnung und eine sich in beschränktem Maße entwickelnde Hypertrophie. Da hier ein Hindernis überwunden werden muß und der linke Vorhof kein Klappenventil besitzt, steigt der Druck im Lungenkreislauf an, was nunmehr eine größere Druckarbeit des rechten Ventrikels erforderlich macht: auch dieser hypertrophiert. Damit steigt die Gefahr des *Lungenödems,* da durch die erhöhte Kraft der Systole der rechten Kammer der Druck im kleinen Kreislauf weiter ansteigt. Ein gewisser Ausgleich gelingt zwar durch die reflektorische Drosselung der Arterien, dennoch bedingt die dauernde Druckbelastung der Lungengefäße schließlich in vielen Fällen die gefürchtete *fixierte pulmonale Hypertonie,* den Lungenhochdruck, mit schweren Störungen des Gasaustausches.

Bald wird auch der rechte Vorhof betroffen, da durch die Überdehnung der Kammer eine relative Insuffizienz der *Trikuspidalklappe* eintritt. Nunmehr strömt das Blut bei der Kammersystole praktisch durch den Vorhof hindurch, zurück in die großen Körpervenen. Noch früher als bei der Mitralinsuffizienz kommt es damit zur Rechtsinsuffizienz. Nur sehr wenige Kranke sind längere Zeit beschwerdefrei. Meist wird schon sehr früh über Kurzatmigkeit geklagt, die bereits bei geringer Belastung oder gar im Ruhezustand auftritt. Nächtliches Husten, das die Kranken zum Aufsitzen zwingt, weist auf die ständig drohende Gefahr des Lungenödems hin.

Merke: Die erworbenen Herzklappenfehler sind meist eine Folge abgelaufener Herzinnenhautentzündungen. Während des Heilungsprozesses bilden sich an den Klappen verhärtende Narbenzüge und Auflagerungen, oder die Klappensegel verkürzen sich. Schließt die Klappe nicht mehr fest, sprechen wir von einer Klappeninsuffizienz, kann sie sich nicht mehr ausreichend öffnen, von einer Stenose. Die durch den Klappenfehler veränderten Blutströmungsverhältnisse versucht das Herz dadurch zu kompensieren, daß es mehr Muskelmasse in den Abschnitten entwickelt, die durch den Ventilschaden mehr beansprucht werden. Diese Kompensation ist also keine Heilung, sondern ein begrenzter Ausweg, der jederzeit – z.B. bei Überbeanspruchung – wieder verloren gehen kann. In diesem Falle wirken sich die krankhaften Strömungsverhältnisse jeweils zuerst an den Organen aus, die entgegengesetzt der normalen Strömungsrichtung dem betroffenen Herzteil vorgeschaltet sind (s. Kapitel Herzinsuffizienz).

Therapie und pflegerische Maßnahmen

Der heutige Stand der Herzchirurgie ermöglicht es in sehr vielen Fällen klappenerhaltende Operationen durchzuführen oder Klappenprothesen einzusetzen. Dies gilt für alle

Klappenfehler. Das Alter der Patienten spielt eine untergeordnete Rolle: 40% der für eine derartige Operation geeigneten Kranken haben das 50. Lebensjahr bereits überschritten. Die Letalitätsrate liegt bei 3–4%.
In noch nicht operierten oder inoperablen Fällen steht die Behandlung der Herzinsuffizienz im Vordergrund. Rheumatische Herzfehler jugendlicher Patienten bedürfen, bis zum 30. Lebensjahr, einer Rheumarezidivprophylaxe mit Penicillin. Die pflegerischen Maßnahmen entsprechen ebenfalls denen der Herzinsuffizienz (s. d.).

5. Cor pulmonale. Eine Erhöhung des Widerstandes im Lungenkreislauf bei normalem oder erhöhtem *Herzzeitvolumen* führt früher oder später zu einem Lungenhochdruck gegen den das Herz anarbeiten muß. Die dem rechten Herzen aufgezwungene Mehrarbeit ruft demzufolge kompensatorische Umbauerscheinungen hervor, die sich besonders am rechten Ventrikel auswirken: Es kommt zu einer Hypertrophie, dem *Cor pulmonale.*
Die Erhöhung des Gefäßwiderstandes in den Lungen stellt einen Anpassungsversuch des Organismus dar, um die bei manchen chronischen Lungenerkrankungen herabgesetzte *Oxygenisation* des Blutes wieder zu verbessern. Es handelt sich also um eine Lungen- bzw. Lungengefäßerkrankung, die sich sekundär auf das Herz auswirkt, das in fortgeschrittenen Fällen dann die Führung des Krankheitsgeschehens übernimmt.
Als ursächliche Faktoren des chronischen Cor pulmonale kommen am häufigsten das *Lungenemphysem* (s. S. 70), die *chronische Bronchitis* (s. S. 66), das *Asthma bronchiale* (s. S. 68) und die *Lungentuberkulose* (s. S. 78) in Frage. Aber auch Deformitäten des Brustkorbes *(Kyphoskoliose, Trichterbrust),* Pleuraschwarten und schwere Lungenoperationen können auslösend sein. Ein akutes Cor pulmonale kann im Rahmen einer schweren Lungenembolie auftreten.

Merke: Das Cor pulmonale entwickelt sich in Folge einer Erhöhung des Widerstandes im kleinen Kreislauf, die bei bestimmten Lungenerkrankungen auftritt. Betroffen ist hauptsächlich der rechte Ventrikel, der zuerst hypertrophiert und schließlich dilatiert. Es handelt sich also um eine schwere, sekundäre Herzerkrankung mit ernster Prognose.

Therapie und pflegerische Maßnahmen
Frühdiagnose und *Prophylaxe* (Vorsorge) sind von besonderer Bedeutung, um die stets drohende Dekompensation zu verhindern oder hinauszuschieben.
Der Behandlungsplan hat neben der Behandlung der Grundkrankheit, also des Lungenleidens und der Herzinsuffizienz, die vielseitige und recht unterschiedliche Symptomatik der sich häufig ändernden Auswirkung der Wechselbeziehung zwischen Herz und Lunge zu berücksichtigen:
Gezielte Antibiotikatherapie gegen den Bronchialinfekt, Inhalationen mit sekretlösenden Mitteln, bronchospasmolytische Medikamente zur Erweiterung der Bronchen (bei Asthma bronchiale) und mit Sauerstoff angereicherte Atemluft, falls es zu einer Sauerstoffverarmung im Blut kommt. Die Rechtsinsuffizienz wird mit Herzglykosiden und, wenn erforderlich, mit Diuretika behandelt. Selbstverständlich hat eine strikte Ruhigstellung des Patienten zu erfolgen. Inhalationsreize aller Art sind unbedingt zu vermeiden, insbesondere ist ein absolutes Rauchverbot zu verhängen.
Atemübungen, durch eine Fachkraft angeleitet, können von Nutzen sein.

b) Angeborene Klappenfehler und Gefäßmißbildungen

Die angeborenen Herzfehler sind bedeutend seltener als die erworbenen. Relativ häufig ist kombiniertes Auftreten mehrerer Fehlbildungen.

1. Pulmonalstenose. Angeborene Verengung der *Pulmonalklappe.* Der erforderliche erhöhte Kraftaufwand der rechten Kammer, die

das Blut durch eine zu kleine Öffnung treiben muß, führt zur Hypertrophie. Je nach Größe der Stenose kommt es im höheren Schulalter zu mehr oder weniger ausgeprägten Beschwerden wie Herzklopfen, Herzschmerzen, Atemnot bei Belastung und allgemeinem Nachlassen der Leistungsfähigkeit. Die Lebenserwartung ist herabgesetzt, nur 5% werden älter als 50 Jahre. Nicht selten kommt es im 2. und 3. Lebensjahrzehnt zum plötzlichen Herztod.
Die seltenen kleinen Stenosen können ein höheres Lebensalter erreichen, da die konsekutive Rechtsinsuffizienz, wenn überhaupt, später eintritt.

Therapie
Ein großer Teil der Pulmonalstenosen ist heute operativ korrigierbar. Bewährt hat sich die *Kommissurotomie* (Klappensprengung), bei der es allerdings postoperativ zur *Pulmonalinsuffizienz* kommt, die aber vergleichsweise unbedeutsam ist.

2. Isthmusstenose der Aorta. Es handelt sich bei dieser häufigsten angeborenen Anomalie um eine Verengung der Aorta unterhalb des Aortenbogens. Dadurch wird eine zu starke Füllung der Gefäße der oberen Körperhälfte bewirkt, der eine unzureichende Versorgung der unteren Körperhälfte entgegensteht. Da die linke Kammer gegen den Widerstand der Verengung anarbeiten muß, kommt es frühzeitig zur Hypertrophie.
Die mittlere Lebenserwartung lag früher bei etwa 45 Jahren, da es in der oberen Hälfte des Körpers durch den erhöhten Druck schon frühzeitig zu arteriosklerotischen Gefäßveränderungen kam, die oft zu Schlaganfällen oder Blutungen führten. Viele Kranke starben aber auch relativ jung an Herzinsuffizienz.
Seit es möglich ist die Stenose operativ zu beseitigen hat sich die Lebenserwartung deutlich verbessert.

7. Wanddefekte und arteriovenöse Kurzschlüsse

a) Intraventrikulärer Septumdefekt

Defekte in der Herzscheidewand bedingen, daß das Blut unmittelbar von der einen Herzhälfte in die andere übertreten kann.
Da die linke Herzhälfte normalerweise wesentlich kräftiger als die rechte ist, wird es im allgemeinen zu einem *arteriell-venösen* (links-rechts) *Shunt* kommen (Shunt = Nebenschluß), d.h., zu einem Übertreten arteriellen Blutes in das rechte Herz. Nur unter bestimmten Komplikationen kommt es zu einer *Shunt-Umkehr,* also dem Übertreten venösen Blutes in das linke Herz. Dies kommt vor allem bei hochsitzenden Defekten vor, wenn sie mit einem Hochdruck im kleinen Kreislauf vergesellschaftet sind.
Bei kleineren Defekten ist die Lebenserwartung nicht herabgesetzt. Größere Defekte sollten möglichst früh operativ verschlossen werden, um der drohenden *Pulmonalsklerose* vorzubeugen.
Bei Unoperierten besteht erhöhte Gefahr an Endokarditis zu erkranken.

b) Vorhofseptumdefekt und offenes Foramen ovale

Beim Vorhofseptumdefekt finden sich ein oder mehrere Defekte in der Vorhofscheidewand. Sie können zusammen mit fehleinmündenden Lungenvenen oder auch mit Einbeziehung von Klappensegeln in den Defekt auftreten. Durch den höheren Druck im linken Vorhof wird arterielles Blut dem venösen im rechten Vorhof beigemischt.
Besteht nur ein kleines *Shuntvolumen* ist die Lebenserwartung nicht verkürzt und eine medikamentöse Behandlung entfällt. Größere Defekte führen schließlich zur Überlastung der rechten Kammer und es kommt dann zwischen dem 40. und 50. Lebensjahr häufig zur Insuffizienz.

Es sei erwähnt, daß gewisse Beziehungen zu anderen angeborenen Organdefekten bestehen. So findet man bei einem Teil der Kranken u.a. Arachnodaktylie („Spinnenfingrigkeit"), Störungen am Aufhängeapparat der Augenlinsen und Deformitäten des Brustkorbes („Hühnerbrust").

Die häufigste Anomalie des Herzens ist, neben der Aorten-Isthmusstenose, das sogenannte *offene Foramen ovale.* Es ist ebenfalls eine *Hemmungsmißbildung,* die dadurch entsteht, daß eine feine Membrane, deren Aufgabe es ist, eine im embryonalen Zustand vorhandene Öffnung zwischen den beiden Vorhöfen nach der Geburt zu schließen, in der Entwicklung zurückbleibt und so ihre Aufgabe nicht erfüllen kann. Da die Öffnung meist sehr klein ist, macht sie nur selten klinische Symptome.

c) Offener Ductus Botalli

Es handelt sich um einen Gang zwischen der Lungenschlagader und der Aorta der sich bei normaler Entwicklung schon in der Embryonalzeit zurückbildet und bei der Geburt verschlossen ist. Er dient im embryonalen Kreislauf zur Umgehung der Lungen, die als Gasaustauschorgan noch nicht eingeschaltet sind.
Bleibt er nach der Geburt bestehen, wird das Blut bei der Systole in die Lungenschlagader getrieben, da der Druck in der Aorta, systolisch und diastolisch, höher ist. Die Überfüllung des kleinen Kreislaufes bedingt eine Mehrbelastung des linken Vorhofes und der linken Kammer. Entwickelt sich ein Hochdruck im kleinen Kreislauf kommt es bald zur Insuffizienz des rechten Herzens, das dem erhöhten Druck nicht lange gewachsen ist.
Ohne operativen Verschluß ist die Lebenserwartung deutlich verkürzt. Die Hälfte der Patienten stirbt vor dem 30. Lebensjahr.

d) Fallot-Tetralogie

Diese schwere, nicht ganz seltene Mißbildung ist die Kombination einer angeborenen *Pulmonalstenose* mit einem hohen Kammerseptumdefekt, *Hypertrophie des rechten Ventrikels* und einer direkt *über dem Septum reitenden Aorta.*
Spätestens einige Wochen nach der Geburt, wenn der Ductus Botalli endgültig geschlossen ist, kommt es zu mehr oder weniger ausgeprägter Blaufärbung *(Zyanose)* der Haut. Schon geringe Anstrengungen führen zu erheblicher Atemnot, und es ist typisch für die betroffenen Kinder, daß sie im Spielalter mit Vorliebe eine Kauerstellung einnehmen, die offenbar den Lungenkreislauf etwas entlastet. Da die Sauerstoffversorgung des ganzen Organismus extrem schlecht ist, bleiben diese Kinder in der Entwicklung zurück. Die sogenannten *Trommelschlegelfinger* und entsprechend deformierte Zehen stellen ein sichtbares Zeichen des permanenten Sauerstoffdefizits dar. Durch die Pulmonalstenose, die eine Druckerhöhung in der rechten Kammer bedingt, kommt es frühzeitig zur Hypertrophie des rechten Herzens. Das Blut der rechten Kammer fließt zum Teil direkt in die über dem Septumdefekt reitende Aorta, wodurch das arterielle Blut dauernd sauerstoffungesättigt ist. Die Lungendurchblutung ist herabgesetzt.
Früher erreichten die Kranken selten das Erwachsenenalter. Heute ist die Lebenserwartung wesentlich gestiegen, da auch hier die Möglichkeit der operativen Korrektur besteht.
Allen angeborenen Herzanomalien gemeinsam ist die erhöhte Anfälligkeit für die bakterielle Endokarditis.

8. Altersherz

Die vom Herzen geforderte Arbeitsleistung steht in engem Zusammenhang mit dem Gefäßsystem. Je größer der Widerstand in der Peripherie, umso größer der Kraftaufwand, diesen zu überwinden.
Die im Alter auftretenden und stetig fortschreitenden Veränderungen am Gefäßsystem bedingen *Elastizitätsverlust* und *Verengung des Gefäßlumens* (der lichten Weite)

durch Einlagerung von fettähnlichen Substanzen und Kalksalzen in die Arterienwand. Dadurch wird der Pumparbeit des Herzens ein zunehmender Widerstand entgegengesetzt, der seine Arbeit erschwert. Dazu kommen Veränderungen am Herzen selbst, die teils als Verdickung des Endokards mit Verhärtung der Klappen und teils als deutliche Vermehrung des Binde- und Fettgewebes in Erscheinung treten. Während also die geforderte Arbeitsleistung höher wird, unterliegt das Herz, wie jedes Organ, einem langsamen, physiologischen Abbauprozeß. Dieser erfolgt zwar fast unmerklich, führt aber in jedem Falle schließlich zu einem Punkt, von dem an die Mehrarbeit auf Kosten der Substanz geht. Die in jüngeren Jahren erhebliche Kraftreserve erschöpft sich und läßt keine Höchstleistungen mehr zu.

Unter normalen Bedingungen allerdings vermag es die geforderten Leistungen noch lange zu vollbringen. Kommt aber eine Verschlechterung der Sauerstoffversorgung hinzu – die zwangsläufig eintritt, wenn auch die Koronargefäße von der allgemeinen Sklerose betroffen sind –, wird der Herzmuskel zusätzlich geschädigt und es treten Komplikationen ein, die u. U. bewirken, daß die Herzkraft nun auch den Anforderungen im Ruhezustand nicht mehr gewachsen ist: das bis dahin „gesunde" *Altersherz* wird insuffizient (Abb. 11).

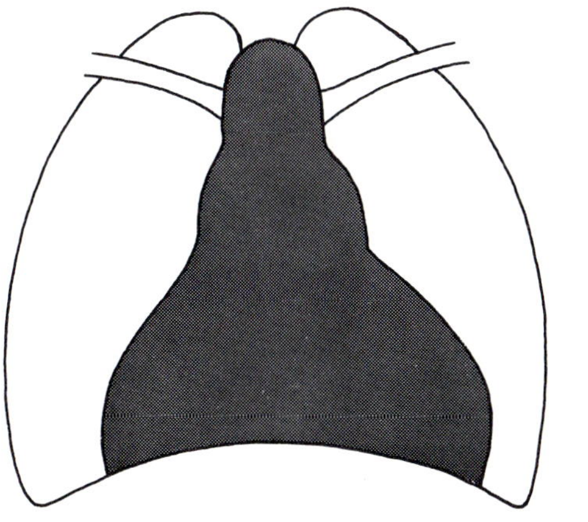

Abb. 11. Röntgenschatten des beidseitig dilatierten Herzens (schematisch)

Häufig kommt es durch die Muskelschädigung zu Rhythmusstörungen, die sich auf den Kreislauf besonders ungünstig auswirken. Das Altersherz hat durch eine sinnvolle Umstellung seines Aktionsablaufes eine verlängerte Systolendauer, die arbeits- und kräftesparend wirkt. Jede Rhythmusstörung, die einen schnelleren Aktionsablauf bewirkt, bedeutet daher eine Gefahr.

Eine vernünftige Lebensweise und ein anhaltendes, sinnvolles Training, darauf sei nochmals hingewiesen, können wesentlich dazu beitragen, die Anpassungsfähigkeit des alternden Organismus zu erhalten. Dies gilt in besonderem Maße für das Herz und die Gefäße.

B. Gefäßerkrankungen

1. Arteriosklerose

Der Begriff *Arteriosklerose* bezeichnet eine Reihe von Veränderungen, die zu Elastizitätsverlust, Verhärtung und Einengung des Arterienlumens führen.

Als häufigste Ursache sind wohl Alterungsvorgänge in der Gefäßwand anzunehmen, wobei es zu Ablagerungen von *Lipoproteinen, Cholesterin* und Mineralsalzen kommt. Dieser Prozeß spielt sich in der *Intima* (Gefäßinnenhaut) ab, während die *Media* (Gefäßmuskelschicht) zunächst schwächer wird, was primär zu einer Erweiterung des Gefäßrohres führt. Auch die Länge der befallenen Arterien nimmt zu, wobei sich das Gefäß häufig schlängelt. Aber bald kommt es zur Einlagerung von Kalksalzen, sowohl in die Intima als auch in die Media. Damit geht die Elastizität mehr und mehr verloren, wobei die zunehmende Intimaverdickung durch die Ablagerungen weiter fortschreitet und schließlich das Gefäßlumen konzentrisch eingeengt wird.

Obwohl vorzugsweise ältere Menschen befallen werden, kann man die Arteriosklerose nicht einfach als Alterskrankheit abtun. Denn einmal ist sie, falls sie mit nur geringer Symptomatik abläuft, ein normaler Alterungsprozeß und zum anderen betrifft sie nicht selten auch jüngere Menschen, u. U. sogar bereits im 2. Lebensjahrzehnt. Hier handelt es sich dann jedoch nicht um einen Abnützungsprozeß der Gefäße, sondern um eine Anomalie des Fettstoffwechsels *(Hyperlipoproteinämie)*, die wahrscheinlich sogar dominant erblich ist.

Vermehrtes Auftreten bestimmter Fette und fettähnlicher Substanzen im Blut *(Cholesterin, Phospholipide* u. a.) weist schon früh auf diese gefährliche, familiäre Erkrankung hin, die zu Sklerosierungen vor allem der Herzkranzgefäße führt. Aber auch die im Alter auftretenden Arteriosklerosen haben oft erhöhte Blutfettwerte.

Begünstigend für ein vorzeitiges Auftreten wirkt eine Reihe von Erkrankungen, die den Regelkreis der *inkretorischen (der inneren Sekretion dienend)* Funktionen betreffen. An erster Stelle ist hier die *Zuckerkrankheit* zu nennen, aber auch die *Schilddrüsenunterfunktion*, inkretorisch ausgelöste *Fettsuchtformen* und bestimmte degenerative Nierenerkrankungen *(Nephrotisches Syndrom)* stellen eine Gefährdung dar.

Von größter Bedeutung ist der *Bluthochdruck*. Es ließ sich nachweisen, daß besonders stark beanspruchte Gefäßabschnitte am frühesten und häufig auch am intensivsten von den Veränderungen betroffen sind. Dabei kommt es zu einem gefährlichen Fehlerkreis:

Hoher Blutdruck fördert die Arteriosklerose – Arteriosklerose fördert den hohen Blutdruck, da die Verkleinerung des Lumens in einem geschlossenen System stets eine Druckerhöhung zur Folge hat.

Zusammenfassend läßt sich also sagen, daß mehrere Faktoren zusammenkommen müssen, um früh einsetzende sklerotische Prozesse auszulösen:

1. *Alterungsprozesse in der Gefäßwand,*
2. *Störungen im Eiweiß-Fettstoffwechsel,*
3. *Disposition durch andere Erkrankungen, vor allem hoher Blutdruck,*
4. *Erbliche Faktoren.*

Fast immer sind im Erkrankungsfalle mindestens zwei dieser Faktoren nachweisbar.

Zu diesen nur unsicher beeinflußbaren Risikofaktoren kommen weitere, die bei vernünftiger Lebensweise abgestellt werden können:

5. *Übergewicht durch übermäßige Ernährung und Bewegungsmangel*
6. *Nikotinmißbrauch.*

Der allgemeinen Arteriosklerose, die nahezu alle Arterien betrifft, stehen Formen gegenüber, die eine gewisse Schwerpunktlokalisation aufweisen:

a) Aortensklerose

Die erweiterte und verlängerte Aorta wird starr und kann nunmehr den systolischen Druckanstieg nicht mehr richtig abfangen. Ihre *Windkesselfunktion* (Fähigkeit der Lumenerweiterung) ist gestört oder aufgehoben. Die Folge ist ein *systolischer Hochdruck* bei *diastolischem Druckabfall*, also eine vergrößerte Blutdruckamplitude.

Als isolierte Sklerose tritt sie fast nur im höheren Lebensalter auf und wird etwa im 8. Lebensjahrzehnt (mit Ausnahmen) zur Regel.

Ausgeprägte Sklerosierungsvorgänge können auf die Aortenklappe übergreifen und so zur Insuffizienz dieser Klappe führen. Eine besonders gefürchtete Komplikation ist die durch den sklerotischen Gefäßumbau begünstigte Bildung *sackförmiger Ausbuchtungen* der Gefäßwand *(Aneurysma)*, die Anlaß zu tödlichen Blutungen werden können, falls die geschädigte Gefäßwand dem Blutdruck nicht mehr standhalten kann. Die häufigste Lokalisation dieser gefährlichen Veränderung ist die Bauchaorta.

b) Koronarsklerose

Die Sklerose der Herzkranzgefäße hat eine besondere Bedeutung, da sie die häufigste Ursache des *Myokardinfarktes* ist. Wenn sie sich auch prinzipiell von den anders lokalisierten sklerotischen Prozessen nicht unterscheidet, ergibt sich doch aus der absolut lebenswichtigen Funktion der Kranzgefäße der hohe Gefährlichkeitsgrad dieser Lokalisation.

Da die Sklerose eine schleichend und in Schüben verlaufende Erkrankung ist, fehlen oft über längere Zeit typische Beschwerden. Nur ein Viertel der Erkrankten klagt über Herzschmerzen.
Ausschlaggebend für die Sicherung der Myokarddurchblutung bei Verschluß einer Koronararterie ist das Tempo, mit dem sich dieser Zustand entwickelt. Wird die Gefäßlichtung sehr langsam eingeengt, bilden sich nicht selten noch rechtzeitig kleine Gefäße zu einem Umwegkreislauf *(Kollateralkreislauf)* aus, der dann, bis zu einem gewissen Grade, die Funktion des betroffenen Gefäßes übernehmen kann.

Bei dieser langsam fortschreitenden Form kommt es zunächst zu einer polsterförmigen Verdickung der *Intima* durch eine gewisse Aufquellung mit anschließender Auflösung der elastischen Fasern. Dann folgt die Ablagerung der *Lipoproteine* in der Aufquellungszone und schließlich eine Vermehrung von *Fibrillen* um diese Zone herum. So entsteht eine zunehmende Verhärtung der Polster, die das Gefäß nach und nach immer mehr einengen. In wenigen Fällen kann die Sklerose bis zum völligen Verschluß des Gefäßes fortschreiten. Meist aber verschließt ein *Thrombus* die schon eingeengte Lichtung, der auf der durch Intimarisse auf den Polstern entstandenen nunmehr rauhen Oberfläche des Endothels gebildet wird (Myokardinfarkt).

Eine besondere Form der Koronarsklerose, bei der die Verkalkung der Muskelschicht im Vordergrund steht, macht klinisch kaum Beschwerden. Es kommt zwar zur Starrheit der Gefäße, aber es findet keine wesentliche Einengung statt. Dennoch können auch hier durch Thrombenbildung Verschlüsse entstehen.
Unter besonderen Bedingungen kann es auch bei jungen Menschen zu einer akut verlaufenden Koronarinsuffizienz kommen. Der plötzliche Tod auf dem Sportplatz oder dem Fußballfeld ist nicht selten auf ein derartiges Ereignis zurückzuführen. Obwohl keine Frühsklerose vorliegt, kommt es in diesen Fällen zu hochgradiger, sehr schnell auftretender *Intima-Verquellung* mit Gefäßverschluß als Folge heftiger Anstrengung.

c) Hirngefäßsklerose

Sie ist häufig Teil einer Allgemeinsklerose, tritt aber gelegentlich auch isoliert auf. Je nach Lokalisation und Ausmaß der Gefäßschädigung ist das Krankheitsbild recht unterschiedlich und oft nur schwer abgrenzbar gegenüber dem altersbedingten Schwund des Hirngewebes. Das arteriosklerotisch veränderte Gefäßrohr ist starr und reguliert den hohen Sauerstoffbedarf des Gehirns nicht mehr ausreichend. Im fortgeschrittenen Zustand kann es zu *herdförmigen,* mehr oder weniger ausgeprägten *Erweichungszonen* kommen, in denen das Gewebe zerstört wird. Sind die Arterien der Hirnbasis betroffen, kann es – vor allem bei hohem Blutdruck – zu Blutungen kommen, die im günstigen Falle zu umschriebenen Ausfällen, in schweren Fällen aber zum großen *apoplektischen Insult* (Schlaganfall) führen können. Blutet es in die *Hirnventrikel,* endet das schwere Ereignis in der Regel tödlich, da fast alle lebenswichtigen Regulationszentren betroffen werden. Im übrigen richten sich die neurologischen Ausfälle nach der Lokalisation des entstandenen Schadens. Am häufigsten sind Halbseitenlähmungen, d.h. Lähmungen einer ganzen Körperhälfte vom Gesicht bis zum Fuß. Aber auch bei weniger dramatischem Verlauf, also bei Hirnschädigung durch andauernden Sauerstoffmangel, kommt es zu Ausfällen.
Der Krankheitsverlauf ist meist langsam, zieht sich über Jahre hin und zeigt scheinbaren Stillstand und stärkere Schübe im Wechsel. Neben neurologischen, nicht selten flüchtigen Ausfallserscheinungen kommt es zu fortschreitenden *seelischen Störungen* mit Abbau der Persönlichkeitsstruktur und der geistigen Leistungsfähigkeit. Kopfschmerzen, Schwindelgefühl und Schlafstörungen bei erhöhtem Schlafbedürfnis häufen sich immer mehr und werden schließlich zu einem Dauerzustand. Bald stellen sich auch rasche geistige Ermüdbarkeit, Merkstörungen und Erschwerung des Wortverständnisses bei ständig abnehmendem Konzentrationsvermögen ein.

Neben diesen intellektuellen Mängeln treten Störungen des Gemüts auf, die zum Teil auf die Abnahme der geistigen Elastizität zurückzuführen sind. So werden die Kranken reizbar oder niedergeschlagen, mißtrauisch und nicht selten aggressiv. Auch der emotionale Sektor ist betroffen: übertriebene Rührseligkeit, Weinerlichkeit oder auch heftige, unbegründete Wutausbrüche können sich einstellen. Zuweilen ist schon relativ früh eine gewisse Abstumpfung des ethischen Empfindens zu bemerken, die den Kranken plötzlich geizig, egoistisch, rücksichtslos erscheinen lassen. Auch sexuelle Verfehlungen sind nicht ganz selten, wobei es häufig zu strafbaren Handlungen an Kindern oder Erregung öffentlichen Ärgernisses kommt, etwa durch Entblößen der Geschlechtsteile in Parkanlagen (Exhibitionismus) oder auch auf belebten Straßen. Diese „Entgleisungen" müssen als besonders tragisch angesehen werden, da die Kranken meist vorher nie straffällig wurden und oft über Jahrzehnte gute Familienväter waren.

Da sie für ihre Handlungsweise nicht verantwortlich sind, wird eine Sondergesetzgebung für derartige Fälle in manchen Ländern erwogen oder z. T. schon praktiziert.

Weiterhin kann es zu psychoseähnlichen Krankheitsbildern kommen, die praktisch alle seelischen Erkrankungen kopieren können. Am häufigsten sind hier die depressiven Zustände mit Angstanfällen und immer wiederkehrenden Selbstmordgedanken.

Bei weiter fortschreitendem Leiden geht diese *Affektunruhe* meist in Ratlosigkeit über, die schließlich einer stumpfen, läppischen Verblödung weicht.

Merke: Als Arteriosklerose bezeichnet man eine vorwiegend im höheren Lebensalter auftretende Gefäßveränderung, bei der Stoffe eingelagert werden, die das Lumen des Gefäßrohres zunehmend einengen. Je nach Lokalisation ergibt sich ein anderes Krankheitsbild. Sind die Herzkranzgefäße betroffen, droht in zunehmendem Maße die Gefahr eines Myokardinfarktes. Sklerosieren die Hirngefäße, kann es zu Erweichungszonen des Gewebes kommen, aber auch zu lebensbedrohlichen Blutungen. Je nach Lokalisation des Schadens treten die verschiedensten Ausfälle in den Vordergrund des Krankheitsbildes. Neben Lähmungen der Extremitäten, Sprachstörungen u. a. motorischen Ausfällen sind es vor allem die seelischen Störungen und das Nachlassen der intellektuellen Fähigkeiten bis zur Verblödung, die das Krankheitsbild bestimmen.

Therapie und pflegerische Maßnahmen

Eine sichere, ursächliche Therapie der Arteriosklerose gibt es noch nicht. Ausgedehnte Untersuchungen haben jedoch gezeigt, daß vorbeugende Maßnahmen in vielen Fällen den Prozeß zumindest aufhalten und zum zeitweisen Stillstand bringen können, vorausgesetzt allerdings, daß es noch nicht zu schweren Gefäßveränderungen gekommen ist.

Gefährdete sollten sich ausreichend bewegen und nur so viel essen, wie zur Erhaltung ihres idealen Gewichtes notwendig ist.

Allgemein gilt, daß die Ernährung fett- und salzarm, aber eiweiß- und vitaminreich sein sollte. Das Rauchen ist in jedem Falle einzustellen. Die Überwachung des Blutdruckes gehört zu den selbstverständlichen Voraussetzungen für den Einsatz von Herz- und Kreislaufmitteln. Dies gilt sowohl für Patienten mit zu niedrigen Werten als auch für Hypertoniker. Ein hoher Blutdruck darf, besonders bei der Hirngefäßsklerose, nicht zu plötzlich und nicht zu stark gesenkt werden. Die verengten Gefäßrohre sind sonst nicht mehr in der Lage den Erfordernissen ausreichender Hirndurchblutung nachzukommen.

Im Frühstadium der Hirngefäßsklerose können gefäßerweiternde Mittel (deren Angriffspunkt noch nicht sicher erwiesen ist), etwa Theophyllinpräparate oder Nikotinsäureabkömmlinge u. a., nützlich sein, ohne daß man zuviel von ihnen erwarten sollte.

Pflegerisch sind die von dieser Form der Arteriosklerose betroffenen Menschen in besonderer Weise auf unsere dauernde Hilfe angewiesen. Die seelische Führung dieser Kranken ist wichtiger als Beruhigungstabletten, die allerdings in sehr schweren Fällen unentbehrlich sein können. Gerade der depressivverstimmte alte Mensch braucht das Gefühl noch im Leben zu stehen, nützlich zu sein, eine Aufgabe erfüllen zu können. Überläßt man ihn seinen dumpfen Grübeleien, verschlechtert sich sein Zustand schnell und unaufhaltsam. Man hüte sich vor allem davor, Menschen, die ein langes und oft erfolgreiches Arbeitsleben hinter sich haben, wie unmündige Kinder zu behandeln. Auch der schon geistig abgebaute alte Mensch kann noch tief verletzt werden.

2. *Endangiitis obliterans*

In Schüben verlaufende, wahrscheinlich *entzündliche* Erkrankung der Arterien, die allmählich zum Verschluß der Gefäße führt. Manchmal kommt es zur Mitbeteiligung der oberflächlichen Venen, die sich entzünden und dann in kleineren Abschnitten thrombosieren.

Betroffen sind hauptsächlich Männer des jüngeren und mittleren Lebensalters, jedoch kommen auch später auftretende Erkrankungen vor. In diesen Fällen ist eine sichere Trennung von der *obliterierenden* (verödenden) Arteriosklerose sehr schwer, da beide Prozesse gelegentlich ineinander übergehen. Am häufigsten sind die unteren Gliedmaßen betroffen (Raucherbein!), andere Lokalisationen (Herzkranzgefäße, Hirngefäße) kommen seltener vor.

Je nach Lokalisation und Tempo der Verschlußbildung sind die klinischen Bilder sehr unterschiedlich. Der Beginn ist meist durch Schwere- und Kältegefühl, sowie Kribbeln und Pelzigsein in einem Abschnitt der betroffenen Gliedmaßen gekennzeichnet. Unter Abkühlungsreizen wird die Haut abnorm blaß. Bald kommt es zu den charakteristischen Muskelschmerzen nach Belastung und zu Krampferscheinungen der unterhalb der Arterienenge beanspruchten Muskulatur: Der Kranke geht eine gewisse Strecke, bekommt einen sich steigernden Schmerz in dem betroffenen Versorgungsgebiet und muß stehenbleiben *(Claudicatio intermittens).* Der nun nicht mehr beanspruchte Muskel erholt sich nach kurzer Zeit, der Kranke kann seinen Weg fortsetzen, bis das gleiche Ereignis erneut eintritt.

Bei größeren Verschlüssen, vor allem, wenn nicht genug arterielle Umgehungswege *(Kollateralkreislauf)* vorhanden sind, tritt der Schmerz auch in der Ruhe auf. Von besonderer Bedeutung an den unteren Extremitäten ist die Höhe des Verschlusses: Oberhalb der Kniekehle gelegene Verschlüsse sind im allgemeinen günstiger, da meist ausreichende Kollateralbahnen vorhanden sind bzw. sich entwickeln. Am gefährlichsten wirkt sich die Erkrankung der beiden Unterschenkelarterien *(A. tibialis anterior* und *A. tibialis posterior)* aus, da in diesem Bereich der Umgehungskreislauf nicht sehr entwicklungsfähig ist. Kann der Prozess nicht aufgehalten werden, kommt es zum Absterben der nicht mehr ausreichend versorgten Gebiete *(Nekrose),* und es bleibt nur noch die Amputation des betroffenen Gliedes.

Pathologisch-anatomisch findet man schon frühzeitig Verquellungszonen unter der Intima, aus denen sich später dicke, zellreiche Polster bilden. Auch die übrigen Gefäßschichten zeigen meist Zeichen einer chronischen Entzündung. Die geschädigte Intima bietet nun einen guten Boden für die Entstehung von Thromben, die schließlich das Gefäßrohr undurchgängig machen. Aber auch die Intimawucherung allein kann zum Verschluß führen. Die Venen sind nicht selten mit ähnlichen Veränderungen von dieser Systemerkrankung der Gefäße betroffen.

Merke: Die Endangiitis obliterans ist im Gegensatz zur Arteriosklerose eine entzündliche Erkrankung der Gefäße. Jüngere Männer werden bevorzugt betroffen. Die fortschreitende Entzündung führt zu einer Einengung des Lumens der erkrankten Gefäße und schließlich zum Verschluß. Besteht kein ausreichender Kollateralkreislauf, kommt es zur Nekrose des abgeschnittenen Versorgungsgebietes.

Therapie und pflegerische Maßnahmen

Grundbedingung ist es, die exogen die Krankheit begünstigenden Faktoren auszuschalten. Obwohl Nikotinmißbrauch als solcher die Krankheit wohl kaum auslöst, konnte doch bewiesen werden, daß das Rauchen schon beim Gesunden eine deutliche Minderdurchblutung herbeiführt. Es ist daher ein absolutes Rauchverbot einzuhalten.

Die Möglichkeiten einer kausalen Therapie sind sehr begrenzt und entsprechen denen der anderen obliterierenden Gefäßerkrankungen. Rechtzeitige thrombolytische Behandlung *(Streptokinase)* und anschließende Antikoagulantientherapie (Marcumar u.a.) kann die Organisation von Thromben und deren Weiterwachsen manchmal recht eindrucksvoll verhindern. Auch die Verbesserung der Fließfähigkeit des Blutes (Trental, Fludilat, niedermolekulare Dextranlösungen u.a.) kann von Vorteil sein.

Von mindestens gleicher Wichtigkeit ist ein möglichst frühzeitig einsetzendes *Gefäßtraining:* Abwechselndes Heben und Senken der Beine in Rückenlage. Beide Beine bis zu einem Winkel von 45° aus der Waagerechten anheben und Füße rollen. Abwechselnd Zehen- und Hackengang, Rollübungen nach *Ratschow.* Langsames Erweitern der Gehstrecke, wobei darauf zu achten ist, daß jede trotz Schmerzen erzwungene Verlängerung absolut zu vermeiden ist. Bei richtigem Einsatz dieser Trainingsmaßnahmen gelingt es oft, den Kollateralkreislauf soweit auszubauen, daß die schlimmsten Folgen vermieden werden.

Erst wenn diese konservativen Maßnahmen ohne Erfolg bleiben, kommen chirurgische Eingriffe in Betracht: Operative Entfernung der Thromben bei neu auftretenden Verschlüssen, Gefäßtransplantate *(Bypass)* zur Überbrückung des obliterierten Gefäßabschnittes und gelegentlich auch noch die *Sympathektomie* (Durchtrennung des Sympathikus).

Wenn alles versagt und ein ausgedehnter Gewebsschaden besteht, bleibt nur noch die Amputation, mit der dann allerdings nicht zu lange gewartet werden sollte, da die Kranken oft unerträgliche Schmerzen haben.

3. Raynaudsche Erkrankung

Im Gegensatz zur Endangiitis obliterans tritt diese funktionelle Gefäßkrankheit vorwiegend bei Frauen auf. Es handelt sich um eine *anfallsweise* eintretende Verengung der *Finger-* und *Zehenarterien* als Ausdruck einer übertriebenen Reaktion auf *Kältereize.*

Die Anfälle dauern Minuten bis Stunden und können recht schmerzhaft sein.

Tabelle 4. Gegenüberstellung der wichtigsten Gefäßerkrankungen. (Nach Allen, Barker und Hines)

	Raynaudsche Erkrankung	Endangiitis obliterans	Arteriosklerose
Geschlecht	Frauen in 80% der Fälle	Männer in 98% der Fälle	Männer in 83% der Fälle
Beginn der Beschwerden	12–50 Jahre	20–40 Jahre	Mehr als 50 Jahre
Gangrän (falls vorhanden)	Begrenzt auf kleine Bezirke	Geringe Ausbreitungsneigung	Geringe Ausbreitungsneigung
Betroffensein der oberen Extremitäten	Fast alle Fälle	40% der Fälle	Selten
Betroffensein der unteren Extremitäten	Weniger häufig als obere Extremitäten	98% der Fälle	100% der Fälle
Peripherie arterielle Pulsation	Vorhanden	Vermindert oder nicht vorhanden	Vermindert oder nicht vorhanden
Oberflächliche Venenentzündung	Nicht vorhanden	40% der Fälle	Nicht vorhanden

Eine organische Veränderung dieser Arterien liegt zunächst nicht vor. In späteren Stadien kann es jedoch zu Gefäßwandprozessen kommen und nicht ganz selten auch zu Nekrosen, die vorwiegend an den Fingerbeeren lokalisiert sind.
Obwohl die Krankheit einen chronischen Charakter hat, lassen sich die schwersten Störungen durch geeignete Lebensweise (Kälteschutz, Rauchverbot) und Medikamente zur Reduzierung des erhöhten Gefäßtonus (Reserpin u.a.) vermeiden. In Ausnahmefällen muß die Sympathektomie in Erwägung gezogen werden (Tabelle 4).

C. Blutdruckkrankheiten

Um eine den jeweiligen Erfordernissen angepaßte Blutdruckhöhe aufrecht erhalten zu können, bedarf es einer Reihe komplizierter Regulationsmechanismen.
Mechanisch betrachtet wird die Blutdruckhöhe von der vom Herzen ausgeworfenen *Blutmenge,* der *Windkesselfunktion der Aorta,* dem *Widerstand der peripheren Gefäße* und der *Viskosität* (inneren Reibung) des Blutes bestimmt. Wenn diese vier Kriterien in optimaler Weise aufeinander abgestimmt sind, d.h. keine Veränderungen an den beteiligten Organen auch nur einen Faktor in seiner Funktion behindern, wird der Blutdruck in einem bestimmten Anforderungsbereich eine „normale“ Höhe haben. Jede über diesen Bereich hinausgehende Anforderung aber müßte unberücksichtigt bleiben, könnte der Organismus nicht in feinster Abstufung die *Blutverteilung* in den einzelnen Körperabschnitten regulieren. Dies gilt vor allem für Notfallsituationen, wenn etwa durch plötzlichen Blutverlust die Sauerstoffversorgung der lebensnotwendigen Organe, Herz und Gehirn, akut gefährdet ist.
Aber auch schon ein aus anderen Gründen auftretendes, gesteigertes Durchblutungsbedürfnis bestimmter Organe oder Körperabschnitte, etwa der Sauerstoffmehrbedarf bei großer körperlicher Leistung, ja sogar schon die höhere Durchblutungsrate bei der täglichen Verdauung, die von den Verdauungsorganen gefordert wird, würde zu einer schwerwiegenden Minderdurchblutung des Gehirns führen, gäbe es keine Kreislaufregulation.
Wie überall im Organismus übernehmen auch hier bestimmte Rückkoppelungsmechanismen die Regulation und bilden Regelkreise. In die Arterienwände eingebaute Abtaster bewirken bei Überlastung eine Spannungsabnahme der Gefäße und eine angepaßte Veränderung der Herzarbeit. Die Steuerung erfolgt über den *Vagus,* der den peripheren Widerstand senkt und damit auch den Blutdruck, und den *Sympathikus,* der über eine Erhöhung des peripheren Widerstandes zu einer Blutdrucksteigerung führt. Aber auch bestimmte Stoffwechselprodukte wirken bei dieser Regulation mit: Eine Anreicherung von Kohlensäure z.B. löst einen Reiz zur Mehrdurchblutung des betroffenen Organes aus, damit wieder genügend Sauerstoff zur Verfügung gestellt werden kann.
Dem Organismus steht neben dem zirkulierenden Blut eine beträchtliche Blutreserve zur Verfügung, die in den Blutdepots, Leber und Milz, sozusagen auf Abruf deponiert ist. Dennoch kann es bei maximaler Beanspruchung vorkommen, daß die gesamte Blutmenge nicht ausreicht, alle Organe gleichzeitig optimal zu durchbluten. Um aber die ausreichende Durchblutung der lebenswichtigen Organe dennoch zu gewährleisten, werden in einem solchen Falle die weniger tätigen Organe von der Blutzufuhr abgedrosselt. Auf diese Weise gelingt es dem Organismus in Notfällen in den Organen mit dem höchsten Sauerstoffverbrauch ein bestimmtes Maß von Durchblutung aufrecht zu halten.
Es ist verständlich, daß ein derart komplizierter Mechanismus anfällig ist. Ist auch nur ein Glied in der Funktionskette gestört, vermag schon eine an sich unbedeutende Belastung des Kreislaufes zu einer Blutdruckanomalie führen.
Die chronische arterielle *Hypertonie* ist ein Krankheitsbild, das, trotz unterschiedlicher

Ursachen und Verlaufsformen eine Reihe von Gemeinsamkeiten aufweist, die uns dazu berechtigen, von der *Hochdruckkrankheit* als einem weitgehend eigengesetzlichen Geschehen zu sprechen. Selbstverständlich darf dabei die Grundkrankheit nicht aus den Augen verloren werden, aber es ist von praktischer Wichtigkeit, daß nahezu alle Formen – unabhängig von der auslösenden Ursache – einheitlich auf eine gemeinsame Therapie ansprechen. Der *primären (essentiellen) Hypertonie,* deren Ursachen sich noch nicht sicher bestimmen lassen, steht eine Reihe *sekundärer Hypertonien* gegenüber, deren wichtigste der durch eine chronische Nierenerkrankung hervorgerufene Hochdruck ist.

Auch Erkrankungen der Drüsen mit innerer Sekretion, vor allem der *Nebenniere* und der *Hypophyse,* können über eine vermehrte Ausschüttung blutdrucksteigernder Substanzen ein vorübergehendes oder anhaltendes Ansteigen des Blutdruckes bewirken (hormonaler Hochdruck).

1. Essentieller Hochdruck

Eine essentielle Hypertonie ist dann anzunehmen, wenn eine auslösende Organerkrankung nicht zu erkennen ist. Familiäre Häufung und konkordantes Vorkommen bei eineiigen Zwillingen lassen vermuten, daß erbliche Faktoren eine gewisse Rolle spielen. Andere Faktoren, wie Umwelteinflüsse, Überernährung, psychische Labilität und eine Überaktivität der Regulationszentren könnten möglicherweise eine auslösende Wirkung haben oder auch als unterhaltende Momente des Krankheitsgeschehens von Bedeutung sein. Auch bestimmte Stoffwechselstörungen begünstigen den Hochdruck.

Unbehandelt verläuft diese Krankheit über eine sehr lange Zeit, um schließlich in etwa nur einem Viertel der Gesamterkrankungszeit mit den typischen Hochdruckkomplikationen am Herzen, an den Nieren oder am Gehirn tödlich zu enden.

Zunächst besteht über einen Zeitraum von 10 bis 20 Jahren ein *labiler Hochdruck.* Der Kranke reagiert auf Anstrengung oder Aufregung mit übertriebener und zu lange anhaltender Drucksteigerung. Dabei ist der *systolische* Druck erhöht, der diastolische bewegt sich noch in normalen Grenzen. Es folgt dann das Stadium der Manifestation, in dem ein Dauerhochdruck besteht, der jedoch noch beeinflußbar ist. Vor allem besteht hier noch eine geringe Möglichkeit, etwa durch Änderung der Lebensweise (Schonung, Diät usw.) den ganzen Prozeß wieder rückläufig zu machen. In diesem Stadium bestehen noch keine Organveränderungen. Es dauert meist mehrere Jahrzehnte, z. T. abhängig von den Lebensbedingungen und anderen äußeren Faktoren, bis es zu diesen kommt. Dann allerdings ist das Endstadium eingeleitet. Zu Beginn des Leidens läßt sich eine Veränderung der funktionellen Beschaffenheit der Arterien nicht feststellen. Besteht der Hochdruck aber schon längere Zeit, nimmt die Elastizität der Aorta und später des ganzen arteriellen Systems deutlich ab. Das Gefäßsystem ist *vorgealtert* und der Hochdruck wird nun, bei aller Gefährlichkeit, bis zu einem gewissen Grade notwendig, um die drohende Mangeldurchblutung des Gehirns, die durch die verengten Gefäße entsteht, zu kompensieren.

In seltenen Fällen (0,1%) verläuft die Hochdruckkrankheit besonders bösartig: Der diastolische Blutdruck übersteigt Werte von 130 mmHg, die Tag/Nacht-Rhythmik ist aufgehoben (die diastolischen Werte sind gleichbleibend hoch) und es kommt frühzeitig zu schweren Organschäden, vor allem der Niere. Betroffen von dieser Verlaufsform *(maligner Hochdruck)* sind mehr Männer als Frauen. Der Beginn der Krankheit liegt meist im 5. Lebensjahrzehnt.

2. Hochdruckkrise

Es handelt sich um anfallsweise auftretende, meist erhebliche Steigerungen des *systolischen* und *diastolischen* Blutdruckes, die den Betroffenen in akute Lebensgefahr bringen.

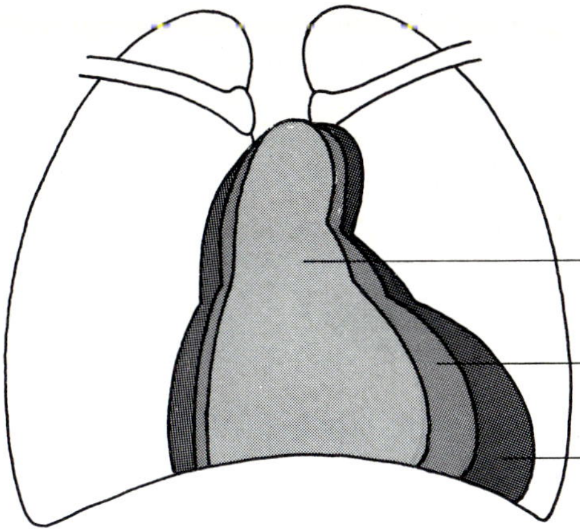

Abb. 12. Formveränderungen des Herzschattens bei Hypertonie (schematisch)

Die Krise kann Minuten dauern, kann sich aber auch über Stunden, ja sogar Tage ausdehnen. Auslösend können verschiedene Faktoren sein: Neben emotionalen Streßsituationen und bestimmten Nierenerkrankungen ist hier besonders an einen Tumor zu denken, der in 80% der Fälle in der Marksubstanz der Nebenniere wächst, gelegentlich aber auch in den Ganglien des Grenzstranges des Sympathikus vorkommt. Dieses *Phäochromozytom,* dessen Wirkung auf der intermittierenden Produktion blutdrucksteigernder Hormone (Adrenalin und Noradrenalin) beruht, wächst in ca. 90% der Fälle „gutartig". Je nach Grundkrankheit, Stärke und Dauer der Krise ist die Symptomatik unterschiedlich. Sie reicht von geringen, kaum spürbaren Beschwerden, bis zum akuten Versagen des linken Herzens oder der tödlichen Gehirnblutung. Diese schwersten Komplikationen sind vor allem der Tatsache zuzuschreiben, daß bei dem krisenhaft ansteigenden Blutdruck der Organismus nicht die Gelegenheit hat, sich an die ungewohnten hämodynamischen Verhältnisse anzupassen (Abb. 12).

3. Renale Hypertonie

Bei einer ganzen Reihe von Hochdruckformen spielt die Niere eine auslösende Rolle. Experimentelle Forschung und klinische Erfahrung konnten dies eindeutig beweisen. Der eigentliche Entstehungsmechanismus ist jedoch so kompliziert, daß bis jetzt nur einige Teilfaktoren nachgewiesen werden konnten, die Hochdruck bewirken können, falls einer der zahlreichen Regelkreise nicht mehr richtig arbeitet.

Erwähnt sei hier nur, in vereinfachter Form, das *Renin-Angiotensin-Aldosteron-System:* Wird die Durchblutung der Niere gedrosselt – sei es durch eine Erkrankung der Niere selbst oder als Folge einer Harnabflußstörung oder einer Erkrankung der Nierenarterien – antwortet sie mit vermehrter Bildung des Enzyms *Renin.* Unter seiner Einwirkung vermehrt sich im Blut die stärkste (bisher bekannte) blutdrucksteigernde Substanz, das *Angiotensin.* Dieses regt nun seinerseits die Nebennierenrinde zur Bildung des Hormons *Aldosteron* an, das, im Überschuß in den Kreislauf eingeschwemmt, den Wasser- und Salzhaushalt im Sinne einer *Vermehrung* des *Natriums* innerhalb und außerhalb der Zellen und einer *Abnahme* des *Kaliums beeinflußt. Nach Anstieg der Natriumkonzentration kommt es zur Wasserretention* (Zurückhaltung des Wassers) und damit zu *Ödemen.*

Aber nicht nur verschiedene Nierenerkrankungen können zum renalen Hochdruck führen. Auch eine essentielle Hypertonie, in deren Verlauf eine Schädigung der Nierengefäße eintritt, bekommt schließlich eine renale Verlaufsform.
Ganz allgemein kann gesagt werden, daß der renale Hochdruck einen wesentlich rascheren Verlauf nimmt, der in den meisten Fällen

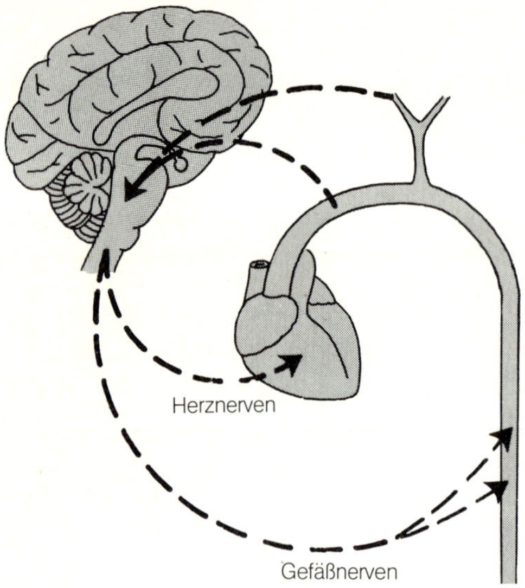

Abb. 13. Der Regelkreis der Blutdruckregulation

durch die entstehende *Schrumpfniere* bestimmt wird. Der schon früh *fixierte Hochdruck* ist schwerer beeinflußbar und die bösartig verlaufende Form häufiger. Dennoch sterben nur etwa 25% der Kranken an der *Urämie* (Harnvergiftung) als unmittelbarer Folge der Nierenerkrankung. Meist kommt es schon vorher zu *Apoplexien* oder schwerer, irreparabler *Herzinsuffizienz.*

Diagnostisch läßt sich der Verlauf aller Hochdruckkrankheiten gut an den *Gefäßen des Augenhintergrundes* verfolgen. Die verschiedenen Krankheitsstadien zeigen recht typische Veränderungen der Gefäße (vgl. Abb. 13).

4. Altershochdruck

Die Folge einer generalisierten Arteriosklerose, in deren Verlauf die Elastizität der Gefäße wesentlich abgenommen hat, ist häufig ein mäßiger Hochdruck. Es ist eine Kreislaufanomalie ausschließlich des höheren Lebensalters.

Im Gegensatz zur „Hochdruckkrankheit im Alter" sind die Beschwerden meist geringer, weil der Organismus genügend Zeit hatte, sich an den Hochdruck zu gewöhnen. Gefürchtet sind allerdings die krisenhaften Blutdruckerhöhungen, die sich vor allem recht häufig im Gefäßbereich des Gehirns abspielen und dort zu schweren Veränderungen und tödlichen Zwischenfällen führen können.

Merke: Blutdruckerhöhung ist keine Krankheitseinheit, sondern ein Symptom verschiedener Grundkrankheiten.

Erkrankungen der Drüsen mit innerer Sekretion, Überernährung und eine zu große Aktivität der Regulationszentren könnten neben anderen Faktoren eine auslösende oder unterhaltende Wirkung haben. Demgegenüber verläuft die durch eine Nierenschädigung ausgelöste Hypertonie in vielen Fällen bösartiger, d.h. schneller und weniger beeinflußbar. Bestimmte, hormonbildende Tumoren können anfallsweise Hochdruckkrisen auslösen, die in schweren Fällen zum Versagen des linken Herzens oder zu Gehirnblutungen führen können.

Der Altershochdruck, durch Verengung der sklerosierten Gefäße hervorgerufen, hält sich meist in Grenzen und ist gut beeinflußbar. Er sollte nicht zu plötzlich und zu stark gesenkt werden (Erfordernishochdruck), damit die Gehirndurchblutung gewährleistet bleibt.

Therapie und pflegerische Maßnahmen

Ziel der Behandlung ist es, durch frühzeitige Bekämpfung des Hochdrucks die Entwicklung arteriosklerotischer Gefäßschäden aufzuhalten oder wenigstens zu verzögern. Bei bereits eingetretenen sklerotischen Veränderungen gewinnt die Wirkung der Hochdruckbehandlung als Vorbeugemaßnahme gegen gefäßbedingte Herzkomplikationen an Bedeutung.

Die medikamentöse Therapie sollte einsetzen, wenn der diastolische Blutdruck 100 mmHg zeigt und allgemeine Behandlungsmethoden ohne Erfolg bleiben.

Die Senkung des Blutdruckes sollte allmählich erfolgen, um stärkere Nebenwirkungen zu vermeiden. Bis zur festen Einstellung ist regelmäßige ärztliche Überwachung unerläßlich, für die Dauertherapie kann der Kranke mit der Selbstmessung vertraut gemacht werden.

Es gibt eine große Zahl von wirksamen Medikamenten, deren verschiedene Angriffspunkte eine gezielte Therapie möglich machen. Allerdings sind auch hier die Gefahren z. T. gefährlicher Nebenwirkungen streng zu beachten.

Die gebräuchlichsten *Antihypertensiva* sind heute die *Saluretica* (Esidrix, Hygroton u. a.), die den Blutdruck zufriedenstellend senken. Bei leichten Hypertonien sind u. U. die *Rauwolfia-Alkaloide* ausreichend wirksam, die jedoch bei gleichzeitig vorliegender Parkinson-Erkrankung sowie bei Disposition zu Magen- und Darmgeschwüren und Neigung zu Depressionen nicht anwendbar sind.

Auch *β-Rezeptorenblocker* werden mit Erfolg bei allen Formen der Hypertonie angewandt. Sie haben sich besonders bei den Grenzwerthypertonien und beim sog. *hyperkinetischen Herzsyndrom* Jugendlicher bewährt. Ihr Wirkungsmechanismus ist noch nicht eindeutig abgeklärt, beruht aber möglicherweise auf einem zentralnervösen antihypertensiven Effekt (Dociton, Beloc, Visken u. a.).

Schwere und schwerste Hypertonien sprechen oft nur auf *Guanethidin* (Ismelin) an, das über eine funktionelle Sympathikusblokkade die Arteriolen und Venolen in der Peripherie erweitert.

Der Allgemeinbehandlung kommt eine große Bedeutung zu. In erster Linie ist die Lebensweise auf das Leiden abzustimmen. Vermeidung von Unruhe und Konfliktsituationen – besonders auch im Berufsleben – ist von größter Wichtigkeit: Regelmäßige Arbeitszeit und sinnvoll eingelegte Pausen, Vermeidung von Akkordarbeit, aber auch das vorübergehende Herausnehmen aus dem Berufsleben in besonders schwer zu beeinflussenden Fällen. Damit der Patient diesen Maßnahmen das entsprechende Verständnis entgegenbringt, sollte er über die Natur seines Leidens nicht im unklaren bleiben. In Langzeitfällen ist die gute Kooperation mit dem Arzt eine wesentliche Voraussetzung.

Nikotin ist zu vermeiden. Kaffee und Tee sind in Maßen erlaubt. Alkohol hat keinen ungünstigen Effekt auf den Hochdruck und darf in kleinen Mengen getrunken werden. Allerdings ist darauf zu achten, daß er nicht zusammen mit verordneten Beruhigungsmitteln getrunken werden darf, da sonst ernste Störungen auftreten können. Außerdem ist zu bedenken, daß Alkohol sehr kalorienreich ist und sich somit ungünstig auf das Gewicht auswirken kann (eine Flasche Sekt = 1000 Kohlenhydratkalorien!).

Neben der Gewichtsreduktion bis zum Normalgewicht, durch Verminderung der Kohlenhydrat- und Fettzufuhr, sollte eine kochsalzbeschränkte Kost eingehalten werden.

Ovulationshemmer dürfen bei vorliegender Hypertonie-Disposition *nicht* gegeben werden, da sie, wenn auch nur in Einzelfällen, eine *maligne Hypertonie* auslösen können.

5. *Blutunterdruck (Hypotonie)*

Ist der systolische Blutdruckwert, gemessen am liegenden Patienten, konstant auf eine Höhe von 90–100 mmHg eingestellt, sprechen wir von einer *Hypotonie*. Sie kann anlagebedingt sein und zeigt dann meist ein gehäuftes familiäres Vorkommen. Das subjektive Befinden und die allgemeine Leistungsfähigkeit sind bei dieser konstitutionellen Hypotonie nicht wesentlich beeinträchtigt, da die Herzleistung (niedriges Minutenvolumen) und der periphere Gefäßwiderstand darauf eingestellt sind. Krankheitsbedeutung bekommt die Hypotonie erst, wenn die Anpassungsfähigkeit der Kreislaufregulation unter wechselnder Belastung eine ausreichende Durchblutung einzelner Organe oder Körperabschnitte nicht mehr gewährleistet. Eine solche Regulationsstörung, die erhebliche subjektive Beschwerden und eine Reihe objektiv erhebbarer Befunde auslösen kann, bezeichnet man als *hypotonen Symptomenkomplex*. Ein Sonderfall ist das *orthostatische Kreislaufsyndrom*, bei dem die Blutdruckerniedrigung nicht konstant ist, aber eine Tendenz be-

steht, das kreisende Blut in die untere Körperhälfte „versacken" zu lassen.
In diesem Falle bleibt die reflektorische Engerstellung der peripheren Gefäße, besonders der Venen, aus, da die Impulse des Sympathikus fehlen. Sekundär können Hypotonien vielerlei Ursachen haben. Neben den kardialen Formen als Folge einer *Verminderung des Schlagvolumens* (manche Herzklappenfehler, Herzinfarkt, Myokarditis u. a.) sind es vor allem *Schock* und *Kollaps* (s. u.), manche innersekretorischen Erkrankungen (Nebenniereninsuffizienz, Hypophysenunterfunktion u. a.) und die bei schweren, konsumierenden Erkrankungen (Tumoren, schweren Lungentuberkulosen) auftretenden *Kachexien* (Kachexie = Kräfteverfall), die entweder selbst eine Regulationsstörung darstellen oder eine solche im Gefolge haben.
Das vielgestaltige Beschwerdebild und die klinischen Erscheinungen der Hypotonie ergeben sich aus der Mangeldurchblutung der betroffenen Organe oder Körperabschnitte. Allgemeinbeschwerden, wie Antriebslosigkeit, Leistungsschwäche und Mattigkeit, fehlen fast nie. Ist die Hirndurchblutung vorwiegend betroffen, stehen Kopfdruck, Hinterkopfschmerzen, Schwindel und Schwarzwerden vor den Augen bei schnellem Lagewechsel sowie Ohnmachtsneigung *(Synkopale Anfälle)* im Vordergrund. Mangeldurchblutung des Herzens führt zu Druck- und Beklemmungsgefühl in der Herzgegend, zu Herzklopfen und Lufthunger bei körperlicher Belastung und verführt gelegentlich zur Fehldiagnose Koronarinsuffizienz. Die *konstitutionelle Hypotonie* ist häufig mit einer Reihe anderer Konstitutionsanomalien vergesellschaftet. Meist zeigen diese Menschen einen körperlich wie psychisch *asthenischen Habitus*, bei dem die Labilität der Gefäße nur eine Teilerscheinung ist.

Therapie und pflegerische Maßnahmen

Bei der primären (konstitutionellen) Hypotonie sind Medikamente meist überflüssig. Falls Beschwerden vorliegen, sollten zunächst physikalischtherapeutische Verfahren angewandt werden: Wechselduschen, Bürstenmassagen, Atemübungen und isometrisches Muskeltraining sowie Kneipp-Anwendungen sind bewährte Maßnahmen zur Verbesserung der Gefäßreaktion. Alkoholische Getränke sind zu vermeiden, da sie die peripheren Gefäße erweitern und damit zu weiterem Blutdruckabfall führen.
Bei den sekundären Hypotonien steht die Behandlung des Grundleidens im Vordergrund. Neben den oben erwähnten Verfahren spielen hier jedoch Medikamente eine größere Rolle.
An bevorzugter Stelle sind hier die als Arzneimittel zur Verfügung stehenden Katecholamine zu nennen, die über eine Stimulation der α-Rezeptoren oder der α- und β-Rezeptoren ihre Wirkung entfalten. Durch sie werden die peripheren Gefäße verengt und bei den gleichzeitig die β-Rezeptoren stimulierenden Mitteln auch der Abnahme des Herzzeitvolumens beim Stehen entgegengewirkt.
Auch die *hydrierten Mutterkornalkaloide* (Dihydroergotamin) zeigen einen günstigen Effekt, da sie durch vorwiegend venös-konstriktorische Wirkung die zirkulierende Blutmenge erhöhen.
In bestimmten Fällen, vor allem beim orthostatischen Kreislaufsyndrom, kann die Behandlung mit *Mineralokortikoiden* (Astonin-H) die subjektiven Beschwerden deutlich bessern. Allerdings gibt es hier eine Reihe von Kontraindikationen (Herzinsuffizienz, Leberzirrhose, nephrotisches Syndrom u. a.). Da bei längerer Therapie mit Wasserretentionen gerechnet werden muß, ist besonders auf die gelegentlich auftretende Ödembildung zu achten und dann die Dosis zu reduzieren.

6. Kreislaufschock und Kollaps

Im Gegensatz zu den harmlosen synkopalen Anfällen der hypotonen Kreislaufstörung (s. o.) handelt es sich bei diesen Ereignissen um akut lebensbedrohliche Zustände.
Die gefährliche Symptomatik des Schocks

entsteht durch eine starke Abnahme der kapillaren Durchblutung bestimmter Organe. Die auslösenden Mechanismen können sehr unterschiedlich sein:

Volumenmangel (Blutverlust, Plasmaverlust), *Abnahme der Förderleistung des Herzens* (Herzklappenfehler, Arrhythmien) oder *Störung der Gefäßregulation* (septischer Schock, anaphylaktischer Schock).

Am leichtesten begreiflich wird der Vorgang beim *Verblutungskollaps,* bei dem der Kreislaufzusammenbruch eine unmittelbare Folge der Abnahme der zirkulierenden Blutmenge ist. Es entsteht ein Volumenmangel durch den der venöse Rückstrom zum Herzen herabgesetzt wird, was eine Erniedrigung des *Füllungsdruckes* des Herzens (Druck vor Beginn der Systole) und damit eine hieraus resultierende Verminderung des Herzschlagvolumens mit entsprechender Blutdrucksenkung, zur Folge hat.

Nimmt die Förderleistung des Herzens durch eine Rhythmusstörung oder durch einen Herzklappendefekt ab, reagiert das Kreislaufsystem in der gleichen Weise.

Beim septischen Schock kommt es durch die Wirkung bakterieller Toxine zur Eröffnung arterio-venöser Kurzschlußverbindungen, durch die das Blut vor Erreichung des Kapillarkreislaufes strömt. Es umgeht also die kapillare Kreislaufstrecke, die nun minderdurchblutet ist. (Über den anaphylaktischen Schock s. S. 9).

Grundsätzlich muß man davon ausgehen, daß der Organismus gegen eine ihn treffende Schädlichkeit einen Schonmechanismus in Bewegung setzt, der in jedem Falle versucht, die Funktion der lebenswichtigen Organe aufrecht zu erhalten. Die beiden großen Regulatoren, Vagus und Sympathikus, werden also so eingestellt, daß ein Überleben möglich wird. Allerdings erfordert diese Regulation Intaktheit aller daran beteiligten Einzelfaktoren, deren Wirksamkeit in der richtigen Relation zu dem möglichen Schaden stehen muß. Darüberhinaus gibt es eine andere Grenze, die durch die Erschöpfbarkeit der Regulationsfähigkeit gegeben ist.

Der zunächst einsetzende *Vagusreiz* führt zu *Blutdruckabfall* und *Drosselung* der Herzfrequenz. Dann aber versackt das Blut in das Gebiet der Verdauungsorgane und es droht die Unterbrechung der Kreislaufkontinuität. Die durch das zu geringe Blutangebot entstehende Durchblutungsnot lebenswichtiger Organe löst nun weitgehend eigengesetzliche Mechanismen aus, die die zu weit eröffnete Kreislaufperipherie wieder enger stellen sollen: die Gegenregulation des *Sympathikus* (sympathoadrenerge Gegenregulation), die man auch als *Kontreschock* bezeichnet. Dieser Vorgang leitet die *Zentralisation des Kreislaufes* ein, indem eine maximale Drosselung der Arteriolen die Peripherie praktisch entleert, um Herz und Gehirn noch ausreichend versorgen zu können. Diese äußerst zweckmäßige Reaktion auf die auslösende Schädlichkeit, bestehend aus Regulation und Gegenregulation, stellt den eigentlichen *Schock* dar.

Dieser Zustand aber unterliegt, wie bereits oben erwähnt, einer zeitlichen Begrenzung. Dauert er länger als 6 bis 8 Stunden, kommt es durch die mangeldurchblutete Peripherie (Sauerstoffverarmung, Ansammlung von Schlacken) zu einer erhöhten Durchlässigkeit der Gefäße und damit zu einer *Plasmaabwanderung* in die Gewebe. Dadurch nimmt die zirkulierende Blutmenge weiter ab, und die Zentralisation ist nicht mehr aufrecht zu erhalten. Die Folge ist der *Kollaps* als Ausdruck des Zusammenbruchs aller Regulationsmechanismen.

Ein einfaches, aber gutes Erkennungszeichen, um welche Phase es sich handelt, ist das Verhältnis von Puls und Blutdruck:

Kleiner, leicht unterdrückbarer Puls bei niedrigem Blutdruck und relativ großer Blutdruckamplitude spricht für die erste, vom Vagus bestimmte Schonreaktion.

Verminderte Blutdruckamplitude bei normalem systolischen Druck und eher hartem, gespanntem Puls weist auf die funktionierende Zentralisation hin.

Absinken des diastolischen Druckes auf nicht mehr meßbare Werte bei kleinem, fadenförmigem Puls zeigt das totale Kreislaufversagen, den Kollaps an.

Therapie und pflegerische Maßnahmen

Beim Volumenmangelschock ist die möglichst frühe Infusion von Humanalbuminlöbei alten Menschen mit bereits vorgeschädigten Bronchien und bei Asthmatikern kommt im Verlauf einer bakteriellen Rhinitis eine antibiotische Behandlung in Frage, da in diesen Fällen ein bronchitisches Syndrom ausgelöst werden kann.

Beim banalen Schnupfen wird der Verlauf günstig durch *Antihistaminika* und deren Kombinationen mit *Acetylsalicylsäure* oder (und) *Paracetamol* beeinflußt.

Bei der chronischen Rhinitis muß u. U. an einen Berufswechsel gedacht werden, falls berufsbedingte Schädlichkeiten ausgemacht werden können.

3. Akute Bronchitis

Entzündung der Bronchialschleimhaut. Als Ursache kommen in Frage:

1. aus dem Nasen-Rachenraum absteigender Infekt,
2. Begleitinfekt bei verschiedenen Infektionskrankheiten,
3. Einwirkung chemischer Reize,
4. Stauungsbronchitis bei Linksinsuffizienz des Herzens (s. S. 30).

Die unkomplizierte Entzündung der Bronchialschleimhaut ist meist katarrhalischer Natur und beschränkt sich auf die mittleren Bronchialäste. Die geschwollene Schleimhaut sondert reichlich Schleim und in wechselnder Menge Leukozyten und Epithelien ab.

Der Kranke fühlt sich matt und klagt über Husten und Brustschmerzen. Die Temperatur ist nur gering erhöht, Atemnot besteht nicht. Der glasige Schleim nimmt im Verlauf der Erkrankung zu und kann eitrig werden. Wenn die akute Bronchitis nicht nach einigen Wochen zur Ausheilung kommt, muß mit einer chronischen Verlaufsform gerechnet werden, die vor allem bei alten Menschen zu schwersten Komplikationen, u.a. zu Herzinsuffizienzen mit allen Folgen, führen kann. Besonders gefürchtet ist auch der Übergang in die gefährliche *Bronchiolitis,* eine Entzündung der tiefer liegenden kleinen Bronchien. Hier kommt es unter raschem Fieberanstieg zu einer diffusen Schwellung der *Bronchiolenschleimhaut* mit teilweiser Verstopfung durch das schleimig-eitrige Sekret und damit zu schwerer Atemnot und Blaufärbung der Haut *(Zyanose).* In schweren Fällen reichen die *Exspirationskräfte* (Exspiration = Ausatmung) nicht aus und es entwickelt sich eine akute *Lungenblähung.*

Greift die Bronchiolitis auf das Lungengewebe über, entstehen *bronchopneumonische Infiltrationen* (herdförmige Entzündungen des Lungengewebes).

In seltenen Fällen wird die Schleimhaut der Bronchiolen tiefgreifend zerstört und es bilden sich reaktive Bindegewebswucherungen, die das Lumen verengen oder verschließen *(Bronchiolitis obliterans).* Dieser Zustand ist nicht mehr beeinflußbar und führt in der Regel schnell zum Tode.

4. Chronische Bronchitis

Die immer wieder auftretende, niemals vollständig ausheilende Bronchitis, die schließlich zu irreversiblen Schädigungen der Bronchialwände führt, beruht in der Regel auf einer konstitutionellen Disposition. Dieses *bronchitische Syndrom,* das den Kranken mit andauerndem Husten und Auswurf, häufig auch mit Atemnot und immer wieder auftretenden infektiösen Komplikationen quält, führt durch seine Chronizität in den meisten Fällen zu obstruktiven Veränderungen der Lungen, die sich nach Jahren (bis Jahrzehnten) auf das rechte Herz (Cor pulmonale!) äußerst nachteilig auswirken. Bronchiektasen (s. S. 67) und Lungenemphysem (s. S. 70) können sowohl Entstehen als auch Ursache des bronchitischen Syndroms sein. Chronische Infektionsquellen (Mandeln!) infizieren das Gewebe. Chemische und physikalische Dauerreize, wie das Einatmen von Rauch (Zigaretten) und Staub, wirken immer wieder auslösend und unterhalten den Fehlerkreis.

Merke: Die Bronchitis ist eine Entzündung der Bronchialschleimhaut, die im allgemeinen einen akuten Verlauf zeigt. Bestimmte Dauerreize können allerdings – bei vorhandener Disposition – den Übergang in die chronische Form bewirken und damit das Risiko u. U. schwerwiegender Komplikationen beträchtlich erhöhen (herdförmige Lungenentzündungen, Bronchiektasen u. a.). Obstruktive Veränderungen führen, nach Jahren, zu einem Cor pulmonale.

Therapie und pflegerische Maßnahmen

Die *akute Bronchitis* mit Temperaturanstieg gehört ins Bett, solange das Abhusten noch Schmerzen bereitet und Fieber besteht.
Antibiotika erübrigen sich meist solange keine Komplikationen entstehen und es sich um jüngere Patienten handelt, bei denen primäre Herz- oder Lungenerkrankungen ausgeschlossen werden konnten.
Günstig wirken Medikamente, die den zähen Schleim verflüssigen und das Aushusten fördern (Bromhexin, Amoniumchlorid u. a.).
Da es beim *chronischen bronchitischen Syndrom* immer wieder zu Eiterbildung kommt, kann man auf Antibiotika oder Chemotherapeutika nicht verzichten. Die Wahl des Medikamentes kann ohne vorherige Keimdifferenzierung getroffen werden, da es sich in aller Regel um *Haemophilus influenzae* und/oder *Streptokokkus pneumoniae* handelt. Wirksam gegen beide Erreger sind u. a. Ampicillin, Azidocillin, Amoxicillin, Doxycyclin, Co-trimoxazol. Sie haben einen bakteriziden Effekt.

5. Bronchiektasen

Es handelt sich bei diesem relativ häufigen Leiden um krankhafte Erweiterungen der Bronchien, die teils spindelförmig, teils sackförmig oder zylindrisch verformt werden (Abb. 14).
Sehr oft ist die Ursache eine chronische Bronchitis (s. o.), in deren Verlauf es zu Wandschädigungen der Bronchien mit nachfolgenden Schrumpfungsprozessen des Lungengewebes kommt. Auch Narbenzug durch ausgeheilte entzündliche Lungenerkrankungen (Lungenentzündung, Lungentuberkulose) kann zur partiellen Erweiterung von Bronchien führen.

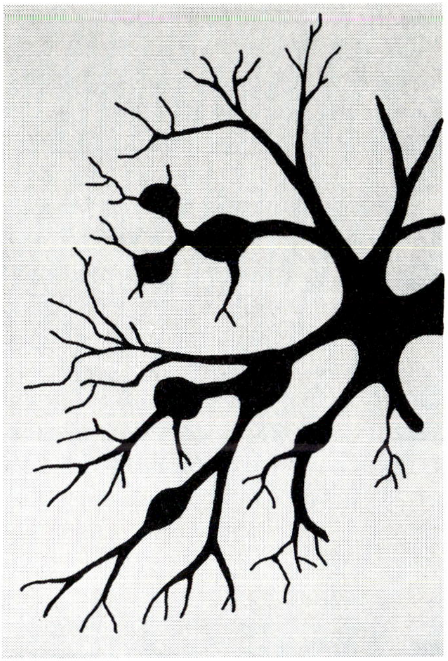

Abb. 14. Mit einem Kontrastmittel gefüllte, durch Bronchiektasie veränderte Bronchialäste (Bronchogramm)

Es gibt jedoch auch eine *angeborene Form,* die häufig mit einer Nebenhöhlenerkrankung und manchmal auch mit einer Lageanomalie der Organe (*Situs inversus* = Organverlagerung auf die andere Körperseite) vergesellschaftet ist. Auch lassen sich Bronchiektasen oft bis in die Kindheit zurückverfolgen, wobei nicht immer sicher feststellbar ist, ob etwaige durchgemachte Lungen- oder Bronchialerkrankungen die Folge bereits vorhandener Bronchiektasen waren oder ob sie als auslösender Faktor anzusehen sind.
Schon frühzeitig kommt es zu chronischem Husten mit Auswurf (der allerdings in seltenen Fällen fehlen kann = trockene Bronchiektasie).
Später treten Fieberschübe als Zeichen der sekundären Infektion auf, und der Kranke klagt über Seitenstechen und schlechtes Allgemeinbefinden. Gleichzeitig verstärkt sich der Auswurf, der eine typische *Dreischichtung* zeigt: oben eine schaumige Schleimschicht, in

der Mitte ein trüb-wäßriges Sekret, am Boden Eiter. Im ausgeprägten Stadium ist das Sputum durchsetzt mit Epithelien, Leukozyten und massenhaft Bakterien aller Art.
Daß eine derartige chronische Eiterung, neben der dauernden Herdwirkung, Anlaß zu einer Reihe gefährlicher Komplikationen werden kann, liegt auf der Hand: Verschleppung des infizierten Materials auf dem Blutwege bewirkt *Abszesse* in den verschiedensten Organen, vor allem auch im Gehirn; immer wieder auftretende *herdförmige Lungenentzündungen* – nicht selten auch hier mit *Abszeßbildung* – aber auch *Blutungen,* falls Gefäße durch den Zerstörungsprozeß freigelegt werden, stellen die häufigsten, immer wieder lebensbedrohlichen Verschlechterungen des Krankheitsbildes dar.
Operative Maßnahmen und moderne Antibiotika, sowie auch die neueren diagnostischen Möglichkeiten haben die Lebenserwartung dieser geplagten Kranken in den letzten Jahrzehnten verbessern können.
Unbehandelt oder nicht ausreichend behandelt erreichen nur etwa 10% der schon im Kindesalter Erkrankten das 40. Lebensjahr. Tritt diese Erkrankung im höheren Alter auf, wirkt sie jedenfalls lebensverkürzend, falls eine Operation nicht mehr möglich ist.

Merke: Bronchiektasen sind Erweiterungen der Bronchien, die entweder sekundär, als Folge vorangegangener Bronchialerkrankungen, oder primär, als angeborene Schwäche der Bronchialwände, mit schon in der Kindheit (oder bereits bei der Geburt) entstehender Verformung der Bronchien vorkommen. Die veränderten Bronchien sind besonders anfällig gegen Erregerbefall, da es dem Kranken nicht mehr gelingt, die häufig sackförmig deformierten Röhrchen durch Hustenstöße zu entleeren. Die Folge ist Herdbildung und Verschleppung des eitrigen Materials auf dem Blutwege in andere Organe.

Therapie und pflegerische Maßnahmen

Den modernen therapeutischen Verfahren, vor allem der chirurgischen Behandlung, kommt heute eine so große Bedeutung zu, daß die symptomatische Therapie demgegenüber in den Hintergrund tritt. Sie spielt eine Rolle, wenn der Krankheitsprozeß nicht sehr ausgedehnt ist, oder aber so fortgeschritten, daß schwerere Eingriffe sich verbieten.
Dies gilt insbesondere für alte, bettlägerige Patienten, die zu Hause oder in Heimen betreut werden und nicht dauernd unter ärztlicher Kontrolle stehen. Bei ihnen ist eine intensive Bronchitisbehandlung durchzuführen: Schleimlösung mit *Bromhexin,* Inhalationen von 1,5%iger Kochsalzlösung mit einem Verneblungsgerät (z. B. Pari-Gerät), frühzeitige und ausreichend lange Behandlung mit Antibiotika.
Zur Vermeidung einer größeren Eiteransammlung ist darauf zu achten, daß das nachts angesammelte Sputum so vollständig wie möglich ausgeworfen werden kann. Man erreicht dies, indem man den Oberkörper des Patienten einige Stunden etwas tiefer legt, vorausgesetzt, daß dies sein Allgemeinzustand zuläßt.

6. Asthma bronchiale

Das Leiden ist gekennzeichnet durch anfallsweise *Verengung der Bronchialmuskulatur.* Der Kranke gerät in hochgradige Atemnot, wobei vor allem die *Ausatmung* erschwert und verlängert ist. Um die verbleibende Atemkapazität ausnutzen zu können, setzt er sich auf und benutzt in auffälliger Weise die *Atemhilfsmuskulatur:* Hals-, Schultergürtel- und Bauchmuskulatur.
Neben der typischen, anfallsweisen Verlaufsform läßt sich eine abweichende Form beobachten, bei der eine ständig vorhandene, allerdings nicht extreme *Spastik* der Bronchialmuskulatur den Kranken in dauernder Atemnot hält. Dazu kommt eine vermehrte Schleimproduktion, nicht selten mit Eiter durchsetzt (Infektion!), so daß eine klare Unterscheidung zwischen einem Asthma bronchiale und dem chronischen bronchitischen Syndrom kaum noch möglich ist. Man findet

diese Form häufig als Begleitkrankheit einer schon vorhandenen Lungenblähung *(Emphysem)*, bei der sich dann nicht sicher sagen läßt, ob sie Ursache oder Folge des Asthmas ist. Neben der Übersekretion des zähen Schleims trägt ein *Ödem der Bronchialschleimhaut* wesentlich zur Teilverstopfung der kleinkalibrigen Bronchien bei. Sie ist die Ursache des sehr typischen Atemgeräusches (Giemen und Pfeifen), das häufig schon mit bloßem Ohr wahrnehmbar ist. Beim Asthma bronchiale unterscheiden wir zwischen konstitutionellen und auslösenden Ursachen. Zweifellos ist eine Vorbedingung zur Manifestation des Leidens in einer *allergischen Reaktionslage* zu sehen. Möglicherweise besteht von Fall zu Fall eine erbliche Bereitschaft für jede Form der Allergie, wie man auch ein gehäuftes familiäres Vorkommen verschiedener Manifestationen beobachten kann.

Dem widerspricht nicht, daß grundsätzlich jeder Mensch für bestimmte Allergene sensibilisierbar ist, vorausgesetzt, das Allergen besitzt eine entsprechend hohe Sensibilisierungspotenz und der Betroffene ist ihm oft und über längere Zeit ausgesetzt. Der Allergiker besitzt also nur eine höhere Sensibilisierungsbereitschaft als der normal reagierende Nichtallergiker.

Nun hat sich aber gezeigt, daß der Asthmatiker seine Anfallsbereitschaft auch beibehält, wenn das ermittelte Allergen (Blütenstaub, Mehlstaub, Baumwollstaub u.a.) ausgeschaltet werden konnte, wenigstens in einem Teil der Fälle. Er reagiert dann auf bestimmte Gerüche oder andere, unspezifische Reize, die jedenfalls keine echten Allergene darstellen. Diese merkwürdige Verbreiterung des Auslösungsspektrums zeigt eine erhöhte Bereitschaft zum asthmatischen Anfall, durch eine immer besser funktionierende *reflektorische Bahnung*. Es kommt zu einer zunehmenden Verselbständigung der auslösenden Reflexe, die schließlich nicht mehr nur auf die Allergene reagieren, sondern auch auf sich wiederholende seelische Begleitumstände früherer Anfälle. Ein Asthmatiker, der durch Schreck oder eine noch so kleine seelische Erschütterung mit einem Anfall reagiert, ist also keineswegs ein Simulant, sondern Opfer dieses falsch geleiteten Reflexes.

Daß das Auslösungsspektrum freilich auch ohne reflektorische Fehlsteuerung groß genug ist, zeigt die Tatsache, daß Bronchialasthma seit 1961 in der Bundesrepublik Deutschland als *entschädigungspflichtige Berufskrankheit* gilt, falls professionelle Allergene feststellbar sind.

Vorrangige Bedeutung haben hier die durch Einatmung in den Körper gelangenden Allergene, deren Katalog hier nur grob aufgezeigt werden kann:

1. *Tierische Allergene* (Haare, Schuppen): Haustiere, Ratten, Mäuse, Jagdwild, Vögel, Insekten.
2. *Pflanzliche Allergene* (Stäube): Baumwolle, Getreidestaub, Heustaub, Mehl und Kleie, Kaffee- und Kakaobohnen, Flachs, Hanf, Jute, Sisal, Holzstäube, Blumen, Pollen, Pilzsporen, Ätherische Öle.
3. *Chemische Allergene:* Harze, Naphtochinon, Formalin, Öle; Quecksilber, Platin, Nickel, Kobalt, Chrom; Arzneimittelstäube, Drogen, Antibiotika, Chemotherapeutika, Insektizide und Kunststoffe der organisch-chemischen Industrie.

Dieser nur unvollständige Allergen-Katalog gibt eine Vorstellung von den Sensibilisierungsmöglichkeiten im Berufsleben, falls eine Disposition vorhanden ist. So wurde z. B. ermittelt, daß in der Rohseidenindustrie etwa 23% der mit der Seide unmittelbar befaßten Arbeiter an Asthma erkranken, in den Mehlberufen sind es sogar rund 40%!

Da das chronische Asthma bronchiale im Laufe der Jahre zu Emphysem mit meist schwerer Begleitbronchitis führt, kommt es allmählich zu einer Rechtsbelastung des Herzens, die schließlich zum Cor pulmonale führt. Allgemein kann man sagen, daß die Lebenserwartung um so kürzer ist, je früher das Leiden beginnt. Moderne Arzneimittel haben allerdings entscheidend dazu beigetragen, daß das Leiden in vielen Fällen – oft über Jahre, manchmal über Jahrzehnte – beherrschbar bleibt.

Bei älteren Menschen mit einer langen Asthmaanamnese kommt es häufig zu Mischformen von Asthma bronchiale und *Asthma cardiale* (Herzasthma) als Zeichen beginnenden Herzversagens.

Merke: Beim Asthma bronchiale reagiert die Bronchialmuskulatur auf bestimmte Reize, die eine Antigen-Antikörperreaktion auslösen, mit anfallsweiser Verengung. Die dadurch erschwerte Ausatmung läßt den Kranken in hochgradige Atemnot geraten. Andere Verlaufsformen zeigen mehr den Charakter eines chronisch bronchitischen Syndroms.
Im Laufe von Jahren führt das Asthma zu einer Lungenblähung und damit schließlich zum Cor pulmonale.

Therapie und pflegerische Maßnahmen

Ziel der Therapie ist es, die Kausalkette zwischen Sensibilisierung und Cor pulmonale so früh und so nachhaltig wie möglich zu unterbrechen.

Gelingt es, die auslösende Schädlichkeit (das Allergen) zu eliminieren, wäre das Übel an der Wurzel gepackt. Aber leider gelingt dies nur sehr selten.

Ein Verfahren mit begrenzten Erfolgsaussichten, das überdies sehr langwierig und nicht ohne Gefahren ist, stellt die *Hyposensibilisierung* dar. Hierbei werden ansteigende Mengen des ermittelten Allergens injiziert. Die besten Aussichten auf eine „Heilung" bestehen bei der isolierten *Pollenallergie.*

Symptomatisch können *Theophyllinpräparate, β-Sympathikomimetika* (Salbutamol, Hexoprenalin u.a.) als Inhalationsmittel, gegen den Bronchospasmus eingesetzt werden.

Kortikosteroide wirken entzündungshemmend und antiallergisch. Sie verhindern vor allem das Schleimhautödem. Besonders in schweren Fällen kann man mit (vorübergehend) hoher Dosierung eindrucksvolle Besserungen erzielen, die sich dann unter niedriger Dosierung erhalten lassen. Die bekannten, nicht ungefährlichen Nebenwirkungen müssen u. U. inkauf genommen werden.

Von großer Bedeutung für die *Asthma-Prophylaxe* (Vorbeugung) ist das *Dinatriumcromoglycat* (DNCG). Es verhindert die Freisetzung der *Mediatoren* (*Histamin,* die Produkte der Arachidonsäure, besonders die *SRS* = *„slow reacting substance"* u.a.) und vermindert die Überreagibilität des Bronchialsystems. Regelmäßige Inhalationen mit DNCG können Asthma-Anfälle verhindern.

Neben den gezielten ärztlichen Maßnahmen muß den psychischen Gegebenheiten des Patienten Rechnung getragen werden. Der Kranke muß bereit sein, den Heilplan des Arztes voll zu unterstützen. Wehrt er sich gegen diesen, bleibt die Anfallsbereitschaft bestehen und jede Verweigerung einer von ihm geforderten Maßnahme kann einen neuen Anfall auslösen. So kommt es am sichersten zu einer reflektorischen Fehlbahnung. Gut bewährt haben sich in manchen Fällen systematische Atemübungen, deren Zweck es vor allem ist, dem Kranken das Gefühl zu vermitteln, der krankhaften Zwangsatmung nicht mehr hilflos ausgeliefert zu sein. Der Unterricht sollte von einer geschulten Kraft durchgeführt werden.

7. Lungenemphysem

Die chronische Lungenblähung bildet sich dadurch aus, daß in andauernd überdehnten Lungenteilen die elastischen Fasern und das Zwischengewebe schwinden und so mehrere Alveolen zu größeren Bläschen zusammenfließen. In schweren Fällen verschmelzen mehrere Läppchen zu großen Blasen *(bullöses Emphysem).*

Als funktionelle Störung resultiert eine Verminderung der Atemfähigkeit, die *obstruktive Ventilationsstörung.* Der *Atemstoßwert* ist herabgesetzt (Atemstoßwert = größtes Luftvolumen, das aus maximaler Einatmungsstellung in einer Sekunde ausatembar ist), wodurch die Belüftungsqualität sich verschlechtert. Bei ausgeprägten Formen wird in zunehmendem Maße auch die *Vitalkapazität* herabgesetzt (Vitalkapazität = Luftvolumen, das nach maximaler Ausatmung durch maximale Einatmung in die Lungen aufgenommen werden kann.) und dafür das Luftvolumen, das nach

maximaler Ausatmung in den Lungen verbleibt, erhöht.
Auch die Kapillaren werden geschädigt, abgeplattet und gehen z. T. zugrunde. Das in seinem Querschnitt kleiner gewordene Gefäßsystem in den betroffenen Bereichen bietet nun dem Kreislauf einen erhöhten Widerstand, so daß eine annähernd ausreichende Blutversorgung nur durch einen erhöhten Kraftaufwand des rechten Ventrikels möglich ist. Hypertrophie und Cor pulmonale mit pulmonaler Hypertonie können die Folge sein.
Im Gegensatz zu dem in jüngeren Jahren entstandenen Emphysem, das meist Folge- oder Begleitkrankheit anderer chronischer Lungen- oder Bronchialerkrankungen ist (chronische Bronchitis, Asthma bronchiale) oder auch infolge übermäßiger Beanspruchung (Trompeter, Holzbläser, Glasbläser) sich herausbildet, ist das *Altersemphysem* meist nicht obstruktiv. Häufig hat es keinen wesentlichen Krankheitswert, da es mit der Alterung der anderen Organsysteme parallel geht und die Anforderungen, die der alte Mensch an sich stellen kann, dementsprechend geringer sind. Zur Entwicklung eines Cor pulmonale kommt es fast nie.
Allerdings besteht vermehrt die Gefahr bronchopulmonaler Infekte, vor allem bei bettlägerigen alten Menschen.
Merke: Das Emphysem der Lunge bildet sich durch fortschreitenden Elastizitätsverlust des Lungengewebes (Alterungsprozeß) oder durch laufende, über Jahre und Jahrzehnte dauernde Überbeanspruchung. Ein Teil der Alveolen wird ausgeschaltet, weil diese zu größeren Bläschen zusammenfließen, die nicht mehr am Atemvorgang teilnehmen. Dadurch wird die Sauerstoffaufnahme herabgesetzt und der Mensch gerät in Atemnot. Durch Kapillarschädigung im betroffenen Bereich erhöht sich der Widerstand im kleinen Kreislauf, was zu einem pulmonalen Hochdruck bzw. einem chronischen Cor pulmonale führen kann.
Das Altersemphysem hat keinen besonderen Krankheitswert, falls keine Komplikationen (Infekte) auftreten.

Therapie und pflegerische Maßnahmen
Beim obstruktiven Lungenemphysem muß sich die Therapie auf die Beseitigung der bronchiolären Obstruktion richten (obstructio = Verschluß). Es kommt also darauf an, die übermäßige *Schleimbildung* zu hemmen, den *Bronchialspasmus* zu beseitigen und eine (durch Begleitbronchitis provozierte) *Schleimhautschwellung* zu verhindern.
Zur Erweiterung der Bronchien kann man *Theophyllinpräparate* verwenden, die aber nur kurzfristig wirken. Bewährt haben sich *β-Rezeptorenstimulatoren* (Isoprenalin, Orciprenalin), die allerdings nicht ganz frei von Nebenwirkungen sind. Schon bei geringer Überdosierung können Schlaflosigkeit, beschleunigte Herztätigkeit und Erregungszustände auftreten. Da sie als Dosieraerosole erhältlich sind, kann der Kranke sich jedoch meist schnell helfen.
Als Mittel zur Schleimlösung kommt Azetylcystein mit gutem Erfolg zum Einsatz.
Das Altersemphysem bedarf keiner besonderen Therapie, falls keine Komplikationen auftreten. Bei Infekten sind Antibiotika (Resistenzprüfung!) angezeigt.
Auch hier sind systematische Atemübungen von Wert. Sie sollen in erster Linie das Zwerchfell und die Bauchmuskulatur trainieren und dem fortschreitenden Elastizitätsverlust entgegenwirken. Forciert tiefe Atmung muß jedoch unterbleiben, da sie im Sinne einer Überbeanspruchung wirkt und damit das Leiden verschlechtern kann.

8. Bösartige Tumoren der Lunge

Die Zahl der Bronchialkarzinome ist in den letzten Jahrzehnten in erschreckender Weise angestiegen. Verantwortlich hierfür wird eine Reihe von dauernd einwirkenden Schädlichkeiten gemacht, die z. T. den modernen Lebensgewohnheiten, z. T. aber auch der fortschreitenden Industrialisierung angelastet werden. Es ist experimentell erwiesen, daß bestimmte chemische Verbindungen (Benzpyren, Asbest, Schieferöle u. a.), die im Zigarettenrauch, in den Kraftwagenabgasen, im Straßenteer und auch in den verschiedensten industriellen Abgasen und Abfallprodukten vorkommen, bei vorhandener Disposition einen Krebs auslösen können. Erkrankungshäufigkeiten in bestimmten Gewerbezweigen, die einen dauernden Umgang mit krebsauslösenden Schädlichkeiten bedingen, haben dazu geführt, daß in solchen Fällen die Anerkennung als Berufskrankheit erfolgt. Es muß jedoch eindeutig gesagt werden, daß diese gewerblichen Karzinome gegenüber dem Raucher-Krebs eine absolut untergeordnete Rolle spielen. Es besteht eine lineare Beziehung zwischen Lungenkrebs und Anzahl der gerauchten Zigaretten.

Im wesentlichen lassen sich drei Arten von Bronchialkrebs unterscheiden. Der häufigste ist eine sehr *unreife Geschwulst,* die infiltrierend wächst und oft die Hauptbronchien frühzeitig einmauert. Es kommt daher verhältnismäßig rasch zu *Bronchostenosen* mit Ausfall der angeschlossenen Lungenregion und herdförmigen Entzündungen. Gelegentlich bricht der Krebs in das Mediastinum ein. Nicht ganz so häufig ist ein *großknotiger, früh zerfallender Krebs,* der sich meist auf einen Lappen beschränkt und dessen freinstruktureller Aufbau aus Plattenepithelien besteht, deren innere Schicht häufig Verhornung zeigt *(verhornendes Plattenepithelkarzinom).* Diese relativ differenzierten Karzinome bieten, bei entsprechender Behandlung, die beste Überlebenschance.
Wesentlich seltener ist die dritte Form, bei der das Karzinom zunächst nur infiltrierend innerhalb der Bronchialwand läuft, häufig aber auf das Mediastinum übergreift und frühzeitig zu *Bronchostenosen* führt. Bei allen drei Formen handelt es sich um Karzinome, die vom Bronchialepithel ausgehen. Der eigentliche *Lungenkrebs,* der seinen Ausgang vom Epithel der Alveolen nimmt, ist extrem selten. Er infiltriert knotig den ganzen Lungenlappen.

Der *Primärtumor* entsteht in der rechten Lunge etwas häufiger und befällt in etwa 50% der Fälle die Oberlappen.
Metastasierungen erfolgen am häufigsten in die Leber und in die Knochen (Wirbelsäule!). Aber auch Gehirn, Nieren und Nebennieren sind häufig betroffen.
Der Krankheitsbeginn ist meist schleichend und zeigt längere Zeit eine vieldeutige Symptomatik. Relativ früh lassen sich allerdings bestimmte Beschwerden beobachten, denen leider oft zu wenig Aufmerksamkeit geschenkt wird: hartnäckiger Husten, Auswurf mit blutig-streifigen Beimengungen und immer wieder auftretende Fieberschübe. Auch ein unbestimmtes Druckgefühl in der Brust, sowie eine in der Intensität häufig wechselnde Beeinträchtigung des Allgemeinbefindens und Gewichtsabnahme können Frühzeichen sein.
Schließlich bildet sich die Symptomatik einer schweren, *chronischen Lungenkrankheit* aus: Der Husten wird immer quälender, die *Dyspnoe* (Atemnot) nimmt zu, der Auswurf, häufig blutig, enthält auch Eiter. Dazu kommen ziehende Schmerzen zwischen den Rippen und den Schulterblättern und manchmal schon frühzeitig tastbare *Hals-* und *Achseldrüsenmetastasen.* Der Kräfteverfall nimmt zu und es stellt sich eine schnell fortschreitende *Anämie* (Blutarmut) ein. Die meisten Kranken sterben in schwer kachektischem Zustand.
Wie bei allen Krebserkrankungen ist auch hier die Früherkennung von ausschlaggebender Bedeutung. Moderne diagnostische Methoden sind heute leistungsfähig genug, Karzinome und Sarkome rechtzeitig, d.h. vor Aussaat von Metastasen, zu erkennen und damit der (z.Zt.) einzig wirksamen Therapie, die in einer sinnvollen Auswahl von *chirurgischen, strahlentherapeutischen* oder *medikamentösen* Maßnahmen besteht, zuzuführen. Je früher ein bösartiger Tumor erkannt wird, umso größer sind die Überlebenschancen.
Relativ häufig ist die Lunge das Ziel von Metastasen, die von Karzinomen anderer Organe stammen, aber auch von Sarkomen ausgesät werden können. Sie treten vereinzelt auf oder befallen die ganze Lunge. Im Vergleich zu den bösartigen Tumoren der Lunge treten die gutartigen zahlenmäßig weit zurück. Ihre Gefährlichkeit ist abhängig von der Lokalisation und ihrer Bereitschaft, bösartig zu entarten.

Therapie

Nur etwa 30% der Kranken können chirurgischen Maßnahmen zugeführt werden, die eine radikale Entfernung des Tumors unter Einschluß der regionären Lymphknoten zum Ziel haben. Da dies nur durch *Lobektomie* (Entfernung eines Lungenlappens) oder durch *Pneumonektomie* (Entfernung einer Lunge) erreicht werden kann, ergibt sich eine Reihe von Kontraindikationen, die durch den Allgemeinzustand, das (biologische) Alter und die bereits durch den Tumor verursachten Schäden an anderen Organen gegeben sind.

Inoperable Patienten sollten der Bestrahlung mit Cobalt-60 zugeführt werden, durch die eine, wenn auch sehr begrenzte, Lebensverlängerung erzielt werden kann.

Die cytostatische Chemotherapie, besonders die Kombination mehrerer wirksamer Medikamente, kann in einem Teil der Fälle eine teilweise Rückbildung des Tumors bewirken. Das Risiko schwerwiegender Nebenwirkungen ist allerdings erheblich.

9. Entzündliche Erkrankungen der Lunge

a) Pneumonien

Noch im Jahre 1934 starben mehr als 50000 Menschen in Deutschland an einer bakteriellen Lungenentzündung. Seit der Einführung der *Sulfonamide* und der *Antibiotika* hat sich diese Zahl drastisch senken lassen. Das klassische Bild der *Lobärpneumonie* (Lappenpneumonie), die einen ganzen oder mehrere Lungenlappen befällt, wird heute kaum noch beobachtet, da die frühzeitig einsetzende Behandlung mit diesen sehr wirksamen Medikamenten den Krankheitsverlauf grundsätzlich anders gestaltet: Bevor es zur Ausbildung der besonders kritischen Phasen kommt, wird der Krankheitsprozeß gestoppt und die Abheilung der entzündlichen Vorgänge eingeleitet. Das früher nicht selten aufgetretene Lungenödem ist heute eine Seltenheit geworden.

Es hat sich durchgesetzt, die Pneumonien nicht mehr nach ihrer pathologisch-anatomischen Form zu unterscheiden, sondern von einer *primären Pneumonie* zu sprechen, wenn eine gesunde Lunge von Mikroorganismen befallen wurde, und von einer *sekundären Pneumonie*, wenn ein Infekt sich auf dem Boden einer bereits vorhandenen Veränderung des Respirationstraktes entwickelt hat. Man unterscheidet ferner zwischen *akuten* und *chronischen Pneumonien*.

Das Krankheitsbild ist keineswegs mehr so typisch wie in den Zeiten der symptomatischen Behandlung der Pneumonien. Der Verlauf ist meist weniger stürmisch, wenn auch das Krankheitsbild von der Art der Erreger und deren Giftigkeit, wie auch vom Alter und Allgemeinzustand des Patienten abhängig ist. Im Entzündungsgebiet kommt es zu Infiltration und Exsudation des Lungengewebes. Hierdurch wird der Gasaustausch – je nach Ausdehnung – mehr oder weniger beeinträchtigt, was zu einer *Hypoxämie* (Sauerstoffmangel im Blut) unterschiedlichen Ausmaßes führt. Dazu kommt eine mitunter erhebliche Belastung von Herz und Kreislauf durch hohes Fieber und die Toxizität der Erreger. Bei älteren Patienten und Herzkranken droht stets bei schnellem Fieberabfall ein Kreislaufschock. *Lungenabszeß* und *Begleitpleuritis* (Rippenfellentzündung), sowie auch *Schrumpfung* und *Lungenfibrose* (bindegewebige Durchsetzung des Lungengewebes), kommen ebenfalls bei älteren Menschen als Komplikationen vor und verschlechtern die Prognose.

Allgemein wirken gerade bei diesem Patientenkreis die mangelhafte Lungenbelüftung durch chronische Bronchitis und Emphysem, sowie auch die nicht mehr voll wirksamen Mechanismen der Selbstreinigung (Zilientätigkeit) begünstigend für Infektionen.

Besonders bettlägerige Kranke sind für sekundäre Pneumonien gefährdet, da es bei ihnen häufig zu *Hypostasen* (Stauungserscheinungen in den unteren Lungenabschnitten) kommt. Typisch hierfür sind die herdförmigen, nicht sehr ausgedehnten Pneumonien *(Bronchopneumonien)*, die trotz ihrer Begrenztheit nicht ungefährlich sind und intensiver Behandlung bedürfen.

Als Erreger kommen für alle Formen der Pneumonie, einschließlich der absteigenden Bronchitis-Bronchiolitis, hauptsächlich Streptokokken, Staphylokokken und Bakterien der Koligruppe in Frage. Der Anteil der Grippe-Viren ist gering, kann aber in Epidemiezeiten auf 70% und mehr anwachsen.
Schließlich können auch chemische Schädigungen der Atemwege, Einatmen von Speiseresten (z. B. bei Schluckstörungen nach Schlaganfällen) und nicht zuletzt die Verschleppung *infizierter Blutgerinnsel* bei Embolien zu herdförmigen Entzündungen führen.

Merke: Pneumonien sind akut oder (seltener) chronisch verlaufende Entzündungen der Lunge. Wird eine gesunde Lunge von Krankheitserregern befallen, sprechen wir von einer *primären Pneumonie;* entwickelt sich eine Entzündung in einer bereits vorgeschädigten Lunge, entsteht eine *sekundäre Pneumonie.*
Infiltration und Exsudation des Lungengewebes führen zu Sauerstoffmangel im Blut. Herz- und Kreislaufbelastung können vor allem für alte Menschen gefährlich werden und u. U. zu Schockzuständen führen.

Therapie und pflegerische Maßnahmen

Wenn die Verursachung oder Beteiligung von Bakterien anzunehmen ist, wird man so früh wie möglich antibiotisch behandeln. Um das ganze, mögliche Erregerspektrum zu erfassen, sollte man gleich ein Breitbandantibiotikum verwenden. Die Präparate der Ampicillingruppe besitzen eine geringe Toxizität bei breitem Wirkungsspektrum. Ihre Nebenwirkungen halten sich in Grenzen, falls keine Penicillinallergie vorliegt. Weiter kommen Tetracycline oder Cephalosporine in Frage.
Alte Menschen und Herz- und Kreislaufgefährdete bedürfen zusätzlich einer Behandlung mit Herzglykosiden. In jedem Alter sollte eine Thromboseprophylaxe durchgeführt werden.
Bei primären Pneumonien gehören die Kranken ins Bett. Das Zimmer sollte stets gut gelüftet sein. Bei älteren oder geschwächten Patienten ist ein häufiger Lagewechsel und wiederholtes Aufsitzen im Bett wichtig. Dabei soll auf gutes Durchatmen geachtet werden. Nach Entfieberung muß besonders der ältere Kranke bald wieder kurzfristig aus dem Bett, um Atmung und Kreislauf anzuregen und zu normalisieren.
Zur Lösung der Infiltrationen empfiehlt sich noch immer der Bronchitiskessel. Auch die Inhalation mit sekretlösenden Mitteln ist von Nutzen. Bei Atemwegobstruktionen können Bronchospasmolytika (Perphyllon o. ä.) hilfreich sein.

b) Lungenabszeß und Lungengangrän

Der Lungenabszeß tritt als Folge einer vorausgegangenen Infektion oder einer Keimansiedlung infolge Schädigung des Lungengewebes auf. Es handelt sich um eine eitrige Einschmelzung entzündlicher Herde, deren Ausgangspunkt meist ein kleiner Bronchus ist. Treten Fäulniserreger *(Anaerobier)* hinzu, spricht man von *Lungengangrän.* Die Übergänge können fließend sein. Kommuniziert die Abszeßhöhle mit dem Bronchialsystem, kann der Eiter abgehustet werden.
Als Entstehungsursache steht der eitrige Zerfall von Infiltrationen bei *Pneumonien* an erster Stelle. Aber auch auf dem Blutwege verschleppte Eitererreger und eitrig zerfallende *Bronchiektasen,* das Einatmen von Fremdkörpern oder von Eiter aus den Nebenhöhlen und schließlich *infizierte Blutgerinnsel* können zur Ursache eines Abszesses oder einer Gangrän werden. Die Schwere des Krankheitsbildes ist von Größe und Lage des Abszesses einerseits und von der Widerstandskraft und der Virulenz der Erreger andererseits abhängig. Bei peripher gelegenen Abszessen kommt es häufig zu schmerzhafter *Beteiligung des Rippenfells.* Stauungen des eitrigen Sekrets, falls kein Anschluß an den Bronchialbaum besteht, führen zu anhaltenden Fieberzuständen, die den Allgemeinzustand empfindlich verschlechtern.
Bei der Lungengangrän ist das Krankheitsbild in der Regel schwerer, der Verlauf stür-

mischer, und die Therapiechancen für die konservative Behandlung sind geringer. Unbehandelt sterben am Lungenabszeß etwa 20%, ein geringer Prozentsatz muß mit Übergang in ein chronisches Stadium rechnen. Die Voraussage für den Ausgang der Gangrän ist noch ungünstiger: Unbehandelt stirbt etwa die Hälfte aller Erkrankten.

Merke: Der Lungenabszeß entsteht meist als Komplikation bei Pneumonien, wenn entzündliche Herde eitrig einschmelzen. Bei Mischinfektionen mit Anaerobiern kann es zu Fäulnisprozessen (Gangrän) kommen.

Therapie und pflegerische Maßnahmen

Da die antibiotische Therapie möglichst spezifisch sein muß und über mindestens 6 Wochen durchzuführen ist, kann auf eine genaue Keimtestung nicht verzichtet werden. Am wirksamsten ist die Infustionsbehandlung mit hohen Dosen des Antibiotikums (z. B. 20–40 Mill. E Penicillin + 2–4 g Dicloxacillin + 2–6 g Ampicillin). Auch Cephalosporine kommen in Betracht.

Bei Verdacht auf Anaerobierinfektion Clindamycin.

Auch unter der modernen Behandlung mit wirksamen Antibiotika, die allerdings die Prognose erheblich verbessern konnten, bleiben Lungenabszeß und vor allem Lungengangrän schwere Krankheitsbilder.

Die allgemeine Pflege sollte daher in erster Linie auf die Stärkung der Widerstandskräfte des Kranken gerichtet sein. Gute, vitaminreiche Kost, ständige Kreislaufbeobachtung sowie die bekannten Maßnahmen zur Verhütung von Bein- und Beckenvenenthrombosen sind unabdingbare pflegerische Notwendigkeiten. Nach Abklingen des akuten Zustandsbildes sollte der Kranke 1–2mal täglich mit dem Oberkörper etwas tiefer gelagert werden, damit die Abszeßhöhle sich besser entleeren kann. Inhalationen mit ätherischen Ölen und Guajakolpräparate können nützlich sein.

Falls die medikamentöse Therapie nicht anspricht, muß der Kranke der chirurgischen Behandlung zugeführt werden. Dies wird in etwa 15% der Fälle erforderlich.

10. Pleuraerkrankungen

Die Erkrankungen des Brustfells sind gewöhnlich Begleiterkrankungen einer Lungen- oder aber auch einer Allgemeinerkrankung. Aber auch Verletzungen, etwa durch Rippenbrüche oder Fremdkörperreize, können zu Entzündungen führen.

Häufigste Ursachen sind:
1. bakterielle Pneumonie,
2. Lungentuberkulose,
3. Lungeninfarkt,
4. Virusinfekte,
5. Bronchiektasen,
6. Lungenabszesse.

Nach dem klinischen Verlauf unterscheidet man die trockene Pleuritis *(Pleuritis sicca)* von der feuchten *(Pleuritis exsudativa).*

a) Pleuritis sicca

Es handelt sich um einen entzündlichen Prozeß am Rippenfell, wobei die Abscheidung von *Fibrin* im Vordergrund steht. Dadurch wird die sonst glatte Oberfläche der Pleura aufgerauht.

Der Kranke fühlt beim Atmen einen charakteristischen, stechenden Schmerz, der ihn zu kurzer und beschleunigter Atmung zwingt. Meist besteht ein Reizhusten. Ist der Pleuraüberzug des Zwerchfells entzündet, werden die Schmerzen im Oberbauch empfunden. Häufig sind sie nur flüchtig und werden nicht selten in ihrem Charakter verkannt.

Die Voraussage ist im allgemeinen günstig, jedoch abhängig vom Grundleiden. Klingt die trockene Pleuritis nicht bald ab, kommt es zur Abscheidung von Flüssigkeit zwischen den Pleurablättern.

b) Pleuritis exsudativa

Das Exsudat kann *wäßrig* bis *eitrig* sein, unter bestimmten Umständen auch Blut enthalten. Klinisch unterscheidet man dementsprechend *Transsudate* (spez. Gewicht < 1015) von *Exsudaten* (spez. Gewicht > 1015).

Pleuraergüsse sind kein eigenständiges Krankheitsbild, sondern Symptome einer Grundkrankheit. Sie können zwischen den Pleurablättern oder im Spalt zwischen den Lungenlappen liegen.

Da Flüssigkeit zwischen den Pleurablättern diese auseinanderdrängt, empfindet der Kranke zunächst eine gewisse Erleichterung: Der Atemschmerz läßt nach, meist besteht nur noch ein unbestimmtes Druckgefühl in der erkrankten Brustkorbseite. Allerdings wird die Atemexkursion parallel zur Ausdehnung des Ergusses immer mehr eingeschränkt. In etwa 80% der Fälle läßt sich eine Tuberkulose nachweisen. Die restlichen 20% teilen sich auf in Folge- und Begleiterkrankungen von Pneumonien, Lungenabszessen, Lungeninfarkten *(hämorrhagische Pleuritis),* Tumoren, Herzinsuffizienzen und rheumatischen Affektionen.

Auch hier läßt sich sagen, daß die Voraussage vom Grundleiden abhängig ist.

c) Eitrige Pleuritis (Pleuraempyem)

Dringen Infektionskeime ein, kann es zur Ausbildung einer eitrigen Pleuritis kommen. Derartige Keimverschleppungen können durch *Verletzungen* entstehen, aber auch durch *Lungeabszesse, Pneumonien* und gelegentlich auch durch eitrige Prozesse im Bauchraum, deren Keime auf dem Lymphwege zum Rippenfell gelangen.

Häufig führen frühzeitige pleurale Verklebungen zur Abkapselung des vereiterten Gebietes und damit zu einem chronischen Prozeß, der therapeutisch erhebliche Schwierigkeiten bereiten kann. So können abgekapselte *Restempyeme* u. U. jahrzehntelang weiter bestehen. Vor allem besteht hier die Gefahr, daß eine weitere Verschleppung der Keime zu *Hirnabszessen, Endokarditiden* usw. führt.

Das Krankheitsbild der eitrigen Pleuritis ist meist stürmischer als das der nichteitrigen exsudativen Pleuritis. Es bestehen gewöhnlich erhöhte Temperaturen und das Allgemeinbefinden ist schwer beeinträchtigt.

Merke: Die Entzündung der Pleura kann „trocken", „feucht" oder eitrig sein. Außer durch Verletzung entsteht sie am häufigsten als Begleitkrankheit von Lungenprozessen oder Allgemeinkrankheiten. Dementsprechend hängen Heilungsaussichten und Schwere des Krankheitsbildes wesentlich von der Grundkrankheit ab.

Therapie und pflegerische Maßnahmen

Die medikamentöse Therapie richtet sich nach der Grundkrankheit. So ist bei der Pleuritis tuberculosa die tuberkulostatische Dreifachtherapie (z. B. Isoniazid, Ethambutol, Rifampicin) absolute Indikation. Sie ist über mindestens 1 Jahr durchzuführen und eine mehrjährige Kontrolle anzuschließen.

Pleuraergüsse bei Pneumonien gehen meist nach Ausheilung der Lungenentzündung zurück. Atembehindernde Ergüsse müssen abpunktiert werden. Dies gilt vor allem für Stauungsergüsse bei Herzinsuffizienzen, die oft beträchtliche Ausmaße annehmen.

Therapieziel beim Pleuraempyem ist es, die Erreger durch Antibiotika möglichst schnell und vollständig auszuschalten und die Verklebung *(Obliteration)* der Empyemhöhle zu erreichen. Erregernachweis und Antibiogramm sind Voraussetzung für den gezielten Einsatz der Medikamente. Bleibt ein Restempyem bestehen, ist ein operativer Eingriff (Entfernung des Empyemsackes) unumgänglich.

Bis zur Entfieberung ist in allen Fällen Bettruhe einzuhalten. Schon frühzeitig sollten atemgymnastische Übungen durchgeführt werden, um stärkere Verschwartungen zu verhindern.

Bei der trockenen Pleuritis erreicht man manchmal eine schnelle Besserung durch energische Hautreize am Brustkorb. Brustwickel oder auch Heizkissen leisten hier eine gute Hilfe.

Auch bei feuchter Pleuritis können sie Erleichterung bringen und die Resorption des Ergusses unterstützen.

d) Pleuraschwarte

Wenn das Exsudat unter Lösung des Fibrins resorbiert wird, kommt es zu einer vollständigen Ausheilung der exsudativen Pleuritis.
In vielen Fällen tritt aber diese Resorption nicht vollständig ein und es folgt eine Organisation, die zu einer *Verdickung* und *Verwachsungen* der beiden Pleurablätter führt. Diese können strang- oder flächenförmig sein und in ihrer Ausdehnung so erheblich werden, daß eine gefährliche Atemeinschränkung die Folge ist. Da diese Verwachsungen die Tendenz haben zu schrumpfen, wird die betroffene Thoraxseite eingezogen und ist nun nicht mehr in der Lage, die Atembewegung ausreichend durchzuführen. Sekundär bildet sich so eine Verbiegung der Wirbelsäule aus.
Unter der Schwiele können sich *Bronchiektasen* ausbilden, die das zur kranken Seite hin verzogene Herz zusätzlich belasten, so daß es zu einem Überlastungssyndrom des rechten Herzens, einem chronischen Cor pulmonale kommen kann.

e) Pneumothorax

Tritt Luft zwischen die beiden Pleurablätter, schrumpft die Lunge der betroffenen Seite sofort zusammen und kann an der Atmung nicht mehr teilnehmen.
Die häufigste Ursache für einen *Spontanpneumothorax* ist in bestimmten, angeborenen oder erworbenen Veränderungen der Lunge (meist im Oberlappenbereich) zu sehen. Es kann sich um perforierende Höhlen handeln (Lungenabszesse, Emphysemblasen, tuberkulöse Kavernen) oder auch um Zysten, die dieses gefährliche Ereignis spontan auslösen, ohne daß eine Erkrankung der Lungen im o.g. Sinne vorliegt. Betroffen sind hier meist Männer in der 2.–3. Lebensdekade.
Schließlich können auch Verletzungen des Brustkorbes Ursache sein. Sind weniger als 20% der Lunge kollabiert und bestehen weder Atemnot noch Blutung oder Infektion, ist damit zu rechnen, daß die Lunge sich nach Tagen wieder voll entfaltet.
Bei etwa 5% der Patienten bildet sich ein gefährlicher *Ventilmechanismus*, der zu erheblichem Überdruck mit Verdrängung des Mittelfells (Mediastinum) und extremer Einschränkung der Atembeweglichkeit führen

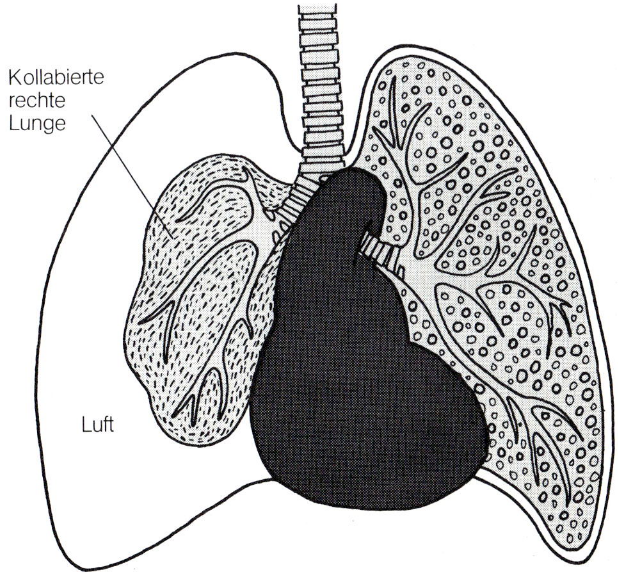

Abb. 15. Rechtsseitiger Pneumothorax

kann. Dieser *Spannungspneumothorax* entsteht dadurch, daß geronnenes Exsudat oder ein Gewebsfetzen die Öffnung bei der Ausatmung verschließt und es dadurch zum „Aufpumpen" des Raumes kommt. Lebenswichtige Gefäße können abgeknickt werden und nicht selten kommt es zum plötzlichen Tod. Entsteht der Pneumothorax langsam, sind die Beschwerden oft nur gering. Bei plötzlichem Auftreten und mehr noch beim Spannungspneumothorax besteht sofort starke Atemnot und es bildet sich schnell ein bedrohliches Krankheitsbild heraus.

Bei rechtzeitiger Behandlung sind die Heilungsaussichten trotz des anfangs alarmierenden Zustandes jedoch relativ gut (Abb. 15).

Therapie und pflegerische Maßnahmen

Wenn mehr als 20% einer Lunge ausgefallen sind oder eine Drucksteigerung im Pleuraraum besteht, muß Luft abpunktiert werden *(Bülaudrainage, Saugdrainage).*

Gegen den meist hartnäckigen Hustenreiz Paracodin oder Dicodid, wenn notwendig auch *Analgetika* (Valoron o. Ä.) und *Sedativa* (Valium o. Ä). Bettruhe. Zur Unterstützung der Resorption des Pneumothorax kann Sauerstoff durch eine Nasensonde gegeben werden.

11. Lungentuberkulose

Der Erreger dieser gefährlichen Infektionskrankheit ist das Tuberkelbakterium *(Mycobacterium tuberculosis),* das 1882 von *Robert Koch* entdeckt wurde.

In etwa 85% befällt die Infektion die Lungen, die restlichen 15% verteilen sich auf fast alle anderen Organe, einschließlich der Haut und der Knochen *(extrapulmonale Tuberkulose).* Die weltweite Verbreitung der Lungentuberkulose ist immer noch außerordentlich hoch. Die Weltgesundheitsorganisation schätzt, daß z. Zt. etwa 10–20 Millionen Menschen unter einer aktiven Tuberkulose leiden, die in rund 20% der Erkrankungsfälle zum Tode führen wird. Dabei muß erwähnt werden, daß drei Viertel dieser Fälle in den sogenannten unterentwickelten Ländern leben und daher keine ausreichende Versorgung und vor allem keine spezifische Therapie haben.

In Mitteleuropa und den USA ist die Krankheitsziffer in den letzten Jahrzehnten zwar drastisch zurückgegangen – in der Bundesrepublik von 1954 bis 1969 um 65% –, was aber keineswegs bedeutet, daß die Krankheit ihre Gefährlichkeit verloren hat. Touristische und arbeitsbedingte Ansteckungsmöglichkeiten dürften in naher Zukunft eher noch zunehmen. Allerdings hat sich die Prognose in den letzten 30 Jahren erheblich verbessern lassen durch die Einführung spezifisch wirksamer antibiotisch und chemotherapeutisch wirkender Medikamente, deren erstes, das *Streptomycin,* 1944 zur Verfügung gestellt werden konnte. Dennoch wäre es falsch, die Tuberkulose als bereits endgültig besiegt anzusehen. Der sehr unterschiedliche Verlauf der Krankheit, abhängig von der *individuellen Abwehrlage,* dem *Lebensalter* und den *individuellen Lebensumständen,* macht eine Einteilung in mehrere Stadien erforderlich, die allerdings manchmal ineinander übergehen können und daher nicht immer scharf trennbar sind. Die verschiedenen Reaktionsweisen des Organismus ergeben sich vor allem daraus, daß eine Erstinfektion mit Tuberkulose auf eine wenig entwickelte Abwehr trifft, während der schon einmal mit Tuberkelbakterien in Berührung gekommene Organismus eine *relative Resistenz* gegen die Neuinfektion zeigt. Dementsprechend unterscheiden wir ein *Primärstadium* (Ersterkrankung) von den *postprimären Formen,* die sich entweder aus dem Primärstadium entwickeln oder Folge einer Reaktivierung früher durchgemachter Tuberkulosen sind. Gelegentlich entstehen sie auch nach einer massiven Wiederinfektion.

a) Primärinfekt

Infiziert sich der Mensch erstmalig mit Tuberkelbakterien, entwickelt sich nach 5–6 Wochen ein kleiner, höchstens haselnußgroßer Entzündungsherd, der meist im Oberlappen, dicht unter dem Lungenfell sitzt.

Die diesem Gebiet zugehörigen Lymphknoten an der Lungenwurzel *(Hilusdrüsen)* erkranken mit und zeigen eine meist starke Reaktion. Dieser sogenannte *Primärkomplex,* also Entzündungsherd und erkrankte Lymphdrüsen, heilt in der Regel innerhalb eines Zeitraumes von ein bis zwei Jahren dadurch ab, daß die noch vermehrungsfähigen Tuberkelbakterien durch Kalkeinlagerung in das entzündete Gebiet praktisch eingemauert und damit inaktiviert werden.

Ganz selten kommt es allerdings auch einmal zu einer echten Heilung, wobei die bei der Infektion erworbene *Allergie* gegen die Erreger wieder verschwindet.

Die Krankheitszeichen sind meist nur gering und wenig charakteristisch. Oft bestehen leichte Temperatursteigerungen, Appetitlosigkeit, Müdigkeit und manchmal ein leichter Husten. Im Röntgenbild sind die kleinen Entzündungsherde oft nicht sichtbar, wohl aber die erheblich vergrößerten Hilusdrüsen, die als dicke Pakete an der Lungenwurzel imponieren. Tuberkelbakterien werden im Sputum fast niemals gefunden. Bricht ein Primärherd allerdings in das *Bronchialsystem* ein, werden die Keime in ein anderes Lungengebiet verschleppt. Auf diesem Wege kann es dann zu einer ernsten Komplikation mit zweifelhafter Prognose kommen: Es bildet sich eine *tuberkulöse* (käsige) *Lungenentzündung,* die, lokalisiert oder auch über einen ganzen Lappen verbreitet, zu einem schweren Krankheitsbild mit hohen Temperaturen, starkem Husten, reichlichem, *bakterienhaltigem Auswurf* und schwer gestörtem Allgemeinbefinden führt. Häufig ist das Rippenfell beteiligt *(exsudative Pleuritis).*

Auch über den Blutweg kann eine Streuung von Bakterien erfolgen, dann nämlich, wenn die Erreger von den befallenen Lymphknoten aus über die Lymphgefäße in die Blutbahn gelangen. Dabei kann es zur Absiedlung in die verschiedensten Organe kommen, die, falls der Primärinfekt noch nicht lange zurückliegt, noch keine gewebliche Reaktion zeigen. Erst wenn die Reaktionsbereitschaft sich ausgebildet hat und eine weitere Streuung erfolgt, können sich die kleinen Herde entzünden, um schließlich durch Verkalkung und bindegewebige Umwandlung abzuheilen.

Die noch vermehrungsfähigen Bakterien können allerdings bei verminderter Resistenz noch nach Jahren oder Jahrzehnten zu einem erneuten Ausbruch der Krankheit führen, die nun sowohl in den Lungen, als auch in anderen Organen auftreten kann.

Unter besonders ungünstigen Umständen, wenn es sich etwa um einen besonders massiven Einbruch der Erreger in die Blutbahn bei besonders reduzierter Abwehrlage des Organismus handelt, kommt es zur schwersten Erscheinungsform dieser Krankheit, der *Miliartuberkulose.* Ihr Auftreten erfolgt häufig in ziemlich kurzem Abstand von der Erstinfektion. Betroffen sein können praktisch alle Organe, da die Aussaat ja auf dem Blutwege erfolgt; meist sind jedoch die Lungen, etwas seltener die Hirnhäute *(Meningitis tuberculosa)* betroffen. Neben den allgemeinen Zeichen einer schweren Infektion, wie hohes Fieber, Mattigkeit, Krankheitsgefühl, Kopfschmerzen und Erbrechen, stehen die Zeichen der erkrankten Lunge im Vordergrund: *Husten* mit *Auswurf, Atemnot, Schmerzen* bei der *Atmung, Lippenzyanose.*

Etwa zwei Wochen nach Beginn der Krankheit zeigt sich die ganze Lunge übersät von kleinen, *stecknadelkopfgroßen Herden,* die im Gebiet der Lungenspitzen besonders dicht stehen und röntgenologisch kaum verwechselbar sind.

Die Miliartuberkulose war vor der Ära tuberkulostatisch wirksamer Medikamente fast immer unheilbar. Wurden die Hirnhäute mitergriffen, verlief sie absolut tödlich.

Das hat sich heute ganz wesentlich geändert. Bei rechtzeitig einsetzender chemotherapeutischer Behandlung heilt ein großer Teil der Miliartuberkulosen praktisch folgenlos aus.

b) Postprimäre Lungentuberkulose

Nach einer oft jahrelangen, symptomfreien Latenzzeit kann es bei verminderter Resistenz zu einer *Reaktivierung* der alten, in der Spitze gelegenen *Streuherde* kommen.
Häufig geht von diesen Spitzenherden dann eine *tuberkulöse Bronchitis* aus, die nun wiederum neue Herde in tiefere Lungenabschnitte setzt. Derartige *Frühinfiltrate* können einschmelzen und Höhlen *(Kavernen)* bilden, die Anschluß an das Bronchialsystem haben. Damit ist die Tuberkulose „offen" geworden, d.h. sie ist gefährlich ansteckend.
Nicht selten sind die Kranken in diesem Stadium nahezu beschwerdefrei. Manchmal bestehen geringe Temperaturen, häufig eine gewisse Mattigkeit, selten ein Husten mit geringem Auswurf, der leicht blutig sein kann. Da der Allgemeinzustand also keineswegs stark reduziert sein muß, besteht die Gefahr, daß die nunmehr fortschreitende Krankheit nicht rechtzeitig erkannt wird.
Hat sich eine Kaverne gebildet, besteht die Gefahr der Ansteckung für die Umgebung, aber auch die erhöhte Gefahr der weiteren Streuung in die Lunge. Bei dieser heute selten gewordenen Verlaufsform drohen darüberhinaus eine Reihe von Komplikationen, die sich aus der Möglichkeit der Selbstinfektion ergeben: *Kehlkopf-* und *Darmtuberkulose,* durch das bakterienhaltige Sputum hervorgerufen, verschlechtern das Krankheitsbild u. U. so entscheidend, daß das Endstadium eingeleitet wird.
Die größte Gefahr ergibt sich jedoch bei der kavernösen Lungentuberkulose aus der Möglichkeit der Gefäßzerstörung im Kavernenbereich. Die Folge ist eine oft *massive Blutung,* die zwar selten zum Tode führt, im Falle der Unstillbarkeit aber einen operativen Eingriff erforderlich macht, der bei dem schlechten Allgemeinzustand der Kranken oft nicht überstanden wird.
Bei relativ guter Abwehrlage kann sich eine Form der chronischen Lungentuberkulose, Jahre nach der Erstinfektion, entwickeln, die sich durch die Tendenz auszeichnet, die immer wieder auftretenden Herde durch ein *spezifisches Granulationsgewebe* zu ersetzen. Diese gutartige Verlaufsform, bei der die klinischen Erscheinungen fast ganz fehlen, kann allerdings bei ausgedehnteren Prozessen zur Beeinträchtigung der Lungenfunktion führen. Dies vor allem, wenn nach langjährigem Verlauf narbige Veränderungen der abgeheilten Herde zu massiven *Schrumpfungsprozessen* geführt haben. Diese, auch *zirrhotische Lungentuberkulose* genannte Spätform hat dann u. U. *Bronchiektasen* mit *chronischer Bronchitis, Lungenemphysem, Verziehungen* des *Mittelfells* und in ausgeprägten Fällen sogar *Brustkorbdeformitäten* zur Folge. Bei derartigen Spätkomplikationen tritt das ursprüngliche Leiden, die Tuberkulose, gegenüber der Einschränkung der Lungenfunktion und der dadurch bedingten Auswirkung auf das Herz *(chronisches Cor pulmonale)* in den Hintergrund. Tatsächlich ist die Lebenserwartung dieser Kranken in erster Linie durch die oben genannten organischen Veränderungen erheblich herabgesetzt.
In allen Stadien der Krankheit kann es zu einer tuberkulösen Rippenfellentzündung kommen.

c) Alterstuberkulose

Während es durch gezielte chemotherapeutische Behandlung der Tuberkulose gelungen ist, die Krankheit bei Kindern und Jugendlichen erfolgreich einzudämmen, nimmt sie bei alten Menschen relativ zu.
Dabei bildet die offene aktive Form, die bei diesen Kranken oft ohne typische Symptomatik verläuft und sich hinter anderen chronischen Atemwegserkrankungen (bronchitisches Syndrom, Emphysem u. a.) und den Erscheinungen der Herzinsuffizienz verbirgt, eine *gefährliche Ansteckungsquelle* (Familie, Pflegepersonal).
Meist sind es alte Tuberkuloseherde, die bei der verschlechterten Immunitätslage alter Menschen wieder aktiv werden. Streuungen auf dem Blut- oder Lymphweg sind keine Sel-

tenheiten, und so nimmt auch die tuberkulöse Erkrankung der Wirbelsäule *(Spondylitis tuberculosa)* und der Gelenke jenseits des 60. Lebensjahres wieder an Häufigkeit zu. Die Zunahme der aktiven Tuberkulosen in dieser Altersgruppe hat mehrere Gründe, von denen drei besonders ins Gewicht fallen:

1. Erschwerung der Diagnostik durch atypischen Verlauf und Maskierung der Einzelsymptome durch andere z.T. altersbedingte Lungenveränderungen.
2. Häufige Isolierung alter Menschen und dadurch bedingte Erschwerung ärztlicher Beobachtung und Betreuung.
3. Geringere Ansprechbarkeit der Alterstuberkulose auf Tuberkulostatika und schlechtere Toleranz gegenüber diesen Medikamenten.

Therapie

Grundsätzlich muß die Chemotherapie über einen Zeitraum von mindestens einem Jahr, häufig auch über eine längere Zeit durchgeführt werden. Besondere Schwierigkeiten bereiten Sensibilitätsprüfung und Differenzierung der Bakterien, die verschieden stark auf die einzelnen Mittel ansprechen, da aus dem Sputum das Untersuchungsmaterial häufig nur schwer zu gewinnen ist. In den meisten Fällen werden daher Kehlkopfabstriche, Magensaft und Urin in die Untersuchung einbegriffen werden müssen.

Resistenzbestimmungen müssen regelmäßig wiederholt werden.

Neuerkrankungen, Verschlechterungen einer bekannten Tbc, offene Tbc, Tbc in der Schwangerschaft sowie alle Komplikationen, die während einer Tbc auftreten, gehören in stationäre Behandlung. Die hier erzwungene Ruhe und Regelmäßigkeit des Tagesablaufes schafft bessere Voraussetzungen für die Heilung.

Sobald die Stabilisierungsphase erreicht ist, muß die Therapie ambulant weitergeführt werden. Gleichzeitig sollte die Wiedereingliederung in das Berufsleben erfolgen.

Um eine Resistenzentwicklung zu vermeiden, haben sich bestimmte Kombinationen der zur Verfügung stehenden Medikamente bewährt. So wird in der Anfangsphase häufig dreifach kombiniert, später zweifach, und schließlich nur mit einem Medikament behandelt.

Die gebräuchlichsten Tuberkulostatika sind z.Zt.: Isoniacid (INH), Paraaminosalizylsäure (PAS), Streptomycin, Ethambutol, Rifampicin, Ethionamid, Prothionamid, Viomycin, Kanamycin.

E. Blutkrankheiten

1. Krankhafte Veränderungen des roten Blutbildes

Der Begriff Anämie bezeichnet einen Zustand, bei dem der Bestand des Blutfarbstoffes *Hämoglobin* herabgesetzt ist.

Beim gesunden Menschen kommt das Hämoglobin praktisch nur in den roten Blutkörperchen vor, und so sind Gesamtbestand und Konzentration in den einzelnen Erythrozyten normalerweise parallel verlaufende Größen. Das bedeutet, daß eine bestimmte Anzahl von Erythrozyten vorhanden sein muß, damit genügend Hämoglobin für die Sauerstoffbindung zur Verfügung steht.

An die Stelle der früher üblichen Normalzahlen, die den Hämoglobingehalt in Prozentwerten ausdrückten und in Relation zu der errechneten Gesamtzahl der Erythrozyten pro mm^3 setzten, gibt man heute die gemessenen Hämoglobinwerte in Gramm/Prozent an, wobei 16 g% dem früheren Wert 100% entsprechen. Anstelle des Färbeindex, der sich bisher aus der jeweils gefundenen Hämoglobinzahl und der Anzahl der Erythrozyten pro mm^3 errechnen ließ, tritt nun der mittlere Hämoglobingehalt des Einzelerythrozyten, der Wert *Hb. E.*, der in der Norm etwa 32×10^{-12} g beträgt. Der Einfachheit halber gibt man jedoch nur die Zahl 32 an. Werte unter 30 zeigen an, daß der einzelne Erythrozyt zu wenig Hämoglobin enthält, Werte über 35 weisen auf eine relative Überladung mit Blutfarbstoff hin.

Daraus geht hervor, daß die Relation Zahl der Erythrozyten/Gesamtbestand Hämoglobin gestört sein kann, was in der Tat bei allen Formen der Anämie der Fall ist.

Die alte Einteilung der Anämien in *hypochrome* (Hämoglobinverminderung in Einzelerythrozyten) und *hyperchrome* (Hämoglobinvermehrung im Einzelerythrozyten) Formen, die heute noch im medizinischen Sprachgebrauch vielfach üblich ist, wird in letzter Zeit mehr und mehr zugunsten einer zweifellos logischeren Einteilung verlassen, die nicht nur die Erscheinungsform, sondern in erster Linie die Krankheitsursache berücksichtigt. Dementsprechend können wir drei große Gruppen unterscheiden:

1. *Blutungsanämien,*
2. *Eisenmangelanämien,*
3. *Hämolytische Anämien* (Anämien durch Herabsetzung der Lebensdauer der Erythrozyten).

a) Akute Blutungsanämie

Äußere und innere Verletzungen mit größerem Blutverlust bedingen, neben der drohenden Schocksymptomatik, eine akute Blutungsanämie. *Schwere Traumen,* aber auch *Blutungen* aus *Magen-* oder *Darmgeschwüren, Oesophagusvarizen* und *Gefäßrupturen* (Sklerose, Lues u.a.) können erhebliche Blutverluste herbeiführen.

Der plötzliche Volumenrückgang der kreisenden Blutmenge um 1–1,5 l Blut kann bereits zu Schocksymptomen führen, der Verlust von mehr als 2 l Blut ist lebensbedrohlich (s. auch S. 63).

Unmittelbar nach dem jeweiligen Ereignis, das zur Blutung führte, versucht der Organismus einen *Blutvolumenausgleich* durch Nachströmen von Gewebsflüssigkeit herbeizuführen. In schweren Fällen reicht dies nicht aus, um die kritische Phase zu überbrücken und man wird, so schnell wie möglich, das Blutvolumen auffüllen. Am wirksamsten ist hier die *Bluttransfusion,* falls Blut nicht zur Verfügung steht *Humanplasma* oder *Plasmaexpander* (Macrodex, Haemaccel o.a.).

In leichteren Fällen gleicht die rasch einsetzende Blutneubildung den Verlust an Erythrozyten in einigen Wochen wieder aus. Da jedoch immer die Gefahr besteht, daß die vorhandenen Eisendepots nicht ausreichen, wird man auch hier zweckmäßig Eisen zuführen oder Blut transfundieren.

b) Chronische Blutungsanämie

Die chronischen Blutungsanämien bilden eine große Gruppe in der pathologischen Einheit der *hypochromen* Anämien. Allerdings gibt es auch Ausnahmen, bei denen nicht nur die Hämoglobinbildung gestört ist, sondern auch die Neubildung der Erythrozyten. In diesen Fällen kann der Wert Hb.E. über 32 ansteigen.

Als Ursache kommen geringfügig blutende *Magen-* und *Duodenalgeschwüre, Karzinome, Hämorrhoidalblutungen* und nicht selten *verlängerte* und verstärkte *Menstruationsblutungen* in Frage.

Der sich immer mehr ausbildende Eisenmangel im Serum verhindert zunehmend die Hämoglobinbildung und kann so im Knochenmark zu einer Störung des *Reifungsvorganges der Erythrozyten* führen. Daß dieser Fehlerkreis nur durch Beseitigung der Blutungsquelle unterbrochen werden kann, versteht sich von selbst.

Bei bösartigen Tumoren kommt erschwerend dazu, daß sie eine *toxische Wirkung* auf das Knochenmark ausüben – was ebenfalls eine Auswirkung auf die Blutbildung hat – und darüber hinaus, wie auch chronische Infekte, zur *Eisenspeicherung* in bestimmten Organen (Leber, Milz) führen. Dieses gespeicherte Eisen steht dann dem Blut nicht mehr zur Verfügung.

c) Eisenmangelanämien

Diese Form der Anämie ist nicht nur die häufigste, sondern auch in mancher Beziehung die problematischste. In vielen Fällen entsteht sie durch unbemerkt bleibende geringfügige Blutungen (s.o.). Häufig aber liegen andere kausale Faktoren zugrunde, die teils ohne pathologische Bedeutung, teils aber als Grundkrankheit speziell behandlungsbedürftig sind. So kann die „Blutarmut“ schon in der Wachstumsphase, vor allem bei eisenarmer Ernährung entstehen oder einfach bei einer lange anhaltenden Mangelernährung (extreme Diät!). Auch während der Schwangerschaft beobachtet man sie häufig.

Krankheitswert bekommt sie jedoch, wenn Magen- oder Darmkrankheiten vorliegen, die eine ausreichende Eisenresorption unmöglich machen. Magenschleimhautveränderungen (z. B. *Atrophie* der *Schleimhaut*), die nach immer wieder auftretenden Entzündungen oder auch im Alter entstehen können, haben zur Folge, daß zu wenig Salzsäure für die Umwandlung des mit der Nahrung zugeführten, chemisch dreiwertigen Eisens in das vom Organismus verwertbare zweiwertige Eisen, zur Verfügung steht.

Von Bedeutung ist auch die Geschwindigkeit der Speisenpassage durch die verschiedenen Darmabschnitte, in denen die Resorption stattfinden kann, sowie die Resorptionsfähigkeit überhaupt.

Das sogenannte *Malabsorptionssyndrom* (s. S. 97), mit z. T. ausgedehnten Enzymdefekten (u. a. bei der *Zöliakie*) sowie die Colitis ulcerosa und die Crohnsche Erkrankung (s. S. 99 u. 100) können so zu Eisenmangelanämien führen.

Bei der *Eiweißmangelanämie,* die infolge mangelnder Nahrungsaufnahme, aber auch beim *nephrotischen Syndrom* (s. S. 123), schweren Magen-Darmstörungen und im Verlauf schwerer, chronischer Erkrankungen vorkommt, kann es zu so starken *Hypoproteinämien* (Eiweißmangelzuständen) kommen, daß der Aufbau des Hämoglobins gestört wird.

Im Gegensatz zu den *hypochromen* Anämieformen stehen die *hyperchromen,* deren wichtigste die *perniziöse Anämie* (Morbus Biermer) ist. Es handelt sich um die häufigste einer Reihe von Anämien, die durch eine *gestörte Zellbildung im Knochenmark* entstehen. Die Ursache ist das Fehlen des *„intrinsic factor“* in einer atrophischen Magenschleimhaut, deren *Belegzellen* durch fehlerhaft gebildete Antikörper (Autoimmunopathie?) zerstört worden sind. Da das obere Duodenum dann auch nicht mehr in der Lage ist, den mit der Nahrung zugeführten „extrinsic factor“ zu resorbieren, fehlt das sogenannte *Antiperniziosaprinzip,* das aus den beiden Einzelstoffen gebildet wird. Mit dem *Vitamin* B_{12} praktisch identisch, ist der extrinsic factor an die intrinsic-factor-Sekretion gebunden. Durch das Fehlen dieses wichtigen Stoffes verändert sich das Knochenmark *(megaloblastäre Umwandlung)* und wirft nun unreife, große Blutzellen *(Megalozyten)* aus, die – da es wesentlich weniger sind als beim Gesunden – nun mit Hämoglobin überladen sind. Der Wert Hb. E. steigt über 35 an.

Wird die Krankheit rechtzeitig und lebenslang behandelt, normalisiert sich das Blutbild vollständig und weitere Organschäden werden vermieden. Dies betrifft vor allem eine der schwersten und für den Kranken folgenschwersten Komplikationen, die *funikuläre Myelose.* Sie ist eine Rückenmarksschädigung, bei der die *Markscheiden* und die *Achsenzylinder* der Nervenfasern zerstört werden und sklerosieren. Die Folgen sind vielgestaltig: Neben einfachen Reflexanomalien kommen Lähmungen mit Sensibilitätsstörungen, Störungen der Tiefensensibilität, Spasmen und in sehr schweren Fällen Bilder, die an Querschnittsläsionen erinnern, vor.

Diagnostisch wertvoll ist die bei unbehandelter Krankheit auftretende Erhöhung des Wertes Hb. E. im Blutbild bei völligem Fehlen der Magensalzsäure. Auch das häufige Auftreten einer sehr typischen Zungenveränderung *(Huntersche Glossitis),* bei der die Schleimhaut auffallend glatt und die Ränder samt Zungenspitze atrophisch und stark gerötet erscheinen, gehört zum typischen Bild. Subjektiv empfindet der Kranke ein lästiges Zungenbrennen. Nicht selten tritt auch ein leicht gelbliches Hautkolorit auf als Ausdruck der Hämolyse. Beweisend ist schließlich das Auftreten von Megaloblasten im Blutbild.

Es sei darauf hingewiesen, daß perniziosaähnliche Bilder in der Schwangerschaft auf-

treten können, die jedoch wieder verschwinden und ohne Folgen bleiben.
Auch die Toxine des Fischbandwurmes *(Bothriocephalus latus)* führen zu einer Verwertungsstörung des Perniziosa-Schutzstoffes und erzeugen daher eine Resorptionsperniziosa, die nach Entfernung des Wurmes wieder ausheilt. Dieser in Europa seltene Schmarotzer wird fast nur noch in Finnland und bei den Einwohnern der Gegend um den bottnischen Meerbusen gefunden.

d) Hämolytische Anämien

Es handelt sich hier um eine Gruppe von Erkrankungen, bei denen eine Anämie durch *gesteigerten Abbau* der roten Blutzellen entsteht. Durch die vermehrte *Hämolyse* erscheinen die Abbauprodukte des Hämoglobins zunehmend im Blut *(indirektes Bilirubin)* und im Urin *(Stercobilinogen)*. Die höhere Konzentration des Bilirubins im Blut verleiht der Haut eine gelbliche Farbe, was zu der vielfach noch gebräuchlichen Bezeichnung „hämolytischer Ikterus“ (Ikterus = Gelbsucht) geführt hat. Ein indirektes Zeichen des vermehrten Blutabbaues ist der Anstieg der *Retikulozyten* (jugendliche Zellformen, die bei überstürzter Regeneration vermehrt auftreten) im peripheren Blut.
Bei den hämolytischen Anämien kann es sich um *vererbbare* oder um *erworbene* Erythropathien handeln, wobei den *hereditären* Formen schon zahlenmäßig die größere Bedeutung zukommt.
Bei ihnen liegt ein dominant vererblicher *Membrandefekt* der roten Blutzellen zugrunde, dessen genaue Definition z.Zt. noch nicht möglich ist. Sicher ist jedoch, daß die Milz entscheidend am Krankheitsgeschehen beteiligt ist. Die Differentialdiagnose zwischen beiden Erkrankungen ist oft nicht leicht zu stellen. Der bei den erblichen Formen fast immer auftretende *Milztumor* ist kein sicheres Unterscheidungsmerkmal, da er gelegentlich auch bei erworbenen auftritt.
Auch die Verminderung der *osmotischen Resistenz* der Erythrozyten, die im allgemeinen bei den erworbenen Fällen weniger stark ausgeprägt oder überhaupt nicht vorhanden ist, gilt nicht als sicheres Kriterium. Einen Teil der erworbenen hämolytischen Anämien rechnet man heute zu den *Autoimmunkrankheiten* des Blutes. Das besagt, daß manche Menschen, besonders ältere, Erythrozyten mit *antigenen* Eigenschaften bilden, die so die Bildung von *Antikörpern* gegen sich selbst veranlassen. Daß es sich hierbei, im Gegensatz zur Antikörperbildung gegen körperfremde Antigene, um ein pathologisches Prinzip handelt, liegt auf der Hand, da körpereigene Substanzen normalerweise keine antigenen Eigenschaften besitzen.
Die durch Autoimmunreaktionen ausgelösten Formen lassen sich durch serologische Testverfahren *(Coombstest)* heute nachweisen.
Schließlich können auch zahlreiche giftige Substanzen durch Schädigung der Erythrozyten eine hämolytische Anämie provozieren (z.B. Arsenwasserstoff, Phenole, Anilinderivate, Nitrobenzole).
Alle Formen der Erkrankung können relativ leicht verlaufen und bleiben daher gelegentlich längere Zeit unerkannt. Erst wenn die *normochrome* Anämie langsam zunehmende Allgemeinbeschwerden macht und die Milz durch abnorme Vergrößerung auffällig wird, läuft die gezielte Diagnostik an.

Merke: Anämien sind Zustände, bei denen im Blut ein Mangel an Blutfarbstoff (Hämoglobin) besteht. Wir unterscheiden:
1. Blutungsanämien, bei denen es zu einem Verlust von roten Blutzellen kommt und damit zu einem absoluten Mangel an Hämoglobin.
2. Eisenmangelanämien, die sowohl bei Mangelernährung oder Resorptionsstörungen des Magen- und Darmtraktes, als auch infolge mancher chronisch verlaufender Krankheit auftreten können.
3. Hämolytische Anämien, die durch vermehrte Zerstörung der roten Blutzellen entstehen.

Anämien, bei denen der einzelne Erythrozyt zu wenig Hämoglobin hat, bezeichnen wir als hypochrome Anämien. Ist der einzelne Erythrozyt zu stark mit Hämoglobin beladen, die absolute Anzahl der Erythrozyten aber herabgesetzt, sprechen wir von hyperchromen Anämien.

Therapie

1. Blutungsanämie: Bei Blutverlusten von mehr als 1,5 l steht die sofortige Bekämpfung möglicher Schocksymptomatik im Vordergrund. Die erste Maßnahme muß die Auffüllung des Blutvolumens durch Bluttransfusion bzw. geeignete Blutersatzmittel sein, falls Blut nicht sofort zur Verfügung steht. Selbstverständlich muß die Blutstillung (gegebenenfalls operativ) auf schnellstem Wege parallel zu den o.g. Maßnahmen durchgeführt werden.

Bei geringeren Blutverlusten ist die Infusion mit Plasmaexpandern, falls überhaupt notwendig, ausreichend. Entwickelt sich eine Eisenmangelanämie, sollte eine orale Eisentherapie bis zur Normalisierung des roten Blutbildes durchgeführt werden.

2. Eisenmangelanämie: Nur in schwersten Fällen, vor allem, wenn Blutungen im Zusammenhang mit anderen Grundkrankheiten (Karzinome u.a.) auftreten, sind Transfusionen angezeigt.

Meist ist jedoch die Eisentherapie ausreichend. Sie ist in Verbindung mit der Grundkrankheit durchzuführen.

3. Hämolytische Anämie: Abgesehen von den gelegentlich sehr leicht verlaufenden Fällen, ist bei den erblichen Formen die *Splenektomie* (Entfernung der Milz) die Therapie der Wahl. In den meisten Fällen tritt danach praktisch die klinische Heilung ein.

Bei den autoimmunhämolytischen Formen steht die Therapie mit Corticosteroiden im Vordergrund. Nur wenn diese versagen, sind Immunsuppressiva (Imurek, Puri-Nethol) angezeigt. Schlägt auch diese Therapie nicht an, bleibt noch die Splenektomie.

Akuten hämolytischen Krisen, wenn der Hb-Wert unter 7 g% absinkt, begegnet man am sichersten mit Bluttransfusionen, wobei zweckmäßig *„gewaschene Erythrozyten"* (50% der ursprünglichen Leukozyten und 10% der ursprünglichen Thrombozyten) verwendet werden.

e) Polyzythämien und Polyglobulien

Seltener als die Blutkrankheiten mit einer Verminderung der roten Blutzellen sind solche, bei denen es zu einer Vermehrung der Erythrozyten und des Hämoglobins kommt. Die Kranken zeigen in ausgeprägten Fällen ein hochrotes Gesicht und die Schleimhäute weisen eine deutliche Blutüberfüllung auf. Häufig ist der Blutdruck erhöht und man findet einen tastbaren Milztumor. Die Vermehrung der Erythrozyten kann bis zu 10000000/ mm^3 gehen und entsprechende Werte zeigt das Hämoglobin.

Bei der echten Polyzythämie *(Polycythaemia vera)* soll es sich um einen Stammzellursprung handeln, der abnorme Erythrozyten-, Granulozyten- und Thrombozytenvorstufen erzeugt, die eine überschießende Sensibilität gegenüber normalen Proliferationsreizen aufweisen.

Die starke Erhöhung der Erythrozytenzahl weist auf den ersten Blick gewisse Ähnlichkeiten mit den Leukosen auf, die heute in die Gruppe der *bösartigen Tumoren* eingeordnet werden. Derartige Parallelen sind jedoch z.Zt. noch sehr hypothetisch, wenn auch eine eindeutige Abgrenzbarkeit gegenüber den Leukosen nicht möglich ist. Insbesondere ist der Verlauf der echten Polyzythämie – bei allen Gefahren, die sich durch Komplikationen ergeben – ohne die typischen konsumierenden Merkmale, wie toxische Tumorwirkung mit Kachexie u.a., und daher relativ gutartig. Fast regelmäßig kommt es zu einer erheblichen Vermehrung der Gesamtblutmenge, bei der dann auch die *Thrombozyten* und bis zu einem gewissen Grade auch die *weißen Blutkörperchen* vermehrt im Blut erscheinen. Daraus ergeben sich gefährliche Komplikationen: Neigung zu *Thrombosen* und *Embolien, Hirnblutungen* und vor allem auch eine erhebliche Kreislauf- und Herzbelastung.

Früher war die Lebenserwartung eben darum nicht sehr gut. Seit der Einführung des *radioaktiven Phosphors* (^{32}P) in die Therapie ist sie bedeutend besser geworden, wenn auch noch nicht hinreichend abgeklärt ist, ob das gelegentliche Umschlagen in eine *echte Leukämie* in kausalem Zusammenhang mit der Erkrankung oder mit der radioaktiven Therapie steht.

Symptomatische Polyzythämien, auch *Polyglobulien* genannt, kommen bei innersekretorischen Störungen *(Morbus Cushing)* und manchen Stammhirnerkrankungen vor, sind aber weit häufiger kompensatorischer Natur. Angeborene, seltener auch erworbene Herzfehler, manchmal auch das Lungenemphysem können Anlaß sein, den gestörten Sauerstofftransport durch einfache Vermehrung des Transportmittels, nämlich der Erythrozyten, auszugleichen.

Auch Gebirgsbewohner oder ganz allgemein Menschen, die in größeren Höhen leben, haben oft leichte bis mäßige Polyglobulien. Bekanntlich ist der Sauerstoffgehalt in diesen Regionen niedriger als in der Ebene, was den Organismus zu einer derartigen, überschießenden Reaktion veranlassen kann.

2. *Krankhafte Veränderungen des weißen Blutbildes*

a) Leukosen (Leukämien)

Bei der Bewertung des weißen Blutbildes muß bedacht werden, daß der Anstieg der Leukozytenzahl in der Regel der Ausdruck bestimmter, körpereigener Abwehrmechanismen ist. *Bakterielle Infektionen* (Streptokokken, Staphylokokken, Meningokokken, Diphtheriebazillen, Coli u.a.) zeigen einen mäßigen Leukozytenanstieg (Leukozytose), ebenso aber auch manche nichtinfektiöse Prozesse, wie *Tumoren, Herzinfarkte, Gicht, urämisches* und *diabetisches Koma.* Eine hochgradige Luekozytose findet man häufig bei *Knochenmetastasen,* manchen *Vergiftungen, Miliartuberkulose* und manchen *Pneumonieformen.* Die Übergänge sind fließend.

In allen diesen Fällen handelt es sich dem Wesen nach um nützliche Vorgänge, die nach Abheilung der primären Erkrankung wieder rückläufig werden, um schließlich wieder die normalen Ausgangswerte zu erreichen. Ganz anders ist der Anstieg der Zahl der weißen Blutzellen bei bestimmten *Systemaffektionen* zu werten, die einen regellosen und offensichtlich sinnlosen, sich bösartig auswirkenden *Neubildungsimpuls* zeigen: Die Zahl der weißen Zellen steigt extrem an, Werte um 300000/mm^3 (und mehr!) sind keine Seltenheit und im Differentialblutbild beherrschen *junge, unreife Zellen* das Bild. Das ganze Geschehen weist auf eine Krankheit hin, die den bösartigen Tumoren wesensverwandt ist. Aber es gibt auch hier Unterschiede. Einmal kann die Erkrankung von verschiedenen Zellbildungssystemen ausgehen und zum anderen kann ihr Verlauf chronisch oder akut sein. Akut verlaufend heißt in diesen Falle nicht nur plötzlich einsetzend und besonders heftig, sondern ist nahezu identisch mit besonders ausgeprägt „unreifzellig". Man kann hier eine klare Analogie zu den unreifen, bösartigen Tumoren erkennen, die auch umso maligner verlaufen, je unreifer ihr Zellbild ist. Die früher gebräuchliche Einteilung dieser Krankheitsgruppe in *myeloische* (vom Knochenmark stammende) und *lymphatische* (vom lymphatischen System stammende) Leukämien mit der Unterteilung in akute und chronisch verlaufende Formen ist nach dem heutigen wissenschaftlichen Urteil nicht mehr recht haltbar, da eine zytologische Zuordnung zum lymphatischen bzw. myeloischen System bei den akuten Formen keineswegs immer möglich ist. Die entdifferenzierten Zellen der akuten *Leukosen* weisen oft keinerlei Kriterien ihrer myeloischen oder lymphatischen Herkunft auf. Lediglich die *akute Lymphoblastenleukämie* ist ihrem Ursprung nach noch eindeutig zu differenzieren. Sie befällt meist Kinder und weist bei

entsprechender Behandlung 20–30% möglicherweise echte Heilungen auf.
So unterscheiden wir heute die *chronische Myelose* (chronische myoloische Leukämie) von der *chronischen Lymphadenose* (chronische lymphatische Leukämie) und stellen beiden Formen die *akute* (undifferenzierte) *Leukose* und die akute Lymphoblastenleukämie gegenüber.

1. Chronische Myelose. Bei der chronischen Myelose stehen die quantitativen Veränderungen im Knochemark pathologisch-anatomisch im Vordergrund, während die qualitativen nur wenig in Erscheinung treten. Es finden sich im wesentlichen Zellen, die auch normalerweise hier vorkommen. Zytogenetische Untersuchungen lassen vermuten, daß die Erkrankung auf eine *Mutation* der gemeinsamen Stammzelle für die Entwicklung von Granulozyten, Erythrozyten und Thrombozyten zurückzuführen ist. Die *malignen* Stammzellen scheinen über einen längeren Zeitraum die Fähigkeit der Bildung normaldifferenzierter Zellen zu bewahren *(chronische Phase)* und erst ziemlich spät – vielleicht durch Wachstumsvorteile – eingeschränkt differenzierte Zellen in größerer Zahl zur Verfügung zu stellen (Blastenphase). Die Letzteren häufen sich schließlich so an, daß die klinische Symptomatik dann nicht mehr von den unreifzelligen Leukosen zu unterscheiden ist.
Die Krankheit beginnt mit wenig typischen Allgemeinerscheinungen, wie Abgeschlagenheit, Schwäche, Gewichtsabnahme, Gliederschmerzen. Sie befällt meist das mittlere Lebensalter.
In der Regel stellt sich bald eine erhebliche Schwellung der Milz ein, die zu Druckgefühl und Schmerzen im linken Oberbauch führt und meist der Anlaß ist, den Arzt erstmalig aufzusuchen. Bei der klinischen Untersuchung findet man neben dem oft bis ins kleine Becken reichenden Milztumor häufig eine deutlich vergrößerte Leber.
Generalisierte Lymphdrüsenschwellungen sind dagegen seltener.
Die fortschreitenden Blutveränderungen führen nun im weiteren Verlauf der Krankheit zu immer schwerwiegenderen Komplikationen. Die Folgen einer zunehmenden „Verdrängung“ des normalen Blutbildes sind *Anämie*, erhöhte *Infektanfälligkeit* (schon banale Erkältungsinfekte werden gefährlich), *Blutungen* und schließlich die Bildung von *Leukozytenthromben* in kleinen und mittleren Venen. Auch bei moderner, sachgemäßer Behandlung werden die *Remissionen* (vorübergehendes Zurückgehen der Krankheitssymptome) immer kürzer, so daß die Beherrschung des Leidens immer weniger möglich wird. Fortschreitende *Kachexie* und multiple *Blutungen* führen schließlich das Ende herbei, falls der Kranke nicht vorher an einem Infekt verstirbt. Die mittlere Lebensdauer beträgt etwa 40 Monate.

2. Chronische Lymphadenose. Während die chronische Myelose mehr das mittlere Lebensalter bevorzugt, ist die chronische Lymphadenose eine Krankheit des höheren Lebensalters, allerdings mit Ausnahmen.
Auch hier kommt es zum extremen Anstieg der weißen Blutzellen im peripheren Blut, wobei die Lymphozyten etwa 90% der Zellen ausmachen. Im Knochenmark findet man eine diffuse Durchsetzung mit mehr oder weniger ausgereiften Lymphozyten. Der Milztumor ist meist nicht so ausgeprägt wie bei der Myelose, kann sogar ganz fehlen. Dafür kommt es zu einer starken *Beteiligung der Lymphdrüsen*, die schmerzlos entweder generalisiert anschwellen oder in verbackenen Gruppenpaketen. Bei einem geringen Prozentsatz der Kranken kommt es zu einer *Hämolyse* durch *Autoantikörper*, wobei sekundär das Bild eines hämolytischen Ikterus entsteht.
Neuere Untersuchungen weisen darauf hin, daß die chronische Lymphadenose auf eine Wucherung früher Vorstufen der Antikörper produzierenden Zellen zurückgeht. Es handelt sich um die sog. *B-Lymphozyten*, die an ihrer Oberfläche *Immunglobuline* tragen. Durch die Erkrankung wird einmal die Bildungsfähigkeit von Antikörpern herabge-

setzt, zum anderen die Bildung von Autoantikörpern angeregt. Hieraus erklären sich die erhöhte Infektanfälligkeit und die Hämolyse. Weitere subjektive Beschwerden betreffen vor allem Allgemeinsymptome, wie Abgeschlagenheit, Gewichtsabnahme und Schwäche. Rund ¼ der Kranken leidet unter einer unangenehmen Beteiligung der Haut, teils hervorgerufen durch Zellinfiltrate *(Leukämide)*, die oft ein heftiges und andauerndes Jukken verursachen, teils aber auch durch Kratzeffekte, die sich wegen der verminderten Resistenz der Kranken entzünden und vereitern können und dann Schmerzen bereiten.
Die mittlere Überlebenszeit beträgt etwa 70 Monate.

3. Akute Leukosen. Wie bereits ausgeführt, ist das Auftreten *undifferenzierter* und *unreifer* Zellformen kennzeichnend für diese gefährlichste Form der Leukämie. Eine Zuordnung zum myeloischen System gelingt fast niemals und nur eine nicht sehr große Zahl akuter Leukämien, die vor allem im Kindesalter auftreten, läßt sich als *akute Lymphoblastenleukämie* differenzieren. Allen Formen gemeinsam sind leukämische Infiltrationen des Knochenmarkes und anderer Organe sowie eine mehr oder weniger ausgeprägte Ausschwemmung leukämischer Zellen in das periphere Blut. Hier treten unreife, undifferenzierte Zellen neben vollständig ausgereiften auf, während die verschiedenen Zwischenstufen fehlen *(Hiatus leucaemicus)*. Man bezeichnet die typischen Leukämiezellen als *Paraleukoblasten*.Die Leukozytenzahl im peripheren Blut schwankt außerordentlich, normale und sogar unternormale Werte kommen in manchen Stadien vor. Der Nachweis von Paraleukoblasten im Blut oder Knochenmark gelingt mit verschiedenen zytochemischen Färbemethoden (z. B. Peroxidasereaktion). Die Thrombozyten sind meist stark vermindert (Blutungsneigung!) und die Zahl der gesunden Leukozyten geht in kurzer Zeit stark zurück (Resistenzminderung, erhöhte Infektanfälligkeit, schlecht heilende Wunden u. a.). Auch die Bildung von Erythrozyten wird gestört und so kommt es bei den besonders schwer verlaufenden akuten Leukämien zu ausgeprägten Anämien.
Die Krankheit beginnt ebenfalls uncharakteristisch mit Müdigkeit, Gelenkschmerzen und wechselndem Fieber, bietet also ein grippeähnliches Bild. Bald jedoch schon wirkt sich die *verminderte Infektabwehr* aus: Angina tonsillaris, schwer verlaufende Bronchitiden, vereiterte Wunden u. Ä. häufen sich. Dazu kommt schon früh eine *erhöhte Blutungsneigung*. Das Krankheitsbild wird vielseitig und wechselnd: Organblutungen und leukämische Infiltrate in den verschiedensten Organen, Drüsen- und Milzschwellung, Thrombosen und Lungenembolien bestimmen den ungünstigen Verlauf.
Unbehandelt führt die Krankheit in wenigen Monaten zum Tode.

4. Plasmozytom und Plasmazellenleukose (Paraproteinämien). Es handelt sich hier um verschiedene Formen einer bösartigen, vom *lymphoretikulären System* ausgehenden Krankheit. Die sich aus den Reticulumzellen entwickelnden Tumoren (Plasmozytome) sitzen meist im *Skeletsystem* (Wirbelsäule, Becken, Extremitätenknochen) und verursachen hier *osteolytische* Herde und schwere Entkalkungserscheinungen. Der Kranke sucht den Arzt auf und klagt über „rheumatische" Beschwerden. Gelegentlich treten *Spontanfrakturen* auf und führen so erst zu diagnostischen Maßnahmen dieser anfangs schleichend verlaufenden Erkrankung.
Im weiteren Verlauf entwickelt sich meist eine Anämie und in späteren Stadien eine Thrombozytopenie. Bei einem Teil der Kranken kommt es dann schließlich zu *Plasmazellinfiltraten* in der Leber, der Milz und in den Lymphknoten.
Diagnostisch beweisend sind neben dem zytologischen Knochenmarkbefund die pathologischen Veränderungen der Serumeiweißbefunde, die durch das Auftreten von *Paraproteinen* charakterisiert sind. Da diese pathologischen Eiweißkörper nicht funktionstüchtig sind – es handelt sich um bestimmte Im-

munglobuline –, besteht eine erhebliche Schwächung der *humoralen Abwehrleistung*. Die Kranken sind daher besonders infektgefährdet. Oft kommt es durch die Eiweißstörung zu Nierenschäden. Falls die Patienten nicht rechtzeitig in entsprechende Behandlung kommte, beträgt die mittlere Lebenserwartung nur 1–2 Jahre. Lediglich bei alten Menschen kommt es gelegentlich vor, daß die Beschwerden gering sind und der Verlauf etwas gutartiger.

Von *Plasmazellenleukose* spricht man fälschlich, wenn im Endstadium der Krankheit eine Ausschwemmung von Plasmazellen in die Peripherie stattfindet, was nicht selten der Fall ist.

Davon zu unterscheiden ist die echte *Plasmazell-Leukämie,* deren Verlauf einer akuten Leukose ähnlich ist. Paraproteine werden nicht gefunden und auch das Auftreten von Plasmozytomen im Knochenmark fehlt. Die Krankheit ist bedeutend seltener als das Plasmozytom.

Merke: Leukosen sind ihrem Wesen nach bösartige Erkrankungen der Blutbildungsstätten und der Blutzellen, und zwar primär der Leukozyten. Wir unterscheiden:

1. die chronische Myolose (myeloische Leukämie) von der chronischen Lymphadenose (lympathische Leukämie) und
2. die akuten Leukosen von den oben genannten chronischen Formen.

Die vom lymphoretikulären System ausgehenden Paraproteinämien (Plasmozytom, Plasmazellenleukose u. a.) unterscheiden sich von den o. g. durch das Auftreten krankhafter Immunglobuline (IgG, IgA) und die bevorzugte Lokalisation von Knochenherden, die den Knochen weitgehend zerstören.

Therapie und pflegerische Maßnahmen

Für alle Leukosen gilt, daß die tumorhemmende Chemotherapie als Mittel der Wahl anzusehen ist. Mit ihr gelingt es, in vielen Fällen die Symptomatik der Krankheit unter Kontrolle zu bekommen, ohne daß man etwa von einer Heilung sprechen könnte. Auch entscheidende Verlängerungen der Überlebensdauer sind nur in sehr vereinzelten Fällen und nur bei besonderen Verlaufsformen zu erzielen.

Überdies sind die Tumorhemmstoffe mit einer Reihe ernster Gefahren und Nebenwirkungen behaftet. Da sie die von der Tumorzelle getragene falsche genetische Information nur dadurch vernichten können, daß sie die abweichende Quantität des Tumorstoffwechsels nutzen, ergibt sich folgendes:

Bösartiges Zellwachstum mit geringer Teilungsrate ist nur wenig empfindlich gegen Tumorhemmstoffe. Dementsprechend sind aber gesunde, sich schnell teilende Zellen in Gefahr, erheblich geschädigt zu werden. Dies betrifft besonders den Verdauungstrakt, da die Neubildung des auskleidenden Epithels erheblich verzögert ist.

Anämie, Leukopenie und Thrombozytopenie führen zu Blutungen und Störung der Infektabwehr.

Da Tumorhemmstoffe wegen ihres Angriffes auf immunkompetente Zellen eine immunsuppressive Wirkung haben, reduzieren sie die körpereigene Abwehr. Außerdem wirken sie embryotoxisch.

Eine unerwünschte Nebenwirkung ist der bei vielen Zytostatika auftretende Haarausfall.

Bei den akuten Leukämien besteht dennoch die Forderung einer sofort einsetzenden zytostatischen Therapie. Wenn auch kaum Heilungen erzielt werden können, kann man doch mit länger anhaltenden Remissionen rechnen. Insbesondere die akute Lymphoblastenleukämie zeigt im Kindesalter über 90% Vollremissionen, wovon etwa 20% echte Heilungen möglich sind.

Auch bei den Paraproteinämien kann die Prognose durch den Einsatz von Tumorhemmstoffen gebessert werden. Bei diesen Erkrankungen hat sich der zusätzliche Einsatz von Glukokortikoiden und Anabolika bewährt. Der Allgemeinzustand bessert sich unter dieser Kombinationstherapie deutlich. Daß der sorgfältigen Pflege aller an diesen Systemerkrankungen leidenden Patienten besondere Aufmerksamkeit zu schenken ist,

versteht sich von selbst. Dazu gehört vor allem eine genaue Beobachtung des Verlaufes, um den vielen möglichen Komplikationen (Infekte, Blutungen, drohende Knochenbrüche bei Paraproteinämien usw.) wirksam begegnen zu können.
Für die sehr wechselnden Krankheitsbilder läßt sich verständlicherweise kein Pflegeschema angeben.
Befinden sich die Kranken in einer Remission, sind besondere Maßnahmen nur selten erforderlich, wenn man davon absieht, daß die Ernährung in jeder Phase gut sein muß und Überanstrengungen zu vermeiden sind. Meldet sich das Krankheitsgeschehen wieder, gehören sie in der Regel in die Klinik und die Pflege richtet sich nach ihrem jeweiligen Gesamtzustand und Bedürfnis.
Nur die chronischen Lymphadenosen (und viel seltener auch noch die chronischen Myelosen) findet man manchmal in Alters- oder Pflegeheimen. Auch für sie gilt, daß sich die pflegerischen Maßnahmen nach dem jeweiligen Zustand zu richten haben. Das bezieht sich in erster Linie auf die Körperpflege (Mund- und Hautpflege, Dekubitusprophylaxe bei bettlägerigen Patienten).
Es sei noch darauf hingewiesen, daß die noch nicht als Routinebehandlung anzusehende *Knochenmarkstransplantation* Anlaß zu einigen Hoffnungen gibt. Sie ist z.Zt. jedoch noch mit erheblichen Risiken belastet.

b) Granulozytopenie und Agranulozytose

Tritt eine mäßige Verminderung der weißen Blutzellen ein, spricht man von *Leukozytopenie.* Da eine Lymphozytopenie jedoch sehr selten ist und häufiger ein Absinken der Zellen des myeloischen Systems beobachtet wird, spricht man häufiger von *Granulozytopenie.*
Häufig ist sie von untergeordneter Bedeutung, wenngleich sie diagnostisch wertvoll ist, da die Typhus- und Paratyphusgruppe sowie einige andere Infektionskrankheiten, vor allem auch viele Viruserkrankungen, in bestimmten Stadien eine Verminderung der Granulozyten zeigen. Diese Begleiterscheinung hält sich jedoch in Grenzen. Es wird bedrohlich, wenn weniger als etwa 1000 Granulozyten/mm^3 nachweisbar sind.
Ein solcher Zustand, bei dem die Infektabwehr immer mehr zum Erliegen kommt, ist gewöhnlich die Antwort auf Schädlichkeiten, die entweder toxisch oder durch immunpathologische Mechanismen auf das Knochenmark wirken. Zu ihnen gehören bestimmte Medikamente (z.B. vom Amidopyrintyp oder vom Phenothiazintyp) und eine Reihe gewerblicher Gifte (Benzol u.a.).
Diese *Agranulozytosen,* die früher nicht selten zum Tode führten, haben heute eine wesentlich bessere Prognose durch den Einsatz der Kortikosteroide, des Gammaglobulins und anderer moderner Pharmaka, vor allem auch der Antibiotika, deren großer Wert in der Vermeidung von Infektionen bei diesen gefährdeten Patienten liegt.
Die Krankheit beginnt mehr oder weniger stürmisch, häufig mit einem grippeähnlichen Bild. Bald zeigen sich schwere, schleimhautzerstörende *Entzündungen der Mundhöhle* mit größeren Gewebedefekten, *Darmentzündungen,* manchmal auch atypische *Lungenentzündungen.* Alle diese Erscheinungen sind der Ausdruck der schwindenden Infektabwehr. Bei Nichtbehandlung kommt es dann sehr schnell zu Eiterungen, Nekrosen und septischen Zuständen, die dann häufig zum Tode führen.

Therapie und pflegerische Maßnahmen
Erste Maßnahme hat selbstverständlich die Elimination des Giftes bzw. des auslösenden Pharmakons zu sein. Sofortige, wenn möglich gezielte Bekämpfung etwaiger Infektionen. In vielen Fällen kommt es dann zur langsamen Erholung des Knochenmarkes und zur Heilung.
In schweren Fällen kann man auf Glukokortikoidpräparate meist nicht verzichten. Dabei ist zu bedenken, daß unter dieser Medikation ein erhöhtes Infektrisiko besteht. Antibiotika sind daher in jedem Falle ebenfalls zu geben.

Weiterhin wird die Gabe von Gamma-Globulin empfohlen, obwohl der Ausfall der humoralen Abwehr nicht sicher erwiesen ist. Der Patient ist über die Zusammenhänge bezüglich der auslösenden Gifte oder Medikamente aufzuklären, damit er nicht mehr mit diesen Noxen in Berührung kommt.

3. Lymphogranulomatose (Morbus Hodgkin)

Die Lymphogranulomatose ist eine unterschiedlich bösartig verlaufende Erkrankung des lymphatischen Systems, deren Zuordnung zu einer größeren Krankheitsgruppe bis heute auf gewisse Schwierigkeiten stößt.
Einerseits ist das pathologisch-anatomische Bild einer *Entzündung* ähnlich, andrerseits gibt es fließende Übergänge zu echten *Sarkomen*. Klinisch ordnet man sie den *malignen Lymphomen* zu.
Das Krankheitsbild ist vielseitig in Abhängigkeit vom Ausmaß und der Lokalisation der betroffenen *Lymphdrüsen*. Besonders häufig erkranken zuerst Drüsengruppen des *Kopf-Hals-Gebietes*. Es folgt dann eine langsame Ausbreitung nach unten in die *Achseldrüsen* und das *Mediastinum*. In manchen Fällen erkranken auch die Mediastinaldrüsen zuerst, und es erfolgt dann eine weitere Ausbreitung in andere Gebiete.
Die Lymphdrüsenpakete sind hart und können beträchtliche Ausmaße annehmen. Später finden sich häufig *Granulomherde* in den Knochen und einer Reihe von Organen, Leber und Milz sind vergrößert. Solange das Geschehen noch lokalisiert ist, treten kaum Allgemeinerscheinungen auf. Mit zunehmender Ausbreitung werden sie jedoch immer häufiger. *Abgeschlagenheit,* wechselndes *Fieber, Juckreiz* der Haut, Gewichtsabnahme nehmen zu und schließlich kommt es zu schweren *Kachexien*. Dazu kommen typische Blutveränderungen, wie eine ausgeprägte *hypochrome Anämie,* eine mäßige *Leukozytose* und ein vermehrtes Auftreten *eosinophiler Leukozyten*. Die Blutkörperchensenkungsgeschwindigkeit ist stark beschleunigt und die *Dysproteinämie* (Störung der Eiweißzusammensetzung) meist sehr ausgeprägt.
Unbehandelt beträgt die mittlere Lebenserwartung etwa 3 Jahre mit einer allerdings weiten Streuung, die von wenigen Wochen bis zu etwa 20 Jahren reicht. Unter entsprechender Therapie kann es zu echten Heilungen kommen.

Therapie
Behandlungsziel ist die Zerstörung aller Krankheitsherde, die man als bösartige Neubildungen ansieht.
Zwar örtlich begrenzt, aber von hoher Intensität bietet die Strahlentherapie die Gewähr für die Zerstörung einzelner Krankheitsherde. Als Nebenwirkung können Knochenmarkschäden auftreten.
Bei der Therapie mit Zytostatika werden zwar auch kleine, verborgene Herde miterfaßt, große Herde werden jedoch nicht immer sicher zerstört. Bewährt hat sich daher die Kombination beider Verfahren, die allerdings ihre Grenzen in der individuellen Belastbarkeit des Kranken findet.

4. Blutveränderungen im Alter

Grundsätzlich gibt es keine Alters-Blutkrankheiten. Aufbraucherscheinungen können jedoch krankhafte Zustände bewirken, die bestimmten Blutkrankheiten ähneln oder gleichen, die als selbständiges Krankheitsbild praktisch in jedem Lebensalter auftreten können.
Dies gilt vor allem für eine Reihe von Anämien, die teils hypochrom, teils Perniziosa-ähnlich zu schweren Krankheitsbildern führen können. Die Ursache dieser Veränderungen ist die auf fortschreitender *Magenschleimhautatrophie* beruhende *Eisenresorptionsstörung*, bei der neben der Säure- und Enzymstörung, die oft auch die oberen Darmabschnitte funktionell und im Sinne der Enzymproduktion betrifft, gelegentlich wohl auch die Produktion des *Intrinsic-Faktors* ausbleibt.

Im übrigen sollte man bei anämischen Zuständen alter Menschen stets auch an *bösartige* (maligne) *Tumoren* denken, die ja bekanntlich schon recht früh zu Anämien führen.
Bei den Leukosen zeigt die chronische Lymphadenose einen Häufigkeitsgipfel um das 60. Lebensjahr, ohne jedoch etwa eine Alterserkrankung zu sein. Auch Agranulozytosen treten häufig im höheren Alter auf, ohne daß man hierfür unbedingt die generelle Tendenz zu aplastischen Vorgängen verantwortlich machen könnte. Sicher ist der Arzneimittelkonsum, vor allem auch der unkontrollierte, im vorgeschrittenen Alter höher und damit die Gefahr der Sensibilisierung größer.
Dieser Zusammenhang mit den immunologischen Vorgängen könnte allerdings darauf hinweisen, daß die vermehrte Anfälligkeit für *Autoimmunkrankheiten* im Alter (anacide Gastritis, Perniziosa u.a.) durch den Abbau des Immunsystems (Rückbildung der Thymusdrüse) induziert wird und damit die Frage zu diskutieren ist, ob das „Altern als Immunkrankheit" für die Blutveränderungen im Alter verantwortlich zu machen ist. Dies berührt auch die Tatsache, daß Krankheiten im Alter anders verlaufen als in jüngeren Jahren. Fast alle Organe sind in ihrem *Regenerationsvermögen* herabgesetzt. Daher ist bei therapeutischem Vorgehen stets zu bedenken: Dem Mehrbedarf an Wirkstoffen steht in zunehmendem Maße das Risiko schädigender Nebenwirkungen gegenüber. Beide Faktoren müssen gegeneinander abgewogen werden.

F. Krankheiten der Verdauungsorgane

1. Erkrankungen der Speiseröhre (Oesophagus)

a) Divertikel

Es handelt sich um sackartige Ausbuchtungen der Speiseröhre, die entweder durch vermehrten Druck von innen *(Pulsionsdivertikel)* oder häufiger durch Zug von außen *(Traktionsdivertikel)* entstehen.

Die Pulsionsdivertikel, fast nur am Übergang vom Rachen zur Speiseröhre vorkommend, können ziemlich groß werden und dann zu unangenehmen Schluckstörungen führen. Häufig bleiben Speisereste in der Ausbuchtung liegen und zersetzen sich dann. Werden sie wieder ausgeworfen, kommt es nicht selten zur *Aspiration* (Einatmung) dieser Speisereste, und es entsteht ein hartnäckiger Reizhusten.
Traktionsdivertikel entstehen meist durch Narbenzug, nicht selten durch Vernarbung tuberkulöser Lymphknoten, und sind in der Regel klein und flach. Sie machen gewöhnlich keine Beschwerden, wenn man davon absieht, daß es in seltenen Fällen zu einer *Geschwürsbildung* mit der Gefahr der *Perforation* (Durchbruch) kommen kann.
Nur bei stärkeren Beschwerden wird die operative Behandlung erforderlich.

b) Tumoren der Speiseröhre

Der weitaus häufigste Tumor der Speiseröhre ist das *Oesophaguskarzinom.* Es bevorzugt das männliche Geschlecht und tritt meist erst nach dem 50. Lebensjahr auf. Mehr als die Hälfte dieser Tumoren entwickelt sich am Übergang der Speiseröhre in den Magen, also im unteren Drittel. Sehr früh werden alle Schichten durchwachsen und bald erfolgt auch der Einbruch in die Umgebung. Eine Metastasierung in die zugehörigen Lymphknoten, aber auch in die Lunge und in die Leber, seltener in die Knochen, findet meist so frühzeitig statt, daß bei der Erkennung des Leidens nur noch etwa 25% der Fälle lokalisiert sind.
Leitsymptome sind zunehmende *Schluckbeschwerden* und ein *Druckgefühl* oder unbestimmter *Schmerz* hinter dem Brustbein. Dazu kommen Aufstoßen, Völlegefühl und bald auch das Auswerfen, manchmal blutiger, unverdauter Speisereste als Zeichen der zunehmenden Enge. Komplikationen ergeben sich durch das häufige Einwachsen in die benachbarten Organe (Luftröhre, Bronchien,

Mittelfell) sowie auch durch Druckerscheinungen des wachsenden Tumors vor allem im Bereich *wichtiger Nervenstränge,* deren Ausfall dann wiederum erhebliche Störungen auslösen kann (Sympathikus, Armnervenstrang u.a.). *Sarkome* zeigen eine ähnliche Symptomatik.

Therapie

Moderne strahlentherapeutische Verfahren haben die Prognose der Plattenepithelkarzinome, vor allem im oberen und mittleren Drittel, verbessern können. Die über dem Mageneingang sitzenden Adenokarzinome, also mehr als die Hälfte, sind dagegen nur wenig strahlenempfindlich. Für sie bleibt nur die chirurgische Behandlung, die allerdings nur in etwa einem Drittel der Fälle Aussicht auf Erfolg hat. Die Fünfjahresüberlebensquote beträgt nur 17%.

c) Entzündungen der Speiseröhre (Oesophagitis)

Bakterielle- oder *Virusinfekte, Verletzungen, Verätzungen* (Säuren oder Laugen), *Rückfluß* von *Magensaft,* manchmal auch *anhaltendes Erbrechen* können zu einer akuten Entzündung des Organs führen.

Besonders gefährlich sind die versehentlich oder auch absichtlich beigebrachten Verätzungen mit den häufig im Haushalt gebräuchlichen Toiletten- und Rohrreinigungsmitteln, die Salzsäure oder Natronlauge enthalten. Die Konzentration dieser Chemikalien ist, um eine ausreichende Reinigungswirkung zu erzielen, sehr hoch, und die Verätzungen dementsprechend schwer. Häufig sterben die Kranken an der allgemeinen Giftwirkung dieser Substanzen oder auch an den Folgen der Perforation der geschädigten Stelle. Aber auch, wenn das akute Stadium überstanden wird, entwickeln sich meist später ausgedehnte narbige *Stenosen* (Engen), die zu schweren Störungen führen können. Eine *chronische Entzündung* kann durch Alkohol- und Tabakmißbrauch entstehen. Sodbrennen und leichte Schmerzen beim Schlucken sind die Symptome.

Therapie

Die Behandlung der einfachen Entzündung besteht in der Verabreichung säurebindender Mittel (Gelusil, Solugastril, Maaloxan u.a.) und der strikten Einhaltung einer Milchkost. Heiße und kalte Getränke sind zu vermeiden. Bei sehr starken Schmerzen kann das Schlukken eines Oberflächenanaesthetikums (z.B. Xylocain-Viskös) lindern.

Bei Verätzungen steht an erster Stelle die Schockvorsorge (s.S. 64). Falls der Verletzte schlucken kann, sollte man in den ersten Stunden nach dem Unfall bei Laugenverätzung Zitronensaft und bei Säureverätzung Milch zu trinken geben.

Die medikamentöse Behandlung besteht in der kombinierten Behandlung mit Kortikosteroiden und Antibiotika. Frühzeitig sollte zur möglichst weitgehenden Verhinderung von Stenosen die *Bougierungsbehandlung* durch den Hals-Nasen-Ohrenarzt begonnen werden.

2. Erkrankungen des Magens

a) Akute Gastritis (Magenschleimhautentzündung)

Häufige Erkrankung der Magenschleimhaut, hervorgerufen durch *Überlastung* des Magens, zu *kalte* oder zu *heiße Speisen, Alkohol-* und *Nikotinmißbrauch,* aber auch durch *Medikamente* (Salicylate, Phenylbutazon u.a.). Als Begleitentzündung kommt sie bei Infektionskrankheiten vor. Sie kann lokalisiert sein oder den ganzen Magen, manchmal darüber hinaus auch den Darm ergreifen.

Nach der Einnahme von salicylathaltigen Arzneimitteln, besonders in Verbindung mit größerem Alkoholkonsum, kann es zu schweren Blutungen kommen *(erosive Gastritis).*

Die Kranken fühlen sich abgeschlagen, appetitlos und leiden häufig unter Übelkeit mit Erbrechen.

Die einfache akute Gastritis heilt im allgemeinen bei kurzer Nahrungskarenz und anschließender Diät in einigen Tagen ab. Der Übergang in die chronische Form ist allerdings, vor allem bei Nichtbeachtung, jederzeit möglich.

Therapie

Bei starkem Flüssigkeitsverlust Infusionen mit den notwendigen Elektrolyten. In leichteren Fällen nach Nahrungskarenz (24–48 Std.) langsamer Aufbau der Kost mit leicht verdaulichen Kohlenhydraten (Hafer, Reis, Weißbrot). Nach Besserung leicht verdauliche Eiweiße. Als Getränk ist Tee zu empfehlen, der anfangs schluckweise, ausreichend warm zu trinken ist.

Bei Blutungen hat sich *Tagamet* bewährt, das anfangs intravenös, später oral gegeben werden kann. Nur wenn die Blutung nicht beherrschbar ist, sollte operativ eingegriffen werden.

b) Chronische Gastritis

Es handelt sich um eine chronische Entzündung, die sich über den ganzen Magen ausbreitet und zu mehr oder weniger starken Veränderungen der Schleimhaut führt. So lange sie nur die Oberfläche betrifft *(Oberflächengastritis),* ist die Magenfunktion nur wenig oder garnicht gestört. Meist kommt es aber zu einer fortschreitenden Schrumpfung der Schleimhaut, die nun in zunehmendem Maße unfähig wird, die zur Verdauung benötigten Säfte (Salzsäure, Verdauungsenzyme) zu produzieren *(chronisch-atrophische Gastritis).*

In der ausgeprägtesten Form atrophiert die Schleimhaut so vollständig, daß auch die Bildung des Intrinsic-Factors aufhört und damit eine *perniziöse Anämie* entsteht. Bei 90% der Fälle konnten *Antikörper* gegen die Belegzellen des Magens nachgewiesen werden.

Die Kranken klagen manchmal über ein dauerndes Völlegefühl, Druckschmerz im Oberbauch und Unverträglichkeit bestimmter Fette. Meist sind sie aber beschwerdefrei.

Die Ursachen der chronischen Gastritis sind vielseitig. Sicher spielen äußere Schädlichkeiten eine gewisse Rolle. Wahrscheinlich müssen aber andere disponierende Faktoren – hormonale Störungen, Stoffwechselerkrankungen, Autoimmunopathie – dazu kommen. Neben der Blutbildungsstörung bei Kranken mit ausgeprägter Schleimhautatrophie, die in unterschiedlicher Schwere fast obligat auftritt, besteht bei dieser Erkrankung noch eine andere, ernste Gefährdung: Das Risiko, einen Magenkrebs zu bekommen, ist 3mal so hoch wie in der Vergleichsbevölkerung.

Therapie

Viele chronische Gastritiden bedürfen keiner besonderen Behandlung. Bei den schwereren Fällen ist die Unverträglichkeit bestimmter Speisen diätetisch zu berücksichtigen. Um den Andauungsvorgang zu erleichtern, soll die tägliche Nahrungsaufnahme in häufige, kleine Portionen aufgeteilt werden.

Bei totaler Schleimhautatrophie ist besonders auf Eisen- und Vit. B_{12}-Mangel zu achten und entsprechend zu therapieren.

c) Magen- und Zwölffingerdarmgeschwür (Ulcus ventriculi und Ulcus duodeni)

Das Ulkus ist ein Gewebedefekt in der Magenwand (U. ventriculi) oder im Anfangsteil des Zwölffingerdarmes (U. duodeni).

Es kann sich dabei um einen oberflächlichen Schleimhautdefekt handeln *(Erosion)* oder auch um einen in die Muskelschicht penetrierenden, geschwürigen Prozeß, der bei Abheilung Narben hinterläßt.

Frauen und Männer sind vom Magengeschwür etwa gleich häufig betroffen, während am Zwölffingerdarmgeschwür etwa 4mal so viel Männer als Frauen erkranken.

Man faßt das Ulkus heute als die Folge von Störungen im Zusammenwirken verschiedener Mechanismen auf, die den Verdauungsvorgang in diesen Bereichen bewirken. Von besonderer Bedeutung ist dabei die unter bestimmten Voraussetzungen einsetzende *Selbstverdauung* durch den Magensaft. Damit es nicht zu einer solchen Schädigung der

Schleimhaut kommt, wirken den sog. *Aggressivmechanismen*, Salzsäure, Pepsinsekretion, nervöse Stimulation u.a., gewisse Schutzeinrichtungen, die sog. *Defensivmechanismen*, entgegen. Zu ihnen gehören die schützende Schleimschicht, die lokale Durchblutung, die natürliche Widerstandskraft der Schleimhaut und bestimmte Rückkoppelungsmechanismen mit den Organen der inneren Sekretion. Überwiegen die Defensivmechanismen, kann es nicht zu einer schädigenden Beeinträchtigung der Schleimhaut und damit zu einem Ulkus kommen. Daß eine erbliche Disposition für die Ulkuskrankheit besteht, ist heute unbestritten.

Die Beschwerden der Ulkuspatienten sind recht typisch, wenngleich es auch zahlreiche Ausnahmen gibt, bei denen das sog. *Ulkussyndrom* fehlt. Zu den typischen Beschwerden gehören die von der *Nahrung abhängigen*, meist mit einem Hungergefühl verbundenen krampfartigen oder drückenden *Schmerzen* im Oberbauch, deren Intensität mit der Nahrungsaufnahme nachläßt. Zwischen 24 Uhr und 3 Uhr morgens tritt ein „Nachtschmerz" auf, der mit der erhöhten nächtlichen Nüchternsekretion des Magensaftes zusammenhängt. Der Appetit ist meist ungestört, Erbrechen nicht sehr häufig.

Kommt es allerdings durch jahrelang immer wieder auftretende Geschwüre zu *Stenosen* durch Narbenbildung im Bereich des Magenausganges, tritt häufiger Erbrechen auf und es kommt zu einer Verschlechterung des Allgemeinzustandes mit deutlichem Gewichtsverlust.

Ein Dauerschmerz, vor allem eine Ausstrahlung in den Rücken, ist verdächtig auf eine Durchwanderung des Ulkus in die Bauchspeicheldrüse.

Weitere Komplikationen sind die allerdings selten auftretenden Blutungen (ca. 5% der Fälle) und der *Durchbruch* in die Bauchhöhle, der zu schwersten, lebensbedrohlichen Zuständen führt.

Die Entartung eines Magengeschwürs zu einem Magenkrebs ist wahrscheinlich selten, dürfte aber vorkommen.

Die Psychologie sieht das Ulkusleiden als Folge eines *Ambivalenzkonfliktes*, bei dem *regressive Abhängigkeitswünsche* durch bestimmte Reaktionsbildungen kompensiert werden sollen. Der unbewußte Wunsch nach Abhängigkeit wird durch ein Verhalten überkompensiert, das der Umwelt gegenteilig erscheinen soll: Ehrgeiz, Forderung nach Freiheit, Verantwortungsfreudigkeit, die oft weit über die eigenen Möglichkeiten hinausgeht, und eine gewisse Aggressivität gehören demnach zu den typischen Verhaltensweisen der „Ulkustypen".

Aus dem inneren Widerspruch zwischen Wünschen und Verhaltenszwang ergeben sich Minderwertigkeits- und Schuldgefühle.

Therapie und pflegerische Maßnahmen

Ziel der Behandlung ist, die Säure- und Pepsinproduktion der Magenschleimhaut herabzusetzen bzw. die überschüssige Säure zu neutralisieren. Unter Berücksichtigung der meist evidenten, besonderen psychischen Konstitution der Kranken sollte während der Ulkuskur ein Milieuwechsel den Heilprozeß unterstützen. Es ist sicher von Vorteil, familiäre und evtl. berufliche Belastungen während dieser Zeit vom Patienten fernzuhalten. Da es im wesentlichen auf Ruhe und Bettruhe – sie ist ein wichtiger Heilfaktor – ankommt, ist Krankenhausaufenthalt nicht unbedingt erforderlich, vielmehr kann eine Kur durchaus während eines Urlaubs durchgeführt werden. Eine besondere Diät ist nicht erforderlich, gemischte Kost – 3mal tägl. – ist sogar günstiger, da sie dem bei bestimmten Kostformen leicht auftretenden Wirkstoffmangel sicher begegnet.

Alkohol, Kaffee und Tee sind während der Kur verboten, da sie zu den starken „Säurelockerern" gehören. Rauchen ist möglichst weitgehend einzuschränken.

Medikamentös verspricht das Cimetidin durch die Blockierung der Salzsäure, jeweils über mehrere Stunden, in etwa 80% der Fälle eine Heilung der Duodenalgeschwüre in 4–6 Wochen. Auch bei Magengeschwüren hat es sich bewährt. Wenn man allerdings bestimmte Nebenwirkungen (antiandrogene Wirkung, Hautausschlag u.a.) vermeiden will, leisten hochdosierte, die Magensäure neutralisierende Medikamente (Antacida: Gelusil, Masigel, Solugastril u.a.) etwa gleiches.

d) Magenkarzinom

Der Magenkrebs nimmt in den letzten Jahren in Mitteleuropa kontinuierlich ab. Er tritt selten vor dem 30. Lebensjahr auf und erreicht seinen Gipfel an Häufigkeit zwischen dem 50. und 60. Lebensjahr. Seine besondere Gefährlichkeit ergibt sich vor allem daraus, daß die Früherkennung oft problematisch ist. So lange er noch auf die Schleimhaut beschränkt ist – dieses Stadium kann u. U. bis zu 5 Jahren dauern –, macht er nur leichte, untypische Beschwerden. Auch wenn das Wachstum schon weiter fortgeschritten ist und tiefere Schichten erreicht hat, bereitet die röntgenologische Erfassung des Tumors manchmal noch Schwierigkeiten. Allerdings werden die Beschwerden dann intensiver und der Allgemeinzustand verschlechtert sich. Im Vordergrund stehen dann *Appetitlosigkeit, Widerwillen* gegen *Fleisch,* oft auch *brennende* oder *krampfartige Schmerzen* im Oberbauch. Sitzen die Tumoren nahe dem Magenausgang *(Pylorus),* kommt es frühzeitig zu häufigem Erbrechen und bei der schließlich eintretenden völligen *Stenosierung* zur Unmöglichkeit der Speisenpassage in den Darm.

Nach der Art des Wachstums lassen sich drei Krebstypen unterscheiden, deren Formen allerdings manchmal ineinander übergehen:

1. *polypöses Wachstum,* d. h. blumenkohlartige Wucherungen in die Magenlichtung;
2. *geschwüriger Zerfall;*
3. *infiltrierendes Wachstum,* d. h. breite Durchwachsung der Magenwand, die dann starr und unbeweglich wird.

Die Metastasierung erfolgt in die Nachbarorgane sowie in Gehirn, Lungen, Nieren, Nebennieren, Knochen und Eierstöcke (Krukenberg-Tumor).

Therapie und pflegerische Maßnahmen

Diagnostizierte Magenkarzinome gehören umgehend in die Hand des Chirurgen. Inoperable Tumoren sprechen wenig auf Zytostatika an und machen in jedem Falle Pflegepatienten, die oft hohe Anforderungen an ihre Pfleger stellen.

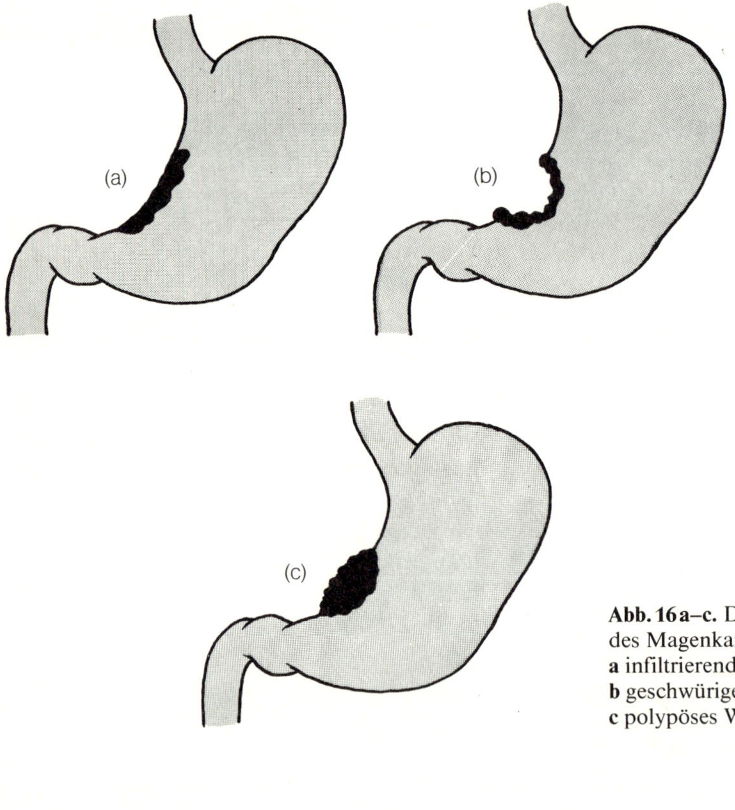

Abb. 16 a–c. Die drei wichtigsten Formen des Magenkarzinoms:
a infiltrierendes Wachstum
b geschwüriger Zerfall
c polypöses Wachstum

Sorgfältige und beharrliche Pflege vermag nicht nur subjektive Erleichterung zu geben, sondern häufig auch den Allgemeinzustand soweit zu verbessern, daß die letzten Wochen oder Monate dem Kranken trotz aller Beschwerden und der Aussichtslosigkeit der Situation doch noch wert erscheinen, durchlebt zu werden.

Die Kost sollte weitgehend den Wünschen des Kranken entsprechen. Tritt stenosebedingtes Erbrechen auf, sollte der Magen regelmäßig gespült werden. Gegen den oft quälenden Durst helfen Tropfeinläufe. So lange es dem Kranken noch möglich ist, sollte er aufstehen und sich nach seinen Wünschen beschäftigen. Bei bettlägerigen, älteren Patienten muß auf eine ordentliche und regelmäßige Blasenentleerung geachtet werden, Stuhlverstopfung beseitigt man am besten mit vorsichtigen Einläufen.

Von entscheidender Bedeutung ist eine sichere psychische Führung, die oft auch die Frage beinhaltet, ob der Kranke in seiner gewohnten Umgebung oder im Krankenhaus seine letzten Lebenstage verbringen soll (Abb. 16a–c).

3. Darmkrankheiten

a) Allgemeine Erkrankungen des Dünndarmes

Die Funktion des Dünndarmes, nämlich der Transport des Speisebreis und die Nahrungsabsorption, hängen nicht nur von einer funktionstüchtigen Schleimhaut ab, sondern ebenso vom funktionsgerechten Zusammenwirken der anderen, für die Verdauung wichtigen Organe. So können eine *atrophische Gastritis,* bei der die gestörte Enzymbildung im Vordergrund steht, und bestimmte Erkrankungen der *Bauchspeicheldrüse,* der *Leber* und der Gallenblase dazu führen, daß der Speisebrei enzymatisch nicht mehr ausreichend für die Dünndarmverdauung vorbereitet wird. Nähr- und Wirkstoffe werden nicht mehr genügend angedaut *(Maldigestion).* Häufig kommt es dann zu einer Besiedlung der oberen Darmabschnitte mit einer *abnormen Darmflora (Gärungserreger* und *Fäulniserreger),* die die nicht absorbierbaren Spaltprodukte der Nahrung zu teilweise giftigen Substanzen abbaut. Daraus wiederum resultiert eine beschleunigte Darmpassage (Durchfälle), die Absorptionsvorgängen zusätzlich entgegenwirkt.

Schädigungen der Dünndarmschleimhaut, aber auch *Enzymdefekte,* bei denen Veränderungen der Schleimhaut nicht auszumachen sind, werden als Ursache bestimmter Absorptionsstörungen angesehen, die sich auf einzelne oder mehrere Stoffe beziehen. Das Fehlen zuckerspaltender Enzyme in der Dünndarmschleimhaut selbst führt z. B. zu einer mangelnden Absorption der noch nicht genügend abgebauten Bausteine des Zuckers, die nun unverändert ausgeschieden werden *(Malabsorption).* Ein Teil des Zuckers wird von der vermehrten Bakterienflora zu organischen Säuren umgewandelt, die ihrerseits erhöhte Darmbewegung und damit *Gärungsdurchfälle* bewirken.

Die Fett- und Eiweißspaltung können in ähnlicher Weise betroffen sein, ebenso die Aufnahme von Vitaminen, die teils fett-, teils wasserlöslich sind.

Das Krankheitsbild dieser oft ineinander übergehenden Störungen ist außerordentlich vielseitig: Wäßrige oder breiige, voluminöse, häufige *Durchfälle,* oft von *krampfartigen Schmerzen* begleitet, heftige *Blähungen,* in schweren Fällen schließlich *Gewichtsverlust* bei anhaltender Appetitlosigkeit, *Ödeme* und *Aszites* (Bauchwassersucht).

Dazu kommen Vitaminmangelerscheinungen wie Blutungsneigung (Vitamin K), Knochenentkalkung (Vitamin D), Hauterscheinungen (Vitamin A), Nervenentzündungen (Vitamin B-Komplex) und Austrocknungserscheinungen, zunehmende Schwäche und Muskelkrämpfe wegen des dauernden *Wasserverlustes* und des Mangels an *Elektrolyten.* Fast regelmäßig kommt es zu hyperchromen oder hypochromen Anämien (Vitamin B_{12}- und Eisenmangel).

Die schwerste chronische Dünndarminsuffizienz ist die *einheimische Sprue* (bzw. Zöliakie), bei der es besonders zur Störung der Fettabsorption kommt. Es handelt sich um eine Schädigung der Darmschleimhaut durch das sog. *Gluten,* den Kleberstoff verschiedener Getreide, der bei manchen Menschen hyperergische Reaktionen am Darm auslösen soll. Die Schleimhaut des oberen Dünndarms zeigt entzündliche und atrophische Veränderungen, vor allem eine Abflachung der Darmzotten, und dadurch eine starke Verkleinerung der Absorptionsfläche.

Therapie

Die Behandlung dieser Störungen richtet sich nach der Ursache. Bei der Maldigestion ist neben der Behandlung des Grundleidens, die Substitution der fehlenden Enzyme angezeigt.

Die Therapie der Sprue besteht in völlig glutenfreier Ernährung. Anstelle der üblichen Mehle dürfen also nur Reismehle, Maismehle, Sojamehl und Johannisbrotkernmehl verwendet werden. Eiweiß soll stets reichlich gegeben werden, Fett muß langsam aufgebaut werden.

In den meisten Fällen kommt es dann zu einer langsamen Regeneration der Darmschleimhaut. Allerdings darf die glutenfreie Kost nie unterbrochen werden, um Rückfälle zu vermeiden.

In sehr schweren Fällen sollte ein Versuch mit Kortikosteroiden gemacht werden.

In allen Fällen muß an den Ersatz der Elektrolyte, Vitamine und häufig auch des Eisens gedacht werden.

b) Spezielle Erkrankungen des Dünndarms

1. Akute Enteritis, Gastroenteritis, Enterocolitis. Leitsymptom ist der Durchfall *(Diarrhöe).* Meist handelt es sich um eine *bakteriell* bedingte Irritation der Darmschleimhaut, wobei die Entzündung nicht immer auf den Dünndarm beschränkt bleibt, also Magen und/oder Dickdarm miteinbezieht. Auch Vergiftungen mit *Bakterientoxinen,* Schwermetallen, Befall mit *Darmparasiten* und *Allergie* gegen bestimmte Nahrungsmittel rufen eine Gastroenteritis hervor.

Schwere, meist epidemisch verlaufende Enteritiden sind die *Salmonellosen* (Typhus abdominalis, Paratyphus A und B) und die durch *Vibrionen* hervorgerufene Cholera. Beide Krankheiten sind jedoch in erster Linie Allgemein-Infektionskrankheiten und erst in zweiter Linie Darmkrankheiten.

Obwohl der *Typhus* durch den Einsatz moderner Antibiotika heute viel von seinem Schrecken verloren hat, gehören die Kranken jedenfalls in die Klinik. Zwar sind Darmblutungen und -perforationen selten geworden, sie erfordern jedoch, falls sie eintreten, spezielle Maßnahmen und Überwachung durch speziell geschultes Personal.

Unbehandelt verläuft der Typhus in mehreren Krankheitsphasen. In der ersten Woche steigt das Fieber allmählich an. Der Kranke fühlt sich abgeschlagen, klagt über Kopfschmerz und hat häufig bronchitische Erscheinungen.

In der zweiten Woche hat das Fieber seinen Höhepunkt erreicht und bleibt nun Tag und Nacht gleich hoch *(Kontinuatyp).* Der Kranke ist benommen und apathisch. Die *Bacteriämie* (Einbruch der Bakterien in die Blutbahn), von Anfang der Krankheit an vorhanden, führt jetzt zur Milzvergrößerung und zu Hautmetastasen, den „Roseolen", die als kleine rosa Flecken meist auf Bauch und Brust sichtbar werden. Zu diesem Zeitpunkt beginnen erst die wechselnd schweren Durchfälle, die dann zu weiterer Verschlechterung des Allgemeinzustandes führen und die Gefahr der Darmblutung und der Perforation akut werden lassen. In diesem Stadium ist das Versagen des Kreislaufs am häufigsten. Es dauert wiederum etwa eine Woche.

Dann kommt es schließlich zu einer Reinigung der Darmgeschwüre und zur langsamen Ausheilung, wobei das Fieber wieder *lythisch* abfällt. Nicht selten kommt es zu Rückfällen, die meist abgekürzt verlaufen.

Bei der *Cholera* sind es nicht Entzündungsvorgänge, sondern schwere Funktionsstörungen der Darmschleimhaut, die zu hohen Wasser- und Elektrolytverlusten führen. Für diese, vor allem in den asiatischen Ländern immer wieder epidemisch auftretende Krankheit gilt in besonderem Maße, daß fachgerechte klinische Pflege die hohe *Letalität* (Sterblichkeit) entscheidend senken kann.
Das Krankheitsbild ist sehr unterschiedlich und reicht von leichten Durchfällen bis zum schweren Cholera-Anfall, der unbehandelt in wenigen Stunden zum Tode führen kann.
Nach einer kurzen Inkubationszeit stellen sich Kopfschmerzen und Abgeschlagenheit ein, die Temperatur sinkt unter die Norm. Bald tritt ein heftiger Brechdurchfall auf, mit Entleerungen eines „reiswasserfarbenen" Stuhles, bei dem es zu erheblichen Elektrolyt- und Wasserverlusten kommt. Der weitere Verlauf ist dann meist durch schwere Gefäß- und Nierenbeteiligung gekennzeichnet: Abfallender Blutdruck, Zyanose und urämische Zustände.

Therapie und pflegerische Maßnahmen

Die akute Diarrhoe (Sommerdiarrhoe, Reisediarrhoe) hat in der Regel eine infektiöse Ursache. Meist genügt die *kurzfristige* Behandlung mit Metifex, Mexaform oder Hylakombun. Oft bessern sich Durchfälle schon durch Kohlekompretten oder geriebene Äpfel.
Bei Salmonellenerkrankungen ist das Chloramphenicol das wirksamste Antibiotikum. Zur Sanierung von *Dauerausscheidern* wird die Langzeitbehandlung mit Trimethoprim-Sulfonamid-Kombinationen (Bactrim, Supristol u.a.) empfohlen.
Hauptziel der Cholerabehandlung ist die Verhinderung der Austrocknung und der schweren Elektrolytverluste. Unter laufender Kontrolle müssen verschiedene Infusionslösungen (Kochsalz-, Natriumbicarbonatlösung) so lange gegeben werden, bis das akute Stadium vorüber ist. Kaliumverluste können durch Einnahme von Kalinortbl. oder Rekawantbl. ausgeglichen werden.
Als antibakterielle Therapie kommen Tetracycline oder Chloramphenicol in Frage. Für beide Krankheiten stehen Impfstoffe zur Verfügung, die allerdings nur einen relativen Schutz gewähren. Bei Reisen in gefährdete Gebiete ist streng auf persönliche Hygiene zu achten.

2. Enterocolitis regionalis (Crohnsche Erkrankung). Es handelt sich um eine *unspezifische Darmentzündung*, deren Ursache noch unbekannt ist. Sie kann zwar alle Darmabschnitte befallen, tritt jedoch in den meisten Fällen im unteren Ileum auf.
Es entwickelt sich eine *entzündliche Schwellung* der Darmschleimhaut mit *Granulombildung* unter Beteiligung der Lymphknoten. Meist besteht Fieber. *Kolikartige Schmerzen, Durchfälle* und *Blähungen* sowie Druckschmerzen in den befallenen Darmabschnitten bestimmen das Beschwerdebild. *Blutungen* und *Perforationen* (Durchbrüche) kommen vor, *Analfisteln* sind ausgesprochen häufig (Analfisteln: kleine Gänge, die von der Darmschleimhaut zur Haut führen und hier austreten).
Sind größere Teile des Ileums betroffen, entwickelt sich eine Malabsorption (s. dort). Bei stärkerer Schwellung der Darmwände können Stenosesymptome auftreten.

Therapie

Ziel der Behandlung ist die Beherrschung der Entzündung und der Ausgleich des Eiweiß- und Wirkstoffverlustes.
Die Diät soll eiweißreich sein und Vitaminzusätze enthalten. Eisen- und Mineralstoffwechsel müssen überwacht und gegebenenfalls substituiert werden. Neuerdings wird empfohlen, den Zucker stark einzuschränken. Vorsicht auch mit Fetten, am besten werden *mittelkettige Triglyceride* vertragen.
Medikamentös stehen die Kortikosteroide und das Salizylsäurepräparat Azulfidine, einzeln oder in Kombination, im Vordergrund der Behandlung. In sehr schweren Fällen, vor allem bei Stenosesymptomatik, kommt die chirurgische Behandlung in Frage. Die Rückfallquote ist allerdings hier besonders hoch.

3. Tumoren des Dünndarmes. Bösartige Tumoren des Dünndarms sind ausgesprochen selten. Karzinome bevorzugen das Duodenum, während lymphoblastomatöse Geschwülste meist im Ileum sitzen.
Häufiger kommen gutartige Tumoren vor, die aber oft symptomlos sind.

c) Erkrankungen des Dickdarmes

1. Irritabler Darm. Funktionelle Störung des Dickdarms seltener auch anderer Darmabschnitte, deren Ursache nicht sicher geklärt ist.
Da der Bewegungsablauf des Darmes gestört ist, ohne daß sich ein besonderes oder gar typisches pathologisch-anatomisches Substrat nachweisen läßt, neigt man heute zu der Annahme, daß die Krankheitsursache vorwiegend im psychosomatischen Bereich liegt.
Die Kranken klagen über *krampfartige Schmerzen* im Unterbauch, die in Zusammenhang mit der Stuhlentleerung stehen. Häufig besteht ein Völlegefühl und vermehrte Blähungen. Der Stuhl ist meist hart, machmal durch zu lange Verweildauer im Kolon auch breiig.

Therapie
Ballastreiche, nicht blähende Kost. Keine Abführmittel.
Medikamentös, falls erforderlich, parasympatholytisch wirkende Substanzen (Vagantin u. ä.) und in schweren Fällen Sedierung. Wichtiger ist jedoch die geduldige und sichere Führung dieser Patienten und die Ausschaltung psychischer Streßmomente, die zu neurotischer Fehlhaltung führen.

2. Colitis ulcerosa. In Schüben verlaufende oder chronische Entzündung einzelner oder aller Dickdarmabschnitte (am häufigsten des Rektums), deren Ursache noch umstritten ist. In neuerer Zeit neigt man dazu, für die schweren Störungen *allergische Reaktionen, gestörte zelluläre Immunität* und psychosomatische Irritationen verantwortlich zu machen. Beschwerden und Symptome sind vor allem von der Ausdehnung des Prozesses abhängig. Sind größere Teile des Kolons betroffen, treten wäßrig-schleimige, oft auch blutige Durchfälle auf, häufig von heftigen, krampfartigen Schmerzen begleitet. Immer wieder auftretende Fieberschübe, Appetitlosigkeit und fortschreitender Gewichtsverlust verschlechtern ständig den Allgemeinzustand. Dazu kommen nicht selten entzündliche Gelenkprozesse, Lebererkrankungen, Augen- und Hautentzündungen und manchmal auch Herzmuskelentzündungen. Auch die Neigung zu Thrombosen erhöht sich und damit das Risiko von Embolien. Dazu kommt, daß mit zunehmender Krankheitsdauer der Übergang in ein *Kolonkarzinom* immer wahrscheinlicher wird.

In der betroffenen Darmschleimhaut bilden sich kleine Abszesse, die zu größeren Geschwüren zusammenfließen. Die Schleimhaut zeigt alle Stadien der Entzündung nebeneinander: Gefäßreiche Infiltration mit Ödembildung, Geschwürsbildung und Narbenbildung.
Analfisteln, Abszeßbildungen im Analbereich und Durchbrüche der Geschwüre sind nicht ganz seltene Komplikationen.

Therapie und pflegerische Maßnahmen
Bei der Schwere und Gefährlichkeit der Erkrankung sollte der Kranke einer ständigen ambulanten Kontrolle unterliegen.
Die Behandlung richtet sich nach dem jeweiligen Stadium. Während die Kranken mit leichteren Verlaufsformen nicht aus dem Berufsleben herausgenommen werden sollten, müssen die Fälle mit schweren Darmblutungen, Fieber und auffälligem Kräfteschwund in klinische Spezialbehandlung kommen. Hier wird die Kost individuell angepaßt und der Flüssigkeits- und Elektrolytverlust ausgeglichen, u. U. auch mit Vollbluttransfusionen. Medikamentös ist durch die Einfühurng des *Azulfidine* sicher eine Wende eingetreten, die diese Krankheit nicht mehr ganz so hoffnungslos erscheinen läßt. Auch Kortikosteroide zeigen in manchen Stadien einen guten Erfolg, können jedoch in der notwendigen Dosierung nicht in der Langzeittherapie verwendet werden (Nebenwirkungen!).

Die chirurgische Lösung, die Entfernung des Dickdarms, ist heute seltener notwendig. Bei sehr schweren Verlaufsformen muß jedoch noch gelegentlich auf diesen folgenschweren und nicht leichten Eingriff zurückgegriffen werden.

*3. **Dickdarmvertikulose.*** Erhöhter Druck (Verstopfung!) bei anlagemäßiger Wandschwäche kann zum Auftreten kleiner Ausstülpungen der Dickdarmwand führen. Meist treten keine Beschwerden auf. Nur wenn es zu einer Entzündung im Gewebe um die Divertikel kommt, treten kolikartige Schmerzen, Stuhlunregelmäßigkeiten und manchmal Blutungen auf. Die seltenen Komplikationen sind Fistelbildungen, Abszesse und Perforationen. Die Krankheit tritt selten vor dem 50. Lebensjahr auf.

Therapie
Vermeidung von grober schlackenreicher Kost. Bei Entzündungsvorgängen Antibiotika (Tetracyclin, Ampicillin) und krampflösende Mittel (Baralgin o. ä.).
Bei Fieber und Schmerzen Bettruhe.
Die o. g. Komplikationen sind der chirurgischen Behandlung zuzuführen.

*4. **Bösartige Tumoren des Dickdarms.*** Der Dickdarmkrebs, einer der häufigsten bösartigen Tumoren überhaupt, ist eine Erkrankung des höheren Lebensalters. Über die Hälfte aller Karzinome des Dickdarms sitzen in den unteren Abschnitten, also im *Rektum* oder im *Sigma* (Abb. 17). Das relativ *langsame Wachstum* dieser Tumoren, von Ausnahmen abgesehen, bedingt, daß die Beschwerden oft über lange Zeit uncharakteristisch sind.

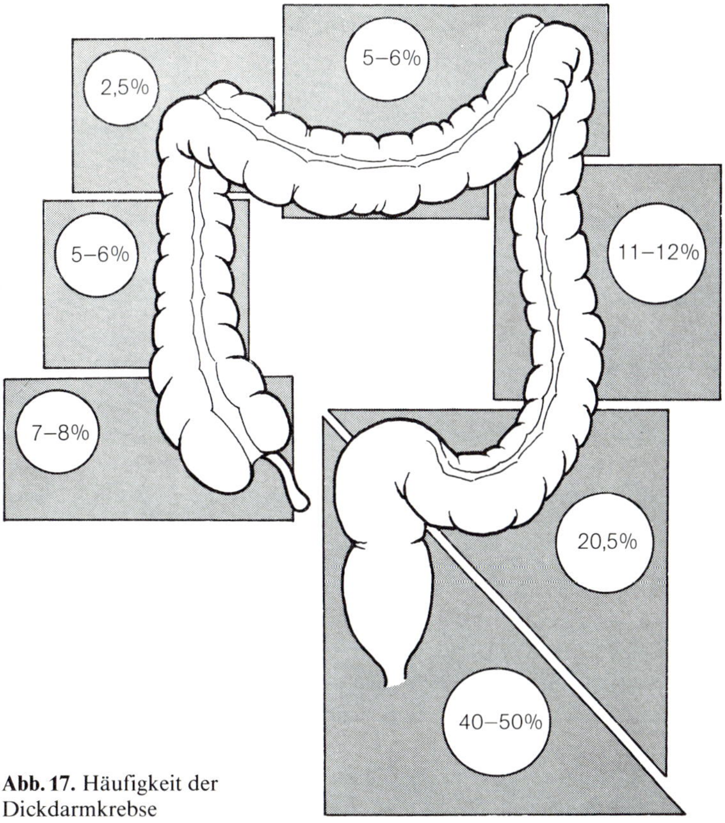

Abb. 17. Häufigkeit der Dickdarmkrebse

Durchfälle im Wechsel mit *Verstopfungen, kolikartige Schmerzattacken* von nicht sehr starker Intensität, unbedeutender Gewichtsverlust und manchmal geringe *Blutbeimengungen* sind die Symptome, die den Kranken oft erst spät zum Arzt führen. Häufig bestehen dann schon Metastasen in den anliegenden Organen und nicht selten sind sie es erst, die dann schließlich zur Diagnose führen.
Ein Verschluß des Darmes durch den Tumor ist ein Spätsymptom, ebenso eine ausgesprochene Kachexie. Bei der *Metastasierung* werden Lunge, Leber und das *Skelet* bevorzugt. Die überwiegende Zahl der Dickdarmkarzinome zeigt eine gewisse Differenzierung. Ihr Epithel ordnet sich zu primitiven Drüsenschläuchen, die allerdings eine unregelmäßige Schichtung zeigen, sehr verschiedene Größe haben und häufig einen zähen Schleim absondern. Man nennt diesen Krebstyp *Adenokarzinom* und spricht im Falle besonders starker Schleimabsonderung auch von einem *Gallertkrebs.*

Therapie
In etwa 60% der Fälle erreicht man nach der Resektion des Kolons eine Fünfjahresheilung. Dabei ist das Operationsrisiko bei alten Menschen nicht besonders hoch und bleibt, jenseits des 60. Lebensjahres, bis in das höchste Alter konstant. Eine andere erfolgversprechende Therapie gibt es z. Zt. noch nicht.

5. Hämorrhoiden. Erweiterung der Venen des Analringes zu knotenförmigen nach außen oder gegen den Mastdarm sich verwölbenden Gebilden, die oft zu unangenehmen Komplikationen führen:
Schwellung, Blutung, Schleimabsonderung, Entzündung der Analschleimhaut, Thrombosen von *Hämorrhoidalknoten,* schmerzhafte, langwierige *Einrisse* der *Schleimhaut* und *Vorfall* der *Mastdarmwand* durch den Analring. Die Krankheit tritt in manchen Familien gehäuft auf (Bindegewebsschwäche) und wird begünstigt durch Verstopfung, Schwangerschaft und sitzende Tätigkeit. Eine besonders gefährliche, jedoch seltene Komplikation ist das Übergreifen einer Entzündung der Analvenen auf tiefere Venengeflechte mit der möglichen Folge einer Thrombose und konsekutiven *infektiösen Embolie.*

d) Ileus (Darmverschluß)

Darmverschluß bedeutet, daß entweder ein mechanisches Hindernis den Darm verlegt, oder der Transport des Speisebreis bzw. des Kots dadurch nicht mehr möglich ist, daß eine Lähmung des Darmes eingetreten ist. Dementsprechend unterscheidet man den *mechanischen Ileus* von einem *paralytischen Ileus.*

1. Mechanischer Ileus. Häufigste Ursachen sind *Hernien* (Eingeweidebrüche), bei denen Darmteile aus der Bauchhöhle durch eine *Bruchpforte* in eine abnorme Ausstülpung des Bauchfells treten. Auch *Verwachsungen, Achsendrehungen des Darmes* und *Einstülpungen* von *Darmteilen* (Invagination), *Tumoren* und gelegentlich auch Fremdkörper können einen Darmverschluß verursachen.
Es handelt sich in jedem Falle um einen außerordentlich gefährlichen Zustand, der schnellstens Abhilfe erfordert. Die größte Gefahr liegt darin, daß *Zirkulationsstörungen* in der Darmwand zu *Nekrosen* führen können, die eine *Bauchfellentzündung* auslösen.
Der Kranke hat einen *aufgeblähten Bauch* bei *Stuhl* und *Windverhaltung, Erbrechen,* später auch *Koterbrechen* und anfangs *kolikartige Schmerzen.* Lassen diese Bauchkrämpfe später nach, bedeutet dies zwar eine subjektive Erleichterung für den Kranken, muß aber keineswegs eine objektive Besserung des Zustandes anzeigen. Von den seltenen Fällen abgesehen, bei denen ein mechanisches Hindernis sich wieder löst und den Darmabschnitt wieder durchgängig macht, handelt es sich dann um eine eingetretene *Darmlähmung,* die den Zustand noch gefährlicher macht. Die bald eintretende Blutüberfüllung im Gefäßgebiet des Darmes vermindert die zirkulierende Blutmenge (kleiner, schneller

Tabelle 6. Gegenüberstellung der Symptomatik der beiden Hauptformen des Ileus

Mechanischer Ileus	Symptome	Paralytischer Ileus
Oft Kolikschmerz, manchmal auch fixierter Schmerz	1. Schmerz	Spontan-Druck- und Loslaß-schmerz
Fehlt oder wenig ausgeprägt	2. Bauchdeckenspannung	Hauptsymptom
Hyperperistaltik, Darmsteifungen	3. Darmbewegung	Aufhören der Peristaltik („Grabesstille")
Fehlt	4. Fieber	Rektal-Fieber
Stauungserbrechen	5. Erbrechen	Andauerndes Erbrechen
Fehlt	6. Stuhl	Fehlt
Lange gut, langsame Verschlechterung	7. Puls	Verschlechterung ist bereits ein Frühsymptom!
Fehlt bei Verlegung des Darmlumens; ausgeprägt bei Achsendrehungen, da Gefäßbeteiligung	8. Schock	Entwickelt sich fast immer

Puls), und schließlich kommt es zu einem lebensbedrohlichen Schockzustand.

2. Paralytischer Ileus. Bei Bauchfellentzündungen *(Peritonitis),* nach Bauchoperationen sowie auch bei akuten Nierenprozessen und schweren Affektionen der Bauchspeicheldrüse kann es zu Darmlähmungen kommen.
Die Symptomatik unterscheidet sich in manchen Punkten von der des mechanischen Ileus:

1. *jede Darmbewegung hört auf!* („Grabesstille"),
2. *diffuse, „bretthart" Abwehrspannung des Bauches,*
3. *Fieber.*

Thrombosen und *Embolien* in die Darmgefäße führen ebenfalls zu dem Bild eines Darmverschlusses. Betroffen sind meist ältere Menschen. Es kommt sehr schnell zu einem schweren Schockzustand, starken Schmerzen und häufig zu Bluterbrechen.

Therapie und pflegerische Maßnahmen
Beim mechanischen Ileus muß so schnell wie möglich das Hindernis beseitigt werden. Dabei ist zu bedenken, daß der schwerstkranke Patient sorgfältig auf die Operation vorzubereiten ist. Elektrolytersatz und genaue Flüssigkeitsbilanzierung sind unabdingbar notwendige Voraussetzung für jeden Eingriff. Einlegen einer Magensonde (durch die Nase) zur Absaugung des Magen- und Dünndarminhaltes.
Auch der paralytische Ileus gehört (wie jeder „akute Bauch") umgehend in klinische Beobachtung und Behandlung! Da er in der Regel nur das Begleitsymptom einer anderen Erkrankung ist, kann über die notwendige Therapie nur nach Abklärung des Grundleidens entschieden werden.
Zu den Sofortmaßnahmen gehört das Anlegen einer Infusion, falls Schockgefahr besteht. Keine Opiate! Antibiotika nur, wenn Infektion als Teilursache angenommen werden muß (Tabelle 6).

4. Erkrankungen der Leber

Der den vielseitigen Aufgaben der Leber entsprechende komplizierte Aufbau, bei dem *Leberzellen, Stützgewebe, Gefäße, Gallengänge* und *spezifische Endothelzellen* in optimaler Weise zusammenwirken müssen, um das sinnvolle Ineinandergreifen der Funktionen zu gewährleisten, bedingt eine ebenso vielseitige Anfälligkeit.
Allerdings besitzt die Leber eine relativ große *Funktionsreserve,* die ein Überleben auch nach Einbuße eines gewissen Teiles der Funktionseinheiten noch möglich macht. Dabei kommt es nicht nur auf das Ausmaß der

Schädigung an, sondern vor allem auch darauf, ob der das Lebergewebe schädigende Prozeß endgültig zum Stillstand gekommen ist oder aber, unter bestimmten Belastungen immer wieder aktiv wird.

Neben bestimmten *Lebergiften*, die den Untergang der Funktionszellen der Leber bewirken können, sind es vor allem drei Formen der *Virushepatitis* (Hepatitis A, Hepatitis B und Hepatitis Non-A-Non-B), die zwar prinzipiell ohne Schaden ausheilen können, unter ungünstigen Umständen aber in immer wieder auftretenden Schüben zu einer langsamen Zerstörung des Lebergewebes führen. Dabei führen die Versuche des Organs, die zerstörten Zellen durch funktionstüchtige zu ersetzen, nur unbefriedigend zum Ziel: Die Leber verkleinert sich schließlich *(Schrumpfleber)*, da die unregelmäßig angeordneten, neu gebildeten Zellen einmal mengenmäßig nicht ausreichen, zum anderen aber in einem festen Bindegewebsverband liegen, dessen Elastizität – ähnlich einem Narbengewebe – praktisch aufgehoben ist. Dieser Endzustand, bei dem die Funktion der Leber eingeschränkt ist oder sogar total aufgehoben sein kann, ist eine typische Reaktionsform dieses Organs, bei der es, je nach Auswahl des Schadens zu den entsprechenden Ausfallserscheinungen kommt.

Als äußeres Symptom gestörter Leberfunktion fällt eine Gelbfärbung (Ikterus) der Haut und der Schleimhäute auf, die zwar *nicht obligat* ist, aber dennoch ein gewisses Leitsymptom ist.

Sie entsteht durch einen Anstieg des *Bilirubins* im Serum, wenn der Bilirubintransport innerhalb der Leber gestört ist oder eine Ausscheidungsstörung in die Gallengänge vorliegt. Auch wenn ein Abflußhindernis in den außerhalb der Leber gelegenen, großen Gallengängen besteht, kommt es zu dieser Gelbfärbung der Haut *(mechanischer Ikterus)*.

Leberzellerkrankungen

a) Akute Virushepatitis A (Hepatitis epidemica)

In *Epidemien*, aber auch als Einzelerkrankung auftretende, nur auf Menschen übertragbare infektiöse Entzündung der Leber. Die Ansteckung erfolgt über verunreinigtes Trinkwasser, Nahrungsmittel (Milch, Austern, Muscheln u. a.), aber auch durch direkten Kontakt mit Virusträgern. Die Zeit zwischen Ansteckung und Ausbruch der Krankheit (Inkubationszeit) beträgt im Mittel etwa 30 Tage. Es gibt Virusträger, die nie merkbar erkranken, aber die Krankheit übertragen können. Der Erreger ist das *Virus A*. Die Hepatitis A heilt fast immer aus und hinterläßt eine lebenslängliche Immunität.

b) Akute Virushepatitis B (Serumhepatitis)

Hervorgerufen durch das Virus B, wird diese Infektion fast immer aus dem Blut Erkrankter übertragen. Bluttransfusionen, unsterile Instrumente und Injektionsspritzen, seltener auch Intimkontakte (Geschlechtsverkehr, Speichel) sind der wesentliche Übertragungsweg. Die Inkubationszeit variiert sehr stark und kann bis zu 8 Monaten betragen.

c) Non-A-Non-B-Hepatitis

Auch diese Leberentzündung wird durch Blutübertragungen oder durch direkten Kontakt übertragen. Das Virus – möglicherweise handelt es sich um zwei oder drei verschiedene – konnte bisher noch nicht identifiziert werden.

Die drei Krankheiten zeigen klinisch das gleiche Bild, wenngleich der Verlauf der Hepatitis B und der Non-A-Non-B-Hepatitis häufig langwieriger und nicht selten stürmischer ist.

Der Krankheitsbeginn ist recht uncharakteristisch. Appetitlosigkeit, Brechreiz, Widerwillen gegen Fette, Abgeschlagenheit, Blähungen und ein unbestimmter Schmerz unter dem rechten Rippenbogen bestimmen anfangs das Bild. Selten tritt Fieber auf, gelegentlich klagen die Patienten über Gelenkschmerzen.

Schon bevor es zur Gelbfärbung der Haut kommt, besteht meist eine deutliche *Lebervergrößerung*. Bald verfärbt sich der Urin dunkelbraun und der Stuhl entfärbt sich, da die *Gallenfarbstoffe* im Urin *vermehrt* auftreten und aus dem Stuhl verschwinden. Die Gelbsucht nimmt schnell zu und erreicht die größe Intensität nach zwei Wochen.

Auch wenn sie nach 4–6 Wochen wieder vollständig verschwunden ist, kann eine Heilung erst nach frühestens 4 Monaten angenommen werden. Allerdings weiß man heute, daß die Gelbfärbung der Haut keineswegs obligat ist. Mehr als die Hälfte (!) aller Patienten entwikkeln keinen Ikterus.

Bei der Erkrankung kommt es zum Untergang zahlreicher Leberzellen, ohne daß das Gerüstwerk zerstört wird. Wanderzellen und Lymphozyten sorgen für die Beseitigung der nekrotischen Zellen, und von der Peripherie der Leberläppchen setzt eine Regeneration ein, bei der neue, funktionierende Leberzellen die entstandenen Lücken wieder ausfüllen. Nach einigen Monaten ist der Schaden normalerweise wieder behoben.

Merke: Die Virushepatitis ist eine akute Entzündung der Leber, die entweder epidemisch auftritt (Hepatitis A) oder sporadisch, wobei ein Teil der Erkrankungsfälle auf einen direkten Kontakt mit dem infizierten Blut eines Antigenträgers zurückzuführen ist (Hepatitis B und Non-A-Non-B-Hepatitis). Die direkt übertragene Form verläuft häufig langwieriger und stürmischer. Dennoch haben alle Hepatitiden gute Heilungsaussichten. Der Übergang in chronische Verlaufsformen ist jedoch bei der Hepatitis B und der Non-A-Non-B-Hepatitis häufiger.

Therapie und pflegerische Maßnahmen

Da eine wirksame Therapie der Viruserkrankungen der Leber noch nicht bekannt ist, kommt der allgemeinen Pflege ein wichtiger Stellenwert zu. An erster Stelle steht hier die Bettruhe, wenngleich man heute nicht mehr rein schematisch mit dieser Maßnahme verfährt. Sobald das Befinden, vor allem bei jungen Menschen, eine Lockerung zuläßt (Kontrolle der Blutwerte!), sollte zeitlich befristetes Aufsein zugelassen werden. Ähnliches gilt für die sogenannte Leberdiät. Man neigt heute dazu, eher eine Wunschkost zuzulassen. Sie soll in der Zusammensetzung ausgeglichen sein, als Fett vorwiegend Butter verwenden, vor allem aber auf die *erzwungene* eiweißreiche Ernährung (Quark usw.) weitgehend verzichten.

Medikamentös gibt es Ansätze erfolgreicher Bekämpfung der Hepatitis-Viren. Jedoch ist die Herstellung derartiger Präparate z.Zt. noch so problematisch, daß sie noch nicht für den Arzneimittelmarkt verfügbar sind *(Interferon)*. Neuerdings gibt es eine aktive Immunisierung gegen die Hepatitis B.

d) Chronische Hepatitis

Die chronische Hepatitis kann aus einer *Virushepatitis* entstehen, kann aber auch durch andere Schädlichkeiten ausgelöst werden (Infektionskrankheiten, Alkohol, chronische Darmkrankheiten). Sie stellt sozusagen das Zwischenglied zwischen der akuten, ausheilbaren Hepatitis und der nicht mehr rückbildungsfähigen Zirrhose dar.

Man beschreibt heute zwei Verlaufsformen, die sich dadurch unterscheiden, daß die eine einen milden Verlauf mit immer bestehender Ausheilungstendenz hat, während die andere eine stetige Verschlechterung der Befunde mit einer Neigung zur Zirrhose, die auch häufig den Endzustand darstellt, zeigt.

Bei der gutartigen, *chronisch persistierenden Hepatitis* besteht oft über einen langen Zeitraum eine leichte Entzündung mit geringer *portaler Zellinfiltration* und einzelnen *Leberzellnekrosen*. Die Beschwerden sind wechselnd, beschränken sich jedoch auf rasche Ermüdbarkeit, Völle- und Druckgefühl im Bauch und gelegentlichen Anstieg des Biliru-

bins im Blut, ohne daß es zu ausgesprochenen Schüben mit Ikterus kommt. Da diese Heilungsverzögerung im allgemeinen eine gute Voraussage hat, bedarf sie keiner Behandlung.
Die andere Form, *chronisch aggressive Hepatitis* genannt, neigt zu dauernder Aktivität mit fortschreitender Verschlechterung des Befundes und des Befindens.
Die Zellinfiltrationen sind ausgedehnter und setzen sich in die Leberläppchen fort, Zellnekrosen treten auf und es kommt zu ersten Zeichen einer *bindegeweblichen Umwandlung.*
Jede chronische Hepatitis kann nach Jahren in eine Zirrhose übergehen. Aber auch die aggressive Form ist nicht ganz ohne Heiltendenz. Gelegentlich kommt es zu einem Stillstand des Prozesses, der in eine Defektheilung einmünden kann.

Therapie
Die chronisch aggressive Hepatitis kann in manchen Fällen durch eine Langzeittherapie mit Kortikosteroiden deutlich gebessert werden.

e) Leberzirrhose (Leberschrumpfung)

Das Wesen der Zirrhose liegt in der Zerstörung des normalen *Leberläppchenaufbaus* durch neugebildete *Bindegewebsstränge,* die in die Leberläppchen hineinwuchern und diese zu *Pseudoläppchen* zerschnüren. Dieser Prozeß, hat er einmal begonnen, schreitet nahezu unaufhaltsam fort, bis die Leber so viel Lebergewebe durch Bindegewebe ersetzt hat, daß ihre Funktion erlischt.
Etwa ein Drittel der Zirrhosen entsteht durch eine nicht ausgeheilte Hepatitis, die anderen zwei Drittel verteilen sich auf eine Reihe von Lebergiften (Medikamente, Alkohol, Pilzgifte, gewerbliche Gifte), die über eine *Fettleber* zum bindegewebigen Umbau führen können. Auch eine langdauernde Entzündung der Gallengänge *(Cholangitis)* infolge eines Abflußhindernisses (Gallenstein, Tumor u.a.) kann zu einer Zirrhose führen. Die Beschwerden der Kranken entsprechen anfangs denen, die bei der chronischen Hepatitis auftreten. Ist die Krankheit weiter fortgeschritten, treten typische *Haut-* und *Gefäßveränderungen* auf: die Gesichtsfarbe wird grau (Melaninvermehrung), und im Gesicht und häufig auch auf der Brust finden sich zahlreiche, erweiterte kleine Gefäße, die der Haut das Aussehen von Geldscheinpapier geben (Dollarpapierzeichen). Daumenballen und Fingerkuppen zeigen eine rotfleckige Verfärbung, die Zunge ist lackartig glänzend und ohne Belag. Später kommt es häufig zu verschiedenen *hormonalen Störungen.*
Die Leber ist immer *derb* und *vergrößert* unter dem Rippenbogen zu tasten während die eigentliche Schrumpfung dann den Endzustand darstellt.
Obwohl die Zirrhose in vielen Fällen vorübergehend aufgehalten werden kann, kommt es früher oder später meist zu schweren Komplikationen *(dekompensierte Zirrhose):*

1. Pfortaderhochdruck. Der bindegewebige Umbau der Leber führt zu einer Einengung der Pfortaderstrombahn, was zu einer Druckerhöhung in diesem Gebiet führen muß. Die Folge ist der Entlastungsversuch des Organismus durch Bildung von Umgehungskreislaufbahnen *(Kollateralkreislauf).*
Hier bieten sich vor allem die Venen der vorderen Bauchwand und die Venen der Speiseröhre an. Die Bauchwandvenen erweitern sich und treten, oft von der Nebelgegend ausgehend, deutlich sichtbar, sternförmig hervor *(Caput medusae,* s. Abb. 18). Ihnen kommt eine untergeordnete Bedeutung zu. Weit gefährlicher sind die krampfaderartig veränderten Venen der Speiseröhre *(Oesophagusvarizen):* Mehr als ein Drittel aller an einer Leberzirrhose Erkrankten sterben an einer *Oesophagusvarizenblutung!* Fällt das Serumalbumin unter einen Mindestwert von etwa 3 g% ab, bewirkt die Änderung des kolloid-osmotischen Druckes Flüssigkeitsansammlungen im Gewebe (Ödeme). Bei Pfortaderhochdruck sammelt sich dann eine oft erhebliche Flüssigkeitsmenge im Bauchraum *(Aszites).*

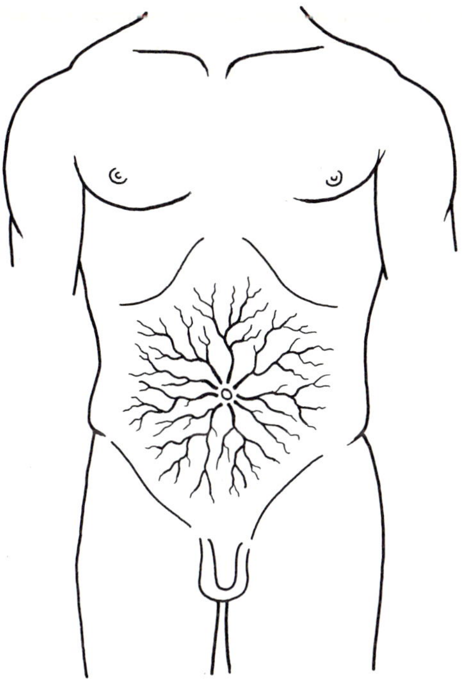

Abb. 18. Umgehungskreislauf bei Einengung der Pfortaderstrombahn (Caput medusae)

2. Verminderung der Blutgerinnungsfaktoren und daher erhöhte Blutungsgefahr.

3. Leberkoma (Coma hepaticum). Bewußtseinsstörung bis zur Bewußtlosigkeit, hervorgerufen durch giftige Stoffwechselprodukte (Ammoniak, Amine, Phenole), die bei vorhandenem Umgehungskreislauf von der Leber nicht mehr in ausreichendem Maße entgiftet werden können. Wahrscheinlich schädigen diese direkt den Gehirnstoffwechsel.

Dem eigentlichen Koma geht oft ein Zustand voraus, der auf das bevorstehende Ereignis hinweist: *Präkoma.* Die Kranken sind verstimmt und zeitweise verwirrt. Die *Atemluft riecht nach Leber.* Einige Zeit später treten *Erregungszustände* auf, wobei die Kranken noch ansprechbar sind. Schließlich folgt die tiefe Bewußtlosigkeit, das eigentliche Koma.

Dieser besonders gefährliche Zustand galt noch vor wenigen Jahrzehnten als unbeeinflußbar und bedeutete praktisch fast immer das Ende.

Heute ist es möglich einen Teil dieser Patienten zu retten, vorausgesetzt, daß die *Funktionsreserve* der Leber noch nicht aufgebraucht ist.

Die Therapie besteht dann darin, die verschiedenen Stoffwechselentgleisungen zu bekämpfen, was in einer Reihe von Fällen gelingt.

Merke: Unter Leberzirrhose versteht man den bindegewebigen Umbau des Lebergewebes, wobei dieses mehr oder weniger zerstört wird. Eine echte Regeneration zu funktionstüchtigem Lebergewebe gibt es nicht, wohl aber kann die Zirrhose in vielen Fällen aufgehalten werden, was praktisch bedeutet, daß der Zerstörungsprozeß über längere Zeit nicht fortschreitet und bestimmte Komplikationen nicht auftreten (kompensierte Leberzirrhose). Bei Dekompensation können folgende Komplikationen den Zustand lebensbedrohlich verschlechtern:

1. Pfortaderhochdruck, dadurch Bildung von Oesophagusvarizen (Blutungsgefahr!);
2. Blutungsgefahr durch Verminderung der Blutgerinnungsfaktoren;
3. Übergang in ein Leberkoma.

Therapie und pflegerische Maßnahmen

Da eine spezifische Therapie noch nicht bekannt ist, beschränkt sich die Behandlung auf allgemeine Maßnahmen, die weiteres Fortschreiten des Prozesses aufhalten oder verhindern sollen.

Wesentlich ist, daß alle Faktoren ausgeschaltet werden, die zu einer Verschlechterung führen könnten: absolutes Alkoholverbot, geregeltes Leben bei körperlicher Schonung. Die Ernährung richtet sich nach dem Ernährungszustand des Kranken. Sicher bedarf der unterernährte Alkoholzirrhotiker einer eiweißreicheren Kost als der Kranke, der stickstoffhaltige Substanzen durch einen (angelegten oder spontan entstandenen) Umgehungskreislauf, in verstärktem Maße in den großen Kreislauf abführen muß. In diesen Fällen muß die Eiweißzufuhr sogar eingeschränkt

werden, da sonst die Gefahr des Leberkomas wächst.
Eine günstige Wirkung der sogenannten Leberschutztherapie ist bis heute noch nicht sicher erwiesen. Medikamentös haben sich allgemein Anabolika bewährt, um dem Kräfteabbau vorzubeugen. Auch Kortikosteroide können einen guten Effekt haben, ohne daß sie das Krankheitsgeschehen direkt beeinflussen.
Bei Oesophagusvarizenblutung:
Blutersatz und Tamponade der Speiseröhre (Sengstaken-Sonde).
Senkung des Pfortaderhochdruckes (Vasopressin u.a.).
Bei leerem Magen sollte eine Neutralisierung des Magensaftes erfolgen (Gelusil-Lac u.ä.).
Falls die Blutung nicht steht, muß die Notfalloperation durchgeführt werden, die neuerdings vorwiegend die Verödung der Varizen anstrebt. Hier ist das Risiko geringer als bei den größeren Notfalleingriffen, die dann zu einem späteren Zeitpunkt, unter besseren Bedingungen durchgeführt werden können.

f) Fettleber (Steatosis hepatis)

Die Fettleber ist eine unspezifische Veränderung der Leber, bei der Neutralfette in fein- oder grobtropfiger Form in der Leberzelle angesammelt werden.
Als wichtigste Ursache gilt der chronische *Alkoholmißbrauch.* Aber auch *Überernährung,* verschiedene *Gifte* (Pilzgifte, Tetrachlorkohlenstoff, manche Medikamente) und *Stoffwechselstörungen* (z.B. Diabetes) können eine Leberverfettung auslösen.
Typische Beschwerden bestehen meist nicht. Appetitlosigkeit und eine gewisse Abgeschlagenheit, gelegentlich auch ein unbestimmter Druck im Oberbauch, können vorkommen. Die Leberfunktion ist wenig gestört. Manchmal ist sie leicht vergrößert aber kaum druckschmerzhaft.
Besteht die Krankheit allerdings unbehandelt über lange Zeit, kann es zu entzündlichen Veränderungen kommen, die in besonders ungünstigen Fällen in eine Zirrhose übergehen. Dies gehört allerdings zu den Seltenheiten.
Im allgemeinen ist die Voraussage günstig: Gelingt es die Schädlichkeit, z.B. den Alkohol absolut auszuschalten, erholt sich die Leber in relativ kurzer Zeit und es bleibt kein Dauerschaden.

g) Akute Lebernekrose

Besonders schwer verlaufende *Hepatitiden,* aber auch *Lebergifte* (Knollenblätterpilz, Phosphor, Tetrachlorkohlenstoff u.a.) können zu einer rasch einsetzenden, massiven *Nekrotisierung* des Lebergewebes führen.
Die Krankheit zieht sich meist nur über wenige Tage hin und verläuft umso stürmischer, je kürzer die Entwicklung von Krankheitsbeginn bis zum Auftreten der schweren Leberveränderungen ist.
Die Kranken fallen schnell in ein tiefes Koma, die Atemluft riecht wegen des starken Leberverfalls deutlich nach Leber. Wird diese schwerste Form der Leberschädigung überstanden, was nur selten der Fall ist, bildet sich im allgemeinen eine mehr oder minder ausgeprägte Narbenleber aus. Extrem selten kommt es zu einer echten Heilung.

Therapie
Verhinderung oder Beseitigung möglicher Komplikationen (Intensivstation unumgänglich!).
Dazu gehören diätetische Maßnahmen (Vermeidung von Eiweiß, Zufuhr von Glukoselösung), der Ausgleich von Elektrolytstörungen (Kalium) und die Regulierung des Säure-Basen-Haushaltes.
Versucht werden Blutaustauschtransfusionen, Mensch-zu-Mensch-Zirkulation und Schweineleber- (Pavian-) Perfusion. Während der Blutaustausch, besonders bei Kindern, die Prognose verbessern kann, sind die anderen Maßnahmen noch im Versuchsstadium.

Tabelle 7. Allgemeine Befunde der wichtigsten Lebererkrankungen

Leber	Größe	Oberfläche	Druckschmerz	Rand	Ikterus	Aszites
Virushepatitis	Groß	Glatt	++	Breit	Leicht bis stark	Ø
Zirrhose (Frühstadium)	Groß	Derb	(+)	Scharf	Leicht bis stark	(+)
Zirrhose (Spätstadium)	Klein	Kleinhöckerig	(+)	Scharf	Fehlt oft	++
Akute Lebernekrose	Klein	Glatt	+	Stumpf	Stark	(+)
Fettleber	Groß	Glatt	Ø	Stumpf	Fehlt	Ø
Cholangitis	Normal bis groß	Glatt	++	Stumpf, breit	Fehlt meist	Ø
Lebermetastasen	Groß	Höckerig, grobknotig	(+)	Unregelmäßig	Je nach Sitz	Je nach Sitz
Stauungsleber	Groß	Glatt	+	Stumpf	Leicht	Selten

Bösartige Tumoren der Leber

Der Leberkrebs entsteht entweder direkt aus dem *Leberzellgewebe* oder aus den *Gallengängen* der Leber. Da auch hier Lebergewebe ausfällt, ist die Symptomatik ähnlich der, die bei Zirrhosen auftritt. Dazu kommen jedoch: Rascher Gewichtsverlust, Fieber, blutiger Aszites, Dauerschmerz in der Lebergegend. Metastasen werden in den Bauchraum, Bauchfell, Lunge und Rippenfell, Knochen und Nebennieren abgesiedelt. Die Voraussage ist schlecht. Das Hepatitis-B-Virus scheint bei der Entstehung mitzuwirken. *Lebermetastasen* bei bösartigen Tumoren anderer Organe kommen sehr häufig vor. Funktionelle Ausfälle richten sich nach der Ausdehnung der Metastasen und ihrem Sitz. Befinden sie sich am Leberhilus, kommt es zu Verschlußzeichen.
Primäre *Lebersarkome* sind extrem selten.

5. Erkrankungen der Gallenblase und der Gallenwege

Die in der Leber gebildete Galle wird durch die Gallenwege abgeleitet, die in den Leberläppchen beginnen, sich dann noch innerhalb der Leber zu den Lebergängen (rechter und linker *Ductus hepaticus)* vereinigen, um schließlich gemeinsam mit dem Ausführungsgang der Gallenblase *(Ductus cysticus)* in den Gallengang *(Ductus choledochus)* zu münden, durch den sich die Galle in den Zwölffingerdarm ergießt.
Alle Teile dieses ableitenden Systems innerhalb und außerhalb der Leber können entzündlich erkranken und auch von einem Karzinom befallen werden. Dasselbe gilt für die Gallenblase selbst.
Gallensteine *(Konkremente)* kommen nicht nur in der Gallenblase vor, sondern auch in den Gallengängen.

a) Gallensteinleiden (Cholelithiasis)

Steinbildungen in den Gallenwegen sind ungemein häufig. Frauen werden ungefähr doppelt so oft befallen wie Männer, wobei für beide die Häufigkeit mit dem Alter zunimmt. Bei etwa 50% aller Frauen über 50 Jahre sind Steine nachzuweisen. Pyknische Konstitutionstypen scheinen disponiert zu sein, was vielleicht erklärt, daß das Leiden in manchen Familien gehäuft vorkommt.
Nahezu alle Gallensteine enthalten *Cholesterin* oder bestehen aus reinem Cholesterin. Die gemischten Konkremente enthalten noch *Gallenpigmente* und/oder *Kalziumsalze.*

Die Ursache der Steinbildung liegt in Funktionsstörungen der Leber, die nicht genügend *Gallensäuren* und *Phospholipide* (Lezithin u. a.) zur Verfügung stellen kann. Diese fungieren als Lösungsmittel für das Cholesterin, das bei zu niedriger Konzentration alsbald ausfällt. Die Beschwerden der Gallensteinträger sind meist gering, solange der Stein sich nicht in einem der Gänge festsetzt und damit zum Abflußhindernis wird. Klagt der Patient nur gelegentlich über ein unbestimmtes Druckgefühl im rechten Oberbauch, Aufstoßen und eine gewisse Fettunverträglichkeit, kommt es bei plötzlicher *Steineinklemmung* zu fast unerträglichen Schmerzen und starkem Brechreiz: *Gallenkolik.*

Der Schmerz entsteht durch die Drucksteigerung in der Gallenblase, die sich heftig zusammenzieht, um das Hindernis zu beseitigen.

Manchmal tritt eine flüchtige Gelbsucht auf (Blockierung des Ductus choledochus). Leichtes Fieber findet sich fast immer während des akuten Anfalls.

Spontanabgang oder Selbstauflösung von Steinen ist extrem selten. Nach der Kolik kann das Konkrement in die Gallenblase zurückfallen. Bleibt es jedoch im *Ausführungsgang* stecken, sammelt sich abnorm viel Flüssigkeit in der Gallenblase *(Hydrops),* die nun als pralles Organ tastbar wird. Besteht gleichzeitig eine bakterielle Infektion, entsteht eine massive, gefährliche *Eiterung,* die ebenfalls zu einer u. U. erheblichen Auftreibung führen kann *(Empyem).* Je nach Lokalisation des Steines kann es zu weiteren Komplikationen kommen:

Verstopfung des *Gallenganges* führt zur Gallenstauung in der Leber, über die es zu einer aufsteigenden Entzündung der Gallenwege kommen kann (Cholangitis), die, bei längerem Bestehen, zu Leberschädigung und schließlich zu einer Zirrhose führen kann. Dasselbe kann bei Verschluß der kleineren Gallengänge eintreten.

Auch die gelegentliche Mitbeteiligung der Bauchspeicheldrüse *(Pankreas)* ist eine ernst zu nehmende Komplikation, vor allem, wenn der Verschluß an der Einmündungsstelle des Gallenganges in den Darm und damit in unmittelbarer Nähe des Bauchspeicheldrüsenganges liegt. Das Übergreifen der Entzündung auf dieses Organ kann zu dem akut lebensbedrohlichen Zustand der *Pankreasnekrose* führen. Schließlich kann das Gallensteinleiden zu einer *chronischen Entzündung* mit Wandverdickung und/oder Schrumpfung führen und damit den Boden für ein *Gallenblasenkarzinom* mitbereiten. In drei von vier Fällen werden bei diesem gefährlichen Krebs Gallensteine gefunden.

Therapie und pflegerische Maßnahmen

Grundsätzlich besteht die Operationsanzeige, wenn Gallensteinträger Beschwerden haben, die eindeutig auf die Konkrementbildung zurückzuführen sind.

In Fällen, bei denen eine Operation ein erhebliches Risiko bedeutet, besteht heute die Möglichkeit, die Steine aufzulösen. Cheno- und Urso-Gallensäuren, die man heute therapeutisch einsetzt, normalisieren nicht nur die Funktion der Leberzelle, sondern lösen in 30–60% auch die Konkremente auf.

Bei Gallenkoliken sollte umgehend ein Spasmolytikum (Baralgin, Buscopan comp.) i. v. injiziert werden, um die oft unerträglichen Schmerzen durch Lösung des Krampfes zu bekämpfen. Bleibt dieses wirkungslos, muß man u. U. auch zu Betäubungsmitteln greifen (Dolantin/Atropin oder Dilaudid/Atropin). Antibiotika sollten immer dazu gegeben werden, da man in jedem Fall mit einer Infektion zu rechnen hat.

Feuchtwarme Wickel haben sich bewährt, da sie die Schmerzwahrnehmung dämpfen. Bei starkem Erbrechen muß an Ausgleich der Flüssigkeitsmenge, evtl. durch Infusion von Kochsalzlösung, gedacht werden.

Nahrungskarenz über 24 Stunden. Danach, falls keine erneute Kolik auftritt, leicht verdauliche, nicht blähende Kost.

b) Gallenblasenentzündung (Cholezystitis)

1. Akute Cholezystitis. Sie entsteht meist im Zusammenhang mit Gallenblasensteinen.
Die Krankheit beginnt mit Schmerzen im rechten Oberbauch, die sich meist langsam steigern, gelegentlich aber auch kolikartig auftreten. Recht typisch ist eine *Schmerzausstrahlung* in die *rechte Schulter.* Je nach Art und Ausdehnung der Entzündung treten Temperaturerhöhungen auf, die in schweren Fällen (Gallenblasenempyem) septisch hoch sein können, meist aber in Grenzen bleiben. Bei leichten Verläufen fehlen sie oder bleiben geringfügig. *Übelkeit* und *Erbrechen* sind häufig und tragen wesentlich zum schlechten Allgemeinzustand der Kranken bei. Oft kommt es zu einer *Reizung des Bauchfells,* die zu einer Abwehrspannung der Bauchdecken führt. Bei Beteiligung der *Bauchspeicheldrüse* tritt zusätzlich ein Schmerz im linken Oberbauch auf. Ist der Ductus choledochus ebenfalls entzündet, treten häufig flüchtige Verschlußzeichen auf, die sich in einer leichten Gelbsucht äußern können.
Bei *gangränösen Entzündungen* kann es zu Durchbrüchen in die freie Bauchhöhle kommen, was zu schweren Bauchfellentzündungen führen kann.

2. Chronische Cholezystitis. Auch die chronische Entzündung der Gallenblase entwickelt sich in der Regel auf dem Boden einer Abflußbehinderung durch einen Stein. Die immer wieder auftretenden entzündlichen Schübe bringen es mit sich, daß die Gallenblase im Laufe der Zeit *schrumpft* und daher funktionslos wird. Damit hören die anfangs häufig auftretenden Koliken auf, und die Beschwerden werden weitgehend uncharakteristisch. Die Kranken klagen über Unverträglichkeit von Fett, Verdauungsbeschwerden und ein anhaltendes Druckgefühl in der Gallenblasengegend. Manchmal kommt es zu abendlichen Temperaturanstieg.
Die nicht sehr häufige Ausbreitung auf die abführenden Gallenwege bedeutet eine u. U. folgenschwere Komplikation: Bei ungünstigem Verlauf kann sich eine *Leberzirrhose* entwickeln.
Ebenso kann es jederzeit zu Entzündungen der Bauchspeicheldrüse kommen.

Therapie und pflegerische Maßnahmen
Akute Gallenblasenentzündungen sollten der stationären Behandlung zugeführt werden, damit eventuell auftretende Komplikationen nicht übersehen werden. Da es sich um eine meist sehr massive Keimbesiedlung handelt, wird man auf energische Antibiotikagaben nicht verzichten können. Nach Abklingen der Entzündung sollte der Patient der chirurgischen Behandlung zugeführt werden.
Auch bei der chronischen Cholezystitis sollte die *Cholezystektomie* erwogen werden, um den möglichen Spätfolgen (Gallenblasenkarzinome, Zirrhose) vorzubeugen.

c) Entzündung der Gallenwege (Cholangitis)

Es handelt sich um bakteriell bedingte Entzündungen, die sowohl die innerhalb der Leber befindlichen, als auch die äußeren Gallenwege betreffen können. Voraussetzung ist das Vorhandensein bestimmter *Erreger* (Koligruppe, Enterokokken, Proteus vulgaris u. a.) *und* eine *Abflußbehinderung* der Galle (Steine, Tumoren usw.).
Das Krankheitsbild ist dem der akuten Gallenblasenentzündung ähnlich: Schmerzen im rechten Oberbauch, vom leichten Druckgefühl bis zur schweren Kolik variierend (selten fehlen sie ganz!), Fieber und häufig ein mäßiger Ikterus, begleitet von einem mehr oder weniger starken Juckreiz der Haut. Die Leber ist druckempfindlich und vergrößert. Die gefährlichste, und leider nicht seltene Komplikation ist der Einbruch der Bakterien in die Blutbahn, mit *Endotoxinschock,* der zu kritischen Blutdruckabfall und akuter *Niereninsuffizienz* führen kann. Auch *Leberabszesse* kommen bei Vereiterung der Gallenwege vor. Gelingt es nicht, das Abflußhindernis zu beseitigen, treten immer wieder entzündliche Schübe auf *(Chronisch-rezidivierende Cholan-*

gitis). Die heftige Symptomatik läßt nach, insbesondere fehlen häufig stärkere Schmerzen. Ab und zu tritt ein Ikterus mit leichtem Fieber auf, die Leber bleibt groß und verhärtet sich. Die weitere Voraussage hängt davon ab, ob die *Gallenstauung* zu beseitigen ist. Falls dieses nicht möglich ist, bildet sich in vielen Fällen schließlich eine sekundäre *Leberzirrhose* aus.

Therapie

Die Behandlung hat, neben der Schmerzbekämpfung, die Infektion und die Schocksymptomatik zu berücksichtigen. Außerdem muß bedacht werden, daß häufig eine Niereninsuffizienz vorliegt.

Antibiotika mit breitem Erregerspektrum (Ampicillin, Cephalosporine) und bei Vorliegen einer Koli-Infektion (oder/und Proteus, Klebsiellen) zusätzlich Antibiotika mit spezieller Wirksamkeit (Gentamycin u.a.). Bei Nierenversagen *Osmodiurese* (Infusion einer Mannitlösung).

Wenn die Infektion abgeklungen ist, sollte der Patient unbedingt dem Chirurgen vorgeführt werden, da nur nach Entfernung der Konkretemente ein gefährlicher Rückfall ausgeschlossen werden kann.

d) Tumoren der Gallenblase und der Gallenwege

Häufigster Sitz des *Gallenblasenkarzinoms* ist der Gallenblasenhals. Die Tumoren treten vorwiegend nach dem 50. Lebensjahr auf und zwar bei Frauen ungefähr dreimal so häufig. Da die Beschwerden längere Zeit denen der Steingallenblase oder der chronischen Cholezystitis ähneln, wird die Diagnose häufig zu spät gestellt, d.h. erst dann, wenn der schnell wachsende Tumor bereits in die Umgebung hineingewachsen ist und Lymphdrüsenmetastasen gesetzt hat. Meist führt ein plötzlich auftretender Ikterus, der fast stets ein Spätsymptom ist und eine schnelle Verschlechterung des Allgemeinbefindens einleitet erstmalig zum Arzt. So kommt ein operativer Eingriff als lebensrettende Maßnahme häufig nicht mehr in Frage.

Sehr ähnlich ist die Situation bei Karzinomen des Gallenganges, auch hier kommt der Chirurg oft zu spät.

Da diese Tumoren auffallend häufig auf dem Boden einer Steingallenblase entstehen und das Operationsrisiko in den letzten Jahren bedeutend geringer geworden ist, wird die Frage aufgeworfen, ob man daher nicht schon zur prohylaktischen *Cholezystektomie* (Entfernung der Gallenblase) raten soll, wenn überhaupt Konkretemente festgestellt worden sind, selbst, wenn sie keinerlei Beschwerden verursachen. Dem ist entgegenzuhalten, daß die Häufigkeit des Gallenblasenkarzinoms jedenfalls geringer ist als das Auftreten von Nachbeschwerden *(Postcholezystektomiesyndrom),* die leider noch oft nach der Cholezystektomie auftreten: Kleine, vor der Papille gelegene Konkremente, Sphinktersklerose oder Gallengangsstriktur können die Ursache sein.

Vielleicht sollte man aber dennoch die Folgerung ziehen, daß Steingallenblasen sehr genau beobachtet werden müssen, um wenigstens rechtzeitig eingreifen zu können, falls sich ein Karzinom entwickelt.

Gutartige Tumoren der Gallenblase und der Gallenwege kommen vor, sind aber ausgesprochen selten.

6. Erkrankungen der Bauchspeicheldrüse (Pankreas)

Entsprechend seiner Doppelfunktion als *endokrine* Drüse für die Regulation des Kohlenhydratstoffwechsels und *exokrine* Drüse für die Produktion von Verdauungssäften können sich Erkrankungen des Pankreas durch Beeinträchtigung einer dieser Funktionen oder der Funktionen beider Drüsenanteile bemerkbar machen.

a) Akute Pankreatititis

Die Krankheit entsteht meist auf dem Boden von *Gallenwegserkrankungen,* aber auch reichlicher *Alkoholgenuß,* in Verbindung mit sehr *fetten Mahlzeiten* kann Krankheitsursache sein. Weniger oft tritt sie als Begleitkrankheit von *Infektionskrankheiten* (Typhus, Hepatitis, Scharlach u.a.) und *Stoffwechselstörungen* auf (Hyperparathyreoidismus u.a.)
Die Gefährlichkeit der Erkrankung ergibt sich aus der *Aktivierung* von *Verdauungsenzymen* innerhalb des Pankreas, die normalerweise erst im Dünndarm aktiv werden können. Diese *Enzymentgleisung* führt zur teilweise ausgedehnten *Selbstverdauung* des Organs und damit, je nach Ausmaß, zu Krankheitsbildern, die von leichten, vorübergehenden Beschwerden bis zur tödlich verlaufenden, nekrotisierenden Form reichen. Die häufigeren leichten Formen werden oft nicht bemerkt. Die Kranken klagen über Verdauungsbeschwerden und gelegentlichen Schmerz in der Tiefe des Oberbauches. Da es sich hierbei oft um Begleiterkrankungen handelt überdeckt die Symptomatik der primären Krankheit häufig die auftretenden Beschwerden.
Die *akute nekrotisierende Pankreatitis* entsteht manchmal nach einer besonders fett- und fleischreichen Mahlzeit mit außerordentlicher und blitzartig einsetzender Heftigkeit. Schwerste, in den Rücken ausstrahlende *Oberbauchschmerzen,* Brechreiz und *Erbrechen, Bauchdeckenspannung* (beginnender paralytischer Ileus) und schließlich alle Zeichen eines schweren *Schocksyndroms* weisen auf die Gefährlichkeit des Zustandes. Fast immer findet man erhöhte Blutzuckerwerte und Urinzucker als Zeichen der Mitbeteiligung des *Inselapparates.* Nicht selten steht am Ende ein totales Nierenversagen.
Die schwersten Fälle enden schon nach Stunden tödlich. Komplikationen, wie Bauchfellentzündung oder Blutungen aus zerstörten Pankreasgefäßen, können den Tod nach Tagen oder Wochen herbeiführen.
Wird die Krankheit überstanden, entsteht häufig das Bild der chronischen Pankreatitis, mit den entsprechenden Ausfallserscheinungen. Meist entwickelt sich ein Diabetes mellitus.

b) Chronische Pankreatitis

Die chronische Pankreatitis ist oft an eine Abflußbehinderung gekoppelt, entsteht aber am häufigsten durch Alkoholmißbrauch. Sie ist charakterisiert durch die Tendenz zur *bindegewebigen Umwandlung* des Organs.
Je weiter diese fortschreitet, umso stärker wird die Beeinträchtigung der *inkretorischen* und der *exkretorischen* Leistung.
Dementsprechend kommt es bei etwa 20% der Patienten zu einem *Diabetes mellitus* und bei stärkerer Verödung des spezifischen Pankreasgewebes in den meisten Fällen zu einer *Maldigestion* (s. S. 97), die je nach Ausmaß zu einer schweren Verdauungsinsuffizienz führen kann oder zu leichteren Verdauungsstörungen.
Immer wieder auftretende, oft sehr heftige Schmerzen, Übelkeit und Erbrechen und die Unverträglichkeit von Milch, Süßspeisen und Fett sind die Leitsymptome dieser sich meist über Jahre hinziehenden Erkrankung. Dazu kommen häufige Durchfälle, wechselnd mit Verstopfung und ein dauerndes Völlegefühl. Nicht selten entsteht schließlich ein starker Kräfteverfall *(Kachexie).*

Therapie und pflegerische Maßnahmen

Die *akute Pankreatitis* gehört umgehend in Intensivüberwachung. Die Schmerzbekämpfung sollte nicht durch Opiate erfolgen, da diese u.U. eine drucksteigernde Wirkung im Pankreasgangsystem haben. Man wird also mit anderen starken Analgetika (Dolantin, Novalgin u.a.) auskommen müssen. Wesentlich ist die Ruhigstellung des Pankreas durch absolute Nahrungs- und Flüssigkeitskarenz bei gleichzeitigen Infusionen von Elektrolytlösungen und Calciumglukonat. Der Magensaft sollte durch eine Dauersonde abgesaugt werden, um die Sekretion der Bauchspeicheldrüse nicht anzuregen.

Der Schockverhütung bzw. der Schockbekämpfung kommt naturgemäß eine besondere Bedeutung zu (Volumenauffüllung, evtl. Glukokortikoide, Osmofundin). Bei Nierenversagen muß für rechtzeitige Dialysebehandlung Sorge getragen werden. Falls das Vorliegen einer Infektion gesichert erscheint, müssen Antibiotika gegeben werden. Außerdem sollte der Versuch, die Aktivierung der Verdauungsenzyme zu hemmen, gemacht werden, auch wenn die Ergebnisse bisher nicht eindeutig sind (Trasylol). In schwersten Fällen kann die Indikation zu chirurgischen Eingriffen gegeben sein. Anschließend Substitutionsbehandlung mit Enzympräparaten und Insulin.
Bei der *chronischen Pankreatitis* spielen die Schmerzbehandlung und die Bekämpfung der Fehlverdauung durch Enzymersatz die entscheidende Rolle.

c) Pankreaskarzinom

Der Bauchspeicheldrüsenkrebs ist eine vorwiegend das höhere Lebensalter betreffende Erkrankung. Männer erkranken häufiger als Frauen.
Meist ist es der *Pankreaskopf*, der befallen ist, seltener auch *Pankreaskörper-* oder *schwanzteil.*
Die Symptomatik bleibt über längere Zeit uncharakteristisch, um dann schnell zu starkem *Kräfteverfall* zu führen.
Wechselnde, oft nicht sehr ausgeprägte Oberbauchbeschwerden, Übelkeit und gelegentliches Erbrechen werden häufig nicht ernst genug genommen, und so sucht der Kranke den Arzt erst auf, wenn eine deutliche *Gewichtsabnahme* in Erscheinung tritt. Meist bestehen in diesem Stadium aber schon ausgedehnte Metastasierungen.
Die weitere Symptomatik hängt vom Sitz des Tumors und seiner Ausdehnung ab. In fortgeschrittenem Stadium verstärken sich die Verdauungsbeschwerden bis zu einer schweren *Verdauungsinsuffizienz.* Beim Pankreaskopfkarzinom tritt häufig eine *Gelbuscht* auf, die langsam intensiver wird und nicht mehr verschwindet. In etwa 25% der Fälle kommt es zu einem *Diabetes.* Eine Flüssigkeitsansammlung im Bauchraum *(Aszites)* weist in der Regel auf eine Einengung der *Pfortaderstrombahn* durch den Tumor oder seine Metastasen hin und stellt daher ein sehr schlechtes Zeichen dar, das meist den Endzustand ankündigt.

Therapie: Möglichst frühzeitige Operation.

*7. **Verdauungsstörungen im Alter***

Die mit zunehmendem Alter einsetzende Bewegungsarmut bringt es mit sich, daß auch die mit der Verdauung eng verbundene Darmbewegung (Peristaltik) nachläßt. Dazu kommen die natürlichen Alterungsvorgänge an den beteiligten Organen, vor allem die ungenügende Bildung von *Verdauungsenzymen* durch *Atrophie der Schleimhäue.* Häufig beginnt der Fehlerkreis schon im Mund, dann nämlich, wenn das Gebiß so schadhaft ist, daß die Speisen ungekaut heruntergeschluckt werden und so der Mundverdauung (Ptyalin) nicht ausgesetzt sind. Alle diese Faktoren bewirken anhaltende Verdauungsschwierigkeiten, die sich mal als Verstopfung, mal als Durchfall äußern. Da der alte Organismus einen relativ höheren Bedarf an Eiweiß und Wirkstoffen hat, kann es so leicht zu einem erheblichen Defizit kommen, das im Krankheitsfall den Kräfteverfall fördert.
Über Blutbildungsstörungen s. S. 91

Therapie und pflegerische Maßnahmen
Die Kost sollte mäßig schlackenreich sein. Spaziergänge und zumutbare körperliche Bewegung, evtl. auch in Form einer sinnvollen Betätigung helfen am ehesten die Peristaltik in ausreichendem Maße aufrecht zu halten.
Verdauungsenzyme in Tabletten- oder Saftform, zu jeder Hauptmahlzeit gegeben, sind oft nützlich. Jeder länger anhaltende Durchfall, Erbrechen und Blutabgang sind beim alten Menschen verdächtig auf einen bösartigen Prozeß der Verdauungswege.

G. Stoffwechselerkrankungen

1. Diabetes mellitus (D. m.)

Die Zuckerkrankheit ist eine chronische Regulationskrankheit, bei der es unter Beteiligung verschiedener inkretorischer Drüsen zu einer Störung des gesamten Stoffwechsels kommt.

Im Mittelpunkt dieser Störung steht die *Bauchspeicheldrüse,* deren Inselorgan das wichtigste Hormon für die Regulierung des Kohlenhydratstoffwechsels, das *Insulin,* herstellt.

In den weitaus meisten Fällen liegt eine *diabetes-begünstigende Erbanlage* vor. Ganz allgemein führt natürlich eine Zerstörung der Inselzellen, etwa durch Tumoren, ebenfalls zu absolutem Insulinmangel und damit zu einem Diabetes. Auch die Überfunktion bestimmter innersekretorischer Drüsen (Hypophyse u. a.) kann zur Zuckerkrankheit führen, da diese eine insulinantagonistische Funktion entfalten können.

Die *erbliche* Form *(genuiner D. m.)* kann schon im Kindesalter auftreten *(juveniler D. m.)* oder erst in den späteren Lebensjahren als sogenannter *Altersdiabetes.*

Der nicht genetisch bedingte Diabetes kann in Abhängigkeit von der primären Erkrankung in jedem Lebensalter auftreten.

Nicht alle Anlageträger erkranken. Es bedarf offenbar bestimmter im Laufe des Lebens wirksam werdender Faktoren, die die Zukkerkrankheit bei entsprechender Anlage zum Ausbruch bringen. An erster Stelle ist hier die *Übergewichtigkeit* zu nennen, aber auch *Infekte, Streßsituationen* und *Regulationsstörungen,* die durch hormonale Umstellungen während der Pubertät, der Schwangerschaft oder der Wechseljahre manchmal auftreten, können auslösend wirken.

Um die vielseitigen Störungen, die bei der Zuckerkrankheit auftreten und die sich keineswegs auf den Kohlenhydratstoffwechsel beschränken, verstehen zu können, muß man sich den normalen Stoffwechsel vergegenwärtigen:

Es sind vor allem zwei ineinandergreifende *Regelkreise,* die dafür sorgen, daß der Energiebedarf des Organismus immer gedeckt werden kann. Der eine, hauptsächlich in der Leber wirksam, sorgt für den *enzymatischen Abbau* des *Depotglykogens* zu Glukose, und zwar in direkter Abhängigkeit von der Höhe des Blutzuckerspiegels. Steigt dieser zu hoch an, stellt die Leber die Glykogenspaltung ein.

Das Zentralorgan des anderen Regelkreises ist die Bauchspeicheldrüse, deren Inselzellen das Hormon Insulin herstellen, das den Blutzucker durch *Förderung des Glykogenaufbaus* und der *Glukoseverbrennung* senkt. Es wirkt ferner der bremsenden Wirkung des Hypophysenvorderlappens entgegen und fördert damit gleichzeitig den Abbau bestimmter Zwischenprodukte *(Ketonkörper)* aus dem Fett- und Eiweißstoffwechsel, die nur in Gegenwart von Zwischenprodukten aus dem Kohlenhydratstoffwechsel verbrannt werden können.

Steht nun nicht genügend Insulin zur Verfügung, versucht der Organismus die Störung der Glukoseausnutzung durch vermehrten Umbau von Eiweiß auszugleichen. So steigt der Blutzucker an und es kommt zur Zuckerausscheidung im Urin.

Ein weiterer Versuch das durch mangelnde Glukoseverwertung entstehende *Energiedefizit* auszugleichen, besteht in vermehrtem Fettabbau, wobei der Abbau nicht bis zum Endprodukt vor sich gehen kann. Es entstehen die Ketonkörper *Acetessigsäure,* β-Hydroxybuttersäure und *Aceton,* was zu einer gefährlichen Übersäuerung des Blutes führen kann.

Die Symptomatik ist abhängig vom Ausmaß des Insulinmangels. Gewöhnlich entwickelt sie sich relativ langsam, stürmische Verläufe kommen jedoch vor.

Als Frühsymptom gelten *vermehrter Durst* und *vermehrte Urinausscheidung, Gewichtsabnahme,* allgemeine *Schwäche, schlechtheilende Wunden* sowie ein quälender *Juckreiz* bestimmter Hautpartien.

Manchmal, vor allem beim Altersdiabetes, fehlen diese Frühzeichen und so wird die Zuckerausscheidung durch den Harn oft zufällig bei einer Routineuntersuchung entdeckt.

Während der Altersdiabetiker zwar zu hohe, aber meist relativ stabile Blutzuckerwerte hat und kaum zu stärkerer Bildung von Ketonkörpern neigt, ist es für den jugendlichen Diabetiker typisch, größeren Schwankungen zwischen zu tiefen Blutzuckerwerten und sehr hohen ausgesetzt zu sein. Auch Ketonkörper treten bei ihm wesentlich häufiger auf.

Therapie und pflegerische Maßnahmen

Die möglichst vollständige Stoffwechselkompensation muß das Ziel der Behandlung sein, da nur so Spätkomplikationen verhindert werden können. Die Ersteinstellung sollte stationär erfolgen. Falls keine Ketose vorliegt und mit schneller Verschlechterung nicht gerechnet werden muß, lohnt sich der Versuch die Stoffwechsellage allein durch diätetische Maßnahmen zu normalisieren. Gelingt dies nicht, kommt, je nach Diabetes-Typ, die Dauertherapie mit Insulin oder Sulfonylharnstoff-Antidiabetika zur Anwendung. Voraussetzung für die Sulfonylharnstoff-Therapie ist das Vorhandensein von Insulin in den B-Zellen des Pankreas, das nur der Stimulierung durch das Medikament bedarf, um in ausreichendem Maß für den Stoffwechsel zur Verfügung zu stehen.

Bei echtem Insulinmangel muß Insulin eingesetzt werden. Dabei spielen die Regelung der Lebensweise, insbesondere die Ernährung und die körperliche Betätigung, und eine sorgsame Überwachung der Stoffwechsellage eine überragende Rolle. Nur bei möglichst optimaler Einstellung können Komplikationen und Spätkomplikationen vermieden werden.

Zur Verfügung stehen kurz-, mittel- und langfristig wirkende Insuline.

a) Diabetisches Koma

Es handelt sich um eine totale *Entgleisung* der diabetischen Stoffwechsellage. Am häufigsten wird dieser lebensbedrohliche Zustand durch grobe Diätfehler und eigenmächtig reduzierte Insulindosen ausgelöst. Aber auch Infekte, Streß, Schwangerschaft u. A. können durch plötzliche Toleranzverschlechterung ein Koma herbeiführen.

Der Blutzucker *(normal: 80–120 mg%)* steigt auf *Werte über 500 mg%* an, und durch Mobilisierung des Fettes entstehen reichlich Ketonkörper. Die dadurch ausgelöste Übersäuerung des Blutes bewirkt eine vermehrte Ausscheidung von Kalium und Natrium. Neben der *Säurevergiftung* kommt es also zu einem *Verlust an Glukose* und einer Störung des *Mineral-* und *Wasserhaushaltes.*

Meist entwickelt sich das Koma langsam über mehrere Tage. Als Vorzeichen sind Appetitlosigkeit, Übelkeit, Muskelschwäche und Müdigkeit anzusehen. Bald kommt es zu *Austrocknungserscheinungen* (Exsikkose): Der Mund wird trocken, die *Augäpfel weich.*

Nach einer Phase nervöser Übererregbarkeit entwickelt sich langsam eine *Bewußtseinstrübung,* der Blutdruck sinkt ab und schließlich tritt tiefe *Bewußtlosigkeit* ein. Typisch ist dann eine tiefe und *verlangsamte Atmung* (Kussmaulsche Atmung), mit der der Organismus durch vermehrte Abatmung der Kohlensäure der Blutübersäuerung zu begegnen sucht. Die Atemluft riecht stark nach *Aceton.*

Seltener kommt es zu einem hochakuten Verlauf, wobei bereits innerhalb weniger Stunden Bewußtlosigkeit eintritt.

Die Voraussage des Komas ist um so schlechter, je länger die Bewußtseinstrübung bestanden hat. Die kritische Frist dürfte bei etwa acht Stunden liegen. Danach sind die Organschäden bereits so groß, daß der Tod unter dem Bild einer Urämie (renale Form des Komas) oder eines Kreislaufzusammenbruchs eintritt.

Therapie

Bei gesicherter Diagnose (Blutzucker-Schnellbestimmung oder Glukose-Tränentest) muß unverzüglich ein schnell wirkendes Insulin (Altinsulin, Novo Actrapid) injiziert werden. Dazu Infusion einer 0,9%igen Kochsalzlösung (evtl. mit Kaliumzusatz) um den Flüssigkeitsverlust auszugleichen. Baldmöglichster Transport in eine Klinik, um intensive Überwachung von Blutzucker, Elektrolyten, pH-Wert des Blutes (Ketose!) und Kreislaufverhältnisse zu gewährleisten.

b) Diabetisches Spätsyndrom

Je länger ein Diabetes besteht, um so häufiger und intensiver entwickeln sich bestimmte

Veränderungen an den *Kapillaren*, die zu typischen Krankheitsbildern führen:

1. Diabetische Retinopathie.
Kapillarveränderungen in der Netzhaut können zu Blutungen führen, die das Sehvermögen beeinträchtigen und in besonders schweren Fällen zu einem *Sekundärglaukom* (grüner Star) führen können;
2. Diabetische Nephropathie.
Schwere, sklerosierende Veränderungen in den Kapillaren der *Glomerula* der Nieren führen zu *Eiweißausscheidung im Urin* (Albuminurie), *Bluthochdruck* und *Ödemen.*
Die diabetische Nephropathie mündet bei jungen Diabetikern häufig in eine *Schrumpfniere,* die dann der *chronischen Dialyse* oder der *Nierentransplantation* zugeführt werden muß.
3. Diabetische Gangrän.

Meist handelt es sich nicht nur um eine Kapillarveränderung, sondern um eine Mischform derselben mit *arteriosklerotischen Prozessen,* die beim Diabetiker im allgemeinen früher einsetzen und schwerer verlaufen als beim Nichtdiabetiker.
Schon geringfügige Wunden an den Zehen oder der Ferse führen zum *Untergang des Gewebes.* Je größer der Anteil der arteriosklerotischen Veränderungen ist (fehlende Fußpulse), um so schlechter ist die Voraussage für eine Heilung.
Von praktischer Bedeutung ist weiterhin, daß Diabetiker zu Leber- und Gallenwegserkrankungen neigen. Häufig, vor allem beim Altersdiabetes, besteht eine Fettleber.

Therapie
Neben lokalen therapeutischen Maßnahmen, die auf die Beseitigung von Einzelsymptomen ausgerichtet sind (Photokoagulation der Netzhaut, Dialysebehandlung, chirurgische Behandlung der diabetischen Gangrän usw.), bleibt z. Zt. noch die wesentliche Therapie eine möglichst optimale Einstellung der Stoffwechselstörung, um ein weiteres Fortschreiten der Gefäßveränderungen zu vermeiden.

c) Hypoglykämie

Wird der Insulinspiegel im Serum zu hoch, kommt es zum Absinken des Blutzuckers auf unternormale Werte. Am häufigsten geschieht dies, wenn *zuviel Insulin* durch Injektion zugeführt wird oder nach Einnahme von zuviel *Sulfonylharnstofftabletten* (Rastinon, Diabetoral, Euglucon u. a.), die beim Altersdiabetes das Insulin des Inselorgans mobilisieren.

Daneben gibt es eine Reihe anderer Möglichkeiten: Produktion insulinähnlicher oder -gleicher Substanzen durch Inselzelltumoren, starke Muskelarbeit, Malabsorption, Lebererkrankungen, Unterfunktion inkretorischer Drüsen, Unterernährung, Alkohol u. a.

Das Absinken des Blutzuckerspiegels kündigt sich durch eine Reihe von Symptomen an, die umso ausgeprägter erscheinen, je rascher der Blutzucker abfällt:
Der Patient wird unruhig, klagt über *Schwäche* und unbestimmte *Angst,* über *Herzklopfen, Schweißausbrüche,* über Hunger und Kopfschmerzen. Schließlich stellen sich *Sprachstörungen* und *Verwirrtheit* ein, die Unruhe verstärkt sich, um dann in eine von *Krämpfen* begleitete *Bewußtlosigkeit* überzugehen. Das Vollbild des *hypoglykämischen Schocks* tritt allerdings nur auf, wenn der Blutzucker auf Werte um 60% absinkt. Dann handelt es sich aber stets um einen lebensbedrohlichen Zustand, der darüber hinaus – vor allem bei wiederholtem Auftreten – zu dauernden Ausfällen im Bereich des *Zentralnervensystems* führen kann. Lähmungen, fortschreitende Muskelatrophie und Intelligenzverluste werden beobachtet. Besonders gefährdet sind Kranke mit bereits ausgeprägten Gefäßveränderungen, da es im Schock zu *Gehirnblutungen* und Blutungen in anderen Organen kommen kann.
Von besonderer Bedeutung ist die eindeutige Unterscheidung der beiden großen mit Bewußtlosigkeit einhergehenden Störungen, des *diabetischen Komas* und des *hypoglykämischen Schocks.*
Die sicherste Auskunft gibt natürlich die Bestimmung des Blutzuckers. Aber auch aus

Tabelle 8. Gegenüberstellung klinischer Zeichen von Koma und hypoglykämischem Schock

	Coma diabeticum	Hypoglykämischer Schock
Atmung	Tief, pausenlos, Acetongeruch	Unauffällig, kein Acetongeruch
Puls	Klein, weich, beschleunigt	Hart, langsam, unregelmäßig
Haut	Trocken, gerötet, abgehobene Falten bleiben stehen	Feucht, blaß, normal elastisch
Augäpfel	Weich	Normal bis hart
Reflexe	Fehlen oder sind kaum vorhanden	Regelrecht bis gesteigert

dem klinischen Bild lassen sich beide Zustände einigermaßen sicher voneinander abgrenzen. In der Tabelle 8 sind die Hauptsymptome, die sich mit einfachen Mitteln erfassen lassen, gegenübergestellt.
Der Kranke, der zu hypoglykämischen Zuständen neigt, kennt im allgemeinen die Symptome des absinkenden Blutzuckerspiegels genau. Schon die ersten Zeichen, etwa Schweißausbrüche und plötzliches Hungergefühl, veranlassen ihn daher Kohlenhydrate, in Form von Brot, Plätzchen oder auch Traubenzucker zu sich zu nehmen. So kommt es erst gar nicht zu Schockzuständen.

Therapie

Wichtigste Maßnahme ist die sofortige Applikation von Kohlenhydraten. Ist die Schluckfähigkeit noch erhalten, läßt sich eine rasche Besserung schon durch Obstsäfte, Sirup oder Zucker erzielen. Wenn bereits Bewußtlosigkeit eingetreten ist wird die intravenöse Zufuhr von 40%iger Glukoselösung notwendig, und zwar bis zu einem Blutzuckerwert von mindestens 100 mg%. Schnelles Handeln ist in jedem Falle erforderlich, da die Gefahr von Dauerschäden des Gehirns besteht.

Merke: Der Diebetes mellitus ist eine chronische, meist erbliche Regulationsstörung, die zu Störungen des gesamten Stoffwechsels führt.
Das aus den Inselzellen des Pankreas stammende Insulin fördert den Glykogenaufbau in der Leber und ist so maßgeblich an der Regulation des Energiehaushaltes des Organismus beteiligt. Ist zu wenig Insulin vorhanden, ist die Verwertung der Glukose gestört und der Fettabbau, der kompensatorisch erhöht ist, erfolgt nicht mehr vollständig.
Die dadurch vermehrt entstehenden Ketonkörper (Acetessigsäure, β-Hydroxybuttersäure, Aceton) werden so Endprodukte des Fettstoffwechsels und erscheinen angehäuft im Blut. Die Folge ist eine gefährliche Übersäuerung des Blutes, die zum diabetischen Koma führen kann. Ist zuviel Insulin im Serum vorhanden, sinkt der Blutzucker auf unternormale Werte ab. Werden 60 mg% unterschritten, besteht die Gefahr des hypoglykämischen Schockes.

2. Gicht (Arthritis urica)

Die Gicht ist eine *erbliche* Störung des *Nucleinsäurestoffwechsels* (Nucleinsäuren sind wichtige Bestandteile der Zellkerne), bei der es durch Vermehrung der *Harnsäure* im Organismus zum Ausfallen harnsaurer Salze und deren Ablagerung in den Geweben kommt.
Sie ist gekennzeichnet durch den *akuten Gichtanfall,* der sich wiederholen kann, und den nach Jahren erfolgenden Übergang in ein *chronisches Stadium,* in dem schwere, unheilbare Gelenkveränderungen auftreten können, aber auch *Ablagerungen* in *Knorpel, Sehnen, Schleimbeuteln* und *Bindegewebe* stattfinden, die zu den sogenannten *Tophi* (Gichtknoten) führen.

Die Ursache der Vermehrung der Harnsäure im Organismus konnte bis heute noch nicht in allen Einzelheiten geklärt werden.
Wahrscheinlich spielen hier zwei vererbbare Anomalien die entscheidende Rolle:

1. Störung der Harnsäureausscheidung durch Einschränkung der Sekretionsleistung der Nieren;
2. Vermehrte Bildung von Harnsäure durch Mangel des Enzyms Hypoxanthin-Guanin-Phosphoribosyltransferase (HGPR).

Männer erkranken etwa zwanzigmal häufiger als Frauen, 70% der Gichtkranken haben eine *pyknische Konstitution.*
Wie beim Diabetes mellitus gilt auch hier, daß nicht alle Anlageträger erkranken. Allerdings gibt es eine große Zahl von Faktoren, die auslösend wirken können. Dazu gehören der *übertriebene Fleischgenuß,* beruflicher *Streß, Alkoholmißbrauch,* körperliche Überanstrengung und Unterkühlung.
Der *akute Gichtanfall* tritt meistens aus vollem Wohlbefinden mit großer Heftigkeit auf. Er befällt fast immer nur ein Gelenk, bevorzugt das *Großzehengrundgelenk,* und macht sich durch einen intensiven, *brennenden* oder *bohrenden Schmerz* mit hochgradiger Bewegungs- und Berührungsempfindlichkeit, bemerkbar. Er kann unbehandelt Stunden bis Tage dauern. Die Haut über dem betroffenen Gelenk ist oft gespannt und dunkelrot verfärbt. Gewöhnlich besteht leichtes Fieber. Das Allgemeinbefinden kann erheblich gestört sein, vor allem sind die Kranken gereizt oder depressiv verstimmt. Kopfschmerzen und Fieber können dem Anfall Stunden bis Tage vorausgehen.
In der Mehrzahl der Fälle zeigt die Krankheit eine Tendenz zu zunehmender Anfallsfrequenz, wenn auch Fälle vorkommen, bei denen es nur zu einem Anfall während des ganzen Lebens kommt.
Der Übergang in die *chronische Gicht* erfolgt nach Jahren. Die Intensität der Anfälle nimmt ab, häufig kommt es zu Ablagerungen von harnsäuren Salzen an Händen, Füßen, Ohrmuscheln u.a. Stellen in Form von *schmerzlosen Gichtknoten* (Tophi), die erhebliche Ausmaße (bis zu Apfelgröße!) annehmen können. Befinden sich die Tophi in Gelenknähe und brechen in den Gelenkspalt ein, kann es zu schweren Destruktionen und Versteifungen des Gelenkes kommen.
Die schwerste Komplikation ist die *Gichtniere,* bei der Harnsäurekristalle im Nierenmark abgelagert werden. Es können regelrechte Tophi im Nierengewebe entstehen, die schließlich das Nephronsystem in ihrem Bereich zerstören. Häufig kommt es dann zu bakteriellen Superinfektionen und dem Krankheitsbild der *chronischen Pyelonephritis.*
Oft finden sich bei Gichtkranken *Nierensteine,* deren wesentlicher Bestandteil die harnsauren Salze (Urate) sind.

Therapie und pflegerische Maßnahmen
Entsprechend der beiden o.a. Entstehungsmöglichkeiten der Gicht, gibt es zwei Möglichkeiten der Therapie:
1. Die Uricosurika (Benemid, Uricovac u.a.) wirken durch Blockade des tubulären Rückresorptionsmechanismus in der Niere, die dann die Harnsäure vermehrt ausscheidet.
2. Allopurinol (Zyloric, Urosin u.a.) hemmt die Oxidation der Vorstufen zu Harnsäure, so daß nun diese im Serum vermehrt erscheinen und der Harnsäurespiegel abfällt.
Ziel ist eine Senkung des Harnsäurespiegels im Plasma unter 4,5 mg%. Unter konsequenter Dauertherapie können die Tophi, wie auch die Nierensteine verschwinden.
Trotz dieser guten Therapiemöglichkeiten spielt eine entsprechende Diät noch immer eine wichtige Rolle.
In jedem Falle soll die Diät zellarm sein, bei Urat-Nierensteinen nahezu zellfrei. Hierzu eignen sich Milch- und Eiprodukte, weißes Mehl, Nudeln, Speisefette und Zucker. Dazu Blattsalate und Obst in kleinen Mengen. Auch Kartoffeln sind gelegentlich erlaubt.
Falls Konkremente nachweisbar sind, ist deren Auflösung durch Neutralisierung des Harns anzustreben (Uralyt-U).

H. Erkrankungen der Niere und der ableitenden Harnwege

Zu den elementaren Voraussetzungen für den Ablauf aller Lebensvorgänge gehört ein definierter Wasser- und Salzbestand des Organis-

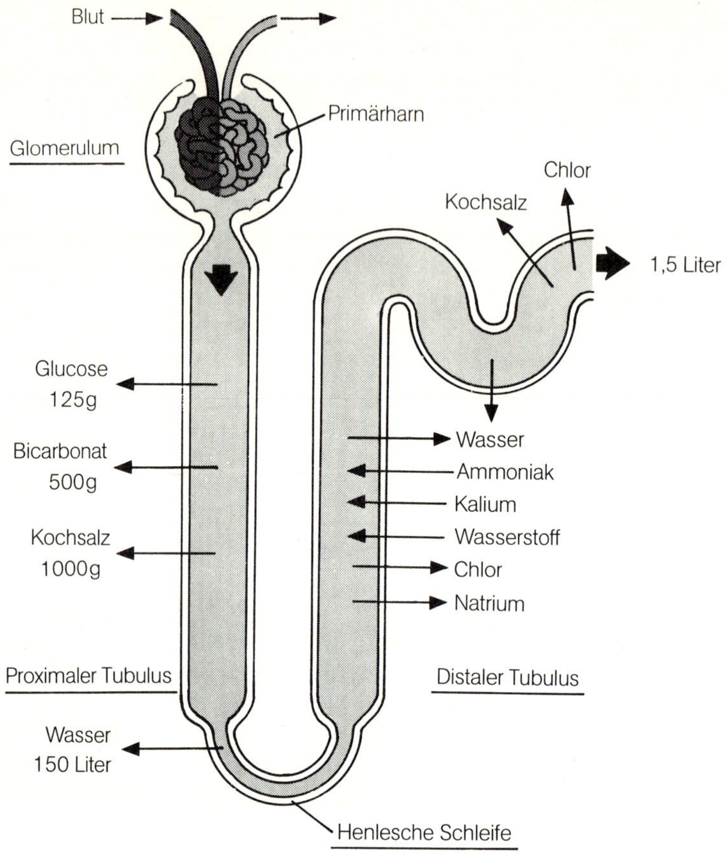

Abb. 19. Schematische Darstellung eines Nephrons und seiner Elektrolyt- und Wasserbewegung

mus. Er ist verantwortlich für die aktuelle Reaktion des Blutes (Säuren-Basen-Gleichgewicht) und für die Aufrechterhaltung des osmotischen Druckes. Die Regulation erfolgt durch die Nieren, die als wichtigstes Ausscheidungsorgan das Blut einer fortwährenden chemischen Überprüfung unterziehen (Regelkreis).
Darüber hinaus obliegt ihnen die Entfernung der Endprodukte des Stoffwechsels (besonders der des Eiweißstoffwechsels) und körperfremder Stoffe aus dem Blut (Abb. 19).
Alle Nierenfunktionen stehen über weitere Regelkreise in engen funktionellen Beziehungen zu den inkretorischen Drüsen (Nebennieren, Hypophyse u.a.). Wird auch nur eine dieser vielseitig ineinander verschränkten Funktionen gestört, kommt es zu mehr oder weniger starken Auswirkungen auf den ganzen Organismus (s. auch Renale Hypertonie, S. 59).

1. Akute Glomerulonephritis

Diese doppelseitige, die Glomeruli betreffende Nierenerkrankung tritt gewöhnlich *1* bis *2 Wochen nach einem Infekt* auf, den bestimmte *Streptokokken* (β-hämolysierende Streptokokken der Gruppe A) hervorrufen. Meist handelt es sich um eine Eiterung der Gaumenmandeln *(Angina tonsillaris),* aber auch andere Eiterherde kommen in Frage (Mittelohrentzündung, Nebenhöhleneiterung u.a.). Die Bakterien gelangen dabei nicht in die Nieren, sondern verursachen eine Fernwirkung im Sinne einer *Antigen-Antikörperreaktion* die sich in den *Glomeruli* abspielt. Die vielseitigen Auswirkungen der Erkrankung ergeben sich aus den auftretenden Veränderungen an den glomerulären Kapillarschlingen.

Die Kapillarschlingen sind prall mit Blut gefüllt und reichlich mit Leukozyten durchsetzt. Auch die Endothelzellen der Kapillaren vermehren sich und werden durch ein Ödem von der Basalmembran angehoben. Diese selbst quillt und wird teilweise aufgesplittert. Folge dieser Veränderung ist die vermehrte Durchlässigkeit für *Eiweiß* und *Blutkörperchen,* die dann im Urin erscheinen.

Das eigentliche Krankheitsbild tritt nach einer Periode uncharakteristischer Allgemeinerscheinungen wie Inappetenz, Übelkeit, Abgeschlagenheit und Kopfschmerzen als Zweitkrankheit (s.o.) in Erscheinung: Praktisch über Nacht kommt es dann zu *Gesichtsödemen,* vor allem zu einer auffälligen Schwellung der Augenlider. Der Urin ist oft schon in einem relativ frühen Stadium rötlichbraun verfärbt *(Blut im Urin!)* und meist bemerkt der Kranke ein *Absinken* der *täglichen Ausscheidung.*
Der Blutdruck steigt mäßig an, systolisch selten über 150 mmHg und diastolisch auf Werte um 110 mmHg. Die hierdurch bedingte größere vor allem plötzlich einsetzende Herzbelastung führt in etwa der Hälfte aller Fälle zu einer vorübergehenden *Linksinsuffizienz* (s.d.), die meist nur gering in Erscheinung tritt, in schweren Fällen jedoch zum *Linksherzversagen* mit Lungenödem führen kann.

Der Urin zeigt einen typischen Befund:
1. *Er enthält Eiweiß.*
2. Meist finden sich – je nach Stadium der Krankheit – im Sediment vereinzelt bis reichlich *Erythrozyten.*
3. Es treten *hyaline* und *granulierte Zylinder* auf. Es handelt sich hier um Eiweißausgüsse der Nierenkanälchen.
4. Da die Urinmenge absinkt, steigt das spezifische Gewicht anfangs auf Werte um 1020 an.

Der Krankheitsverlauf ist recht unterschiedlich. Nicht selten ist die o.a. Symptomatik nur wenig ausgeprägt. Aber gerade dann ergibt sich die große Gefahr, daß die Krankheit nicht erkannt wird und das im allgemeinen reduzierte Befinden noch der durchgemachten Ersterkrankung angelastet wird. Da die akute Glomerulonephritis, auch bei sachgemäßer Behandlung, dazu neigt in ein *chronisches Stadium* überzugehen, kommt der Früherkennung eine besondere Bedeutung zu.

In seltenen Fällen treten schon sehr früh lebensbedrohliche Komplikationen auf:

1. Der Übergang in eine *rapid progressive Glomerulonephritis,* bei der es innerhalb von Tagen, Wochen oder Monaten zur ausgebildeten Niereninsuffizienz und Urämie kommen kann.
2. Eine erhebliche Störung des Gleichgewichtes zwischen der Harnbereitung und den Rückresorptionsvorgängen in den Tubuli, die zu einer verminderten Ausscheidung von Kochsalz und damit zur Zurückhaltung von Wasser führt. Die entstehende „Überwässerung" kann zu einem *Lungenödem,* häufiger noch zu einem bedrohlichen *Hirnödem* mit Kopfschmerzen, Erbrechen, Sehstörungen und Krämpfen führen *(Niereneklampsie).*

2. Chronische Glomerulonephritis

Ein Teil der akuten Nierenentzündungen geht in die chronische Form über. Die entzündlichen Veränderungen an den Glomeruli heilen nicht ab und sklerosieren, wobei das betroffene *Gefäßknäuel verödet* und *funktionslos* wird. Damit fallen immer mehr harnbereitende Funktionseinheiten aus, was zu einer fortschreitenden *Niereninsuffizienz* führt *(sekundäre Schrumpfniere).* Der Krankheitsprozeß kann sich über viele Jahre hinziehen, in manchen Fällen über drei oder vier Jahrzehnte, bis er in das Endstadium der Urämie (Vergiftung durch Anhäufung harnpflichtiger Substanzen im Organismus, s.S. 128) übergeht.

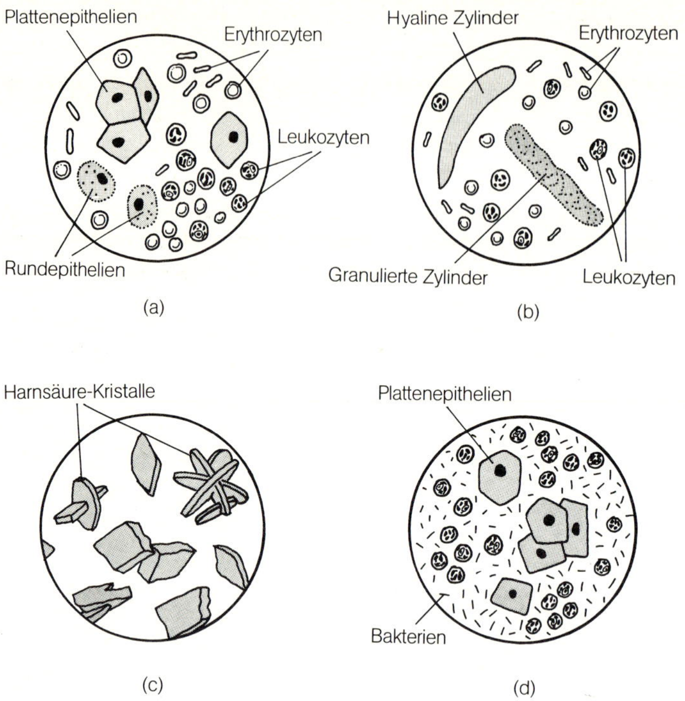

Abb. 20 a–d. Harnsedimente: **a** Zystopyelitis, **b** Glomerulonephritis, **c** übersaurer Harn, **d** Zystitis mit Koli-Bakterien

Der Krankheitsbeginn ist oft schleichend. Meist besteht allerdings schon frühzeitig ein erheblicher *Bluthochdruck*, der zu den entsprechenden Beschwerden führt. Die Kranken fühlen sich schwach, haben keinen Appetit und sind oft auffallend blaß. Mäßige Ödeme fehlen fast nie. In anderen Fällen bestehen jahrelang keine Beschwerden, lediglich ein geringer Urinbefund weist auf die Chronizität des Leidens hin. Eine größere Zahl der Erkrankten stirbt nicht an der Urämie, sondern an den Folgen der Hypertonie (Herzinsuffizienz, Schlaganfall u. a.).

Therapie und pflegerische Maßnahmen

1. Akute Glomerulonephritis. Die Behandlung hat sich – da es noch keine spezifische Therapie gibt – auf Pflegemaßnahmen, Infektionsprophylaxe und Diät zu beschränken. Bettruhe ist im akuten Stadium absolut geboten um bei dem plötzlichen Blutdruckanstieg mögliche Herz- und Kreislaufkomplikationen, sowie das Hirnödem bei Harnverhaltung zu vermeiden. Nach ca. 5 Wochen sollten die Befunde weitgehend normalisiert sein. Danach ist Schulbesuch (oder leichte Arbeit) wieder möglich. Weiterhin zu vermeiden sind körperliche Anstrengung, Abkühlung oder Durchnässung.

Medikamentös ist der Einsatz von Penicillin so früh wie möglich angezeigt, da es sich meist um Streptokokkeninfektion handelt.

Etwa 6 Wochen nach Krankheitsbeginn kann frühestens die Herdsanierung (Tonsillektomie) durchgeführt werden. Sie hat obligat unter Penicillinschutz zu erfolgen.

Die Diät hat sich nach den Komplikationen zu richten: Bei verminderter Harnausscheidung hat strenge Flüssigkeitsbilanzierung zu erfolgen. Bei Niereninsuffizienz eiweißarme, überwiegend aus Kohlenhydraten zusammengesetzte Nahrung. Kochsalzeinschränkung nur bei akuter, ausgeprägter Hypertonie.

Bei Herzinsuffizienz sollte Digitalisierung erfolgen. Das Hirnödem kann mit schnell wirkenden Diuretika (Lasix) oft wirkungsvoll bekämpft werden. Voraussetzung ist allerdings, daß die *Oligurie* (Verminderung der Harnmenge) nicht zu stark ist.

2. Chronische Glomerulonephritis. Diese Patienten sind keineswegs immer arbeitsunfähig. Es ist aber sehr wesentlich, daß die Leistungsanforderung dem jeweiligen Leistungsvermögen streng angepaßt wird. Dabei ist wichtig, daß der Kranke vor Infektionen weitgehend geschützt ist, da schon eine einfache Erkältung einen neuen Krankheitsschub auslösen kann. Eine salzarme Diät ist nur dann nötig, wenn eine stärkere Hypertonie oder Ödeme bestehen. Es ist auf ausreichende Flüssigkeitszufuhr zu achten, da schon kurzfristiges Dursten zu einer schweren Niereninsuffizienz führen kann.
Im übrigen richtet sich die Behandlung nach dem jeweiligen Stand der Krankheit.

3. Nephrotisches Syndrom

Unter diesem Begriff faßt man eine Reihe von Symptomen zusammen, die, aus verschiedenen Ursachen entstehend, ein bestimmtes Krankheitsbild ergeben.

Als Kardinalsymptome gelten:

1. die *starke Eiweißausscheidung* über den Urin (5 g in 24 Stunden);
2. die starke *Eiweißverminderung im Blut* (vor allem der Albumine);
3. ein *erhöhter Fettspiegel* im Blut (Hypercholesterinämie) und
4. Ödeme.

Krankheiten oder Schädlichkeiten, die ein nephrotisches Syndrom auslösen können, sind meist neben *glomerulären Prozessen* (ca. 80% der Fälle) vor allem *Stoffwechselstörungen* (Diabetes u.a.) und *Kreislaufstörungen* (z.B. Herzinsuffizienz, Nierenvenenthrombose u.a.). Aber auch bestimmte Arzneimittel (Wismut, Gold, Penicillamin u.a.) können zu diesem Symptomenkomplex führen.

Die starke Einweißausscheidung hängt, wie bei der Glomerulonephritis, mit der erhöhten Durchlässigkeit der glomerulären Basalmembran zusammen. Die Eiweißverminderung im Blut ergibt sich durch den hierdurch bedingten Albuminverlust (weniger auch Globulinverlust). Die Ödeme entstehen ebenfalls durch den Eiweißverlust, der zum Absinken des kolloidosmotischen Druckes führt. Dadurch kommt es zum Überwiegen des hydrostatischen Druckes, wodurch mehr Flüssigkeit aus den Kapillaren in das umliegende Gewebe fließt, als in die abführenden Venolen.
Die Vorgänge, die zu einem erhöhten Fettspiegel führen, sind noch nicht genügend abgeklärt.

Da das nephrotische Syndrom eine Zweitkrankheit ist oder besser gesagt, eine bestimmte Phase einer anderen Grundkrankheit darstellt, ist das Krankheitsbild sehr vielseitig und in Abhängigkeit vom Verlauf dieser Grundkrankheit.
Die typische Symptomatik beginnt meist langsam mit wenig charakteristischen Störungen. Auch die *Ödeme* der Augenlider und der Knöchel entwickeln sich erst nach und nach. Bei einem Teil der Kranken tritt nach einer gewissen Zeit ein *Hochdruck* auf. Der Verlauf kann sich nun sehr unterschiedlich gestalten. Es gibt Fälle, die nach dem ersten Schub ausheilen (dies betrifft vor allem die sog. *Lipoidnephrosen,* die häufig Kinder befallen). In anderen Fällen kommt es zu wiederholten Schüben *(Rezidiven),* zwischen denen symptomfreie Intervalle liegen. Im ungünstigsten Falle aber stellt sich schon nach kurzer Zeit eine fortschreitende *Niereninsuffizienz* ein, die schließlich zu einer *Urämie* führt.

Therapie

Ausgleich des Eiweißverlustes durch Eiweißzufuhr in hochcalorischer Nahrung, Begrenzung der Fettzufuhr und Verzicht auf Kochsalzzufuhr mit den Speisen. Bei stärkeren Ödemen diuretische Therapie mit Saluretika oder Aldosteronantagonisten.

4. Nephrosklerose

a) Benigne Nephrosklerose

Besteht eine essentielle Hypertonie (s. S. 58) unbehandelt über Jahre, kann es zu einem *sklerosierenden Prozeß* der Gefäße in den Nierenkörperchen kommen. Die Folge ist eine Zerstörung der Nephronen. Je nach Schwere und Dauer der Hypertonie bleibt die Ausdehnung des Prozesses gering oder führt zu Nierenfunktionsstörungen, die in schweren Fällen in einer Schrumpfniere enden.
Im allgemeinen ist die Voraussage jedoch relativ günstig, sofern sich der Hochdruck beherrschen läßt.

b) Maligne Nephrosklerose

Diese bösartige Verlaufsform tritt ein, wenn die Gefäße der Nierenkörperchen einer *Nekrose* verfallen. Die Folge ist eine sehr schwer verlaufende *Hypertonie,* deren diastolische Werte oft weit über 120 mmHg liegen. Eine rasch fortschreitende Niereninsuffizienz kennzeichnet das Krankheitsbild.

c) Senile Nephrosklerose

Sie ist ein Teil einer *allgemeinen Arteriosklerose,* die auch die Nierengefäßchen befallen hat und langsam zum teilweisen Untergang der Nierenkörperchen führt. Die funktionellen Ausfälle sind meist nicht sehr groß, so daß es nur zu einer leichten Einschränkung der Nierenleistung kommt. Verursacht die Arteriosklerose allerdings eine Einengung der Nierenarterie (A. renalis), kommt es zum arteriellen Hochdruck.

5. Nierensteinerkrankung (Nephrolithiasis)

Bei dieser in den letzten Jahrzehnten immer häufiger auftretenden Erkrankung kristallisieren bestimmte Stoffe, die beim Gesunden im Harn gelöst vorkommen, aus und wachsen durch Anlagerung zu mehr oder weniger großen Steinen *(Konkremente).*
Sie entstehen meist in den Sammelrohren der Nierenkelche oder im Nierenbecken.
Die Ursachen der Nierensteinbildung sind vielseitig und noch nicht in allen Einzelheiten geklärt. Am einfachsten ist der Entstehungsmechanismus bei einigen Krankheiten zu verstehen, die mit einer erhöhten Bildung und Ausscheidung von Kalksalzen und harnsauren Salzen einhergehen, und bei denen daher der Urin eine stark übersättigte Lösung darstellt (Gicht, Hyperparathyreoidismus).
In diesen Fällen ist das Steinleiden also eine Begleitkrankheit.
Die *primäre* Entstehung des Leidens ist wesentlich komplexer. Neben der *Konzentration* spielen sicher die *Reaktion* (Urin-pH), mögliche *Abflußbehinderungen, Harnwegsinfekte* und wohl auch die sog. *Kristallisationskerne* (kleine Blutgerinnsel, Epithelreste usw.), um die herum sich die Salze kristallisieren können, eine bedeutende Rolle.
Größere Steine, die die Harnwege weder passieren, noch in ihnen eingeklemmt werden können, machen kaum Beschwerden. Jedoch drohen hier sekundäre *bakterielle Infekte,* deren Chronizität zur Schrumpfniere führen kann. Auch kann es oberhalb des Abflußhindernisses zu einer Erweiterung des Harnleiters *(Hydroureter)* und Nierenbeckens *(Hydronephrose)* kommen, die schließlich zu einer Druckatrophie des Nierengewebes führen kann. Nicht ganz selten füllen die Konkretemente das ganze Nierenbecken aus (Ausgußsteine).
Kleine Steine werden häufig in die Ureteren geschwemmt und verursachen dann, wenn sie die physiologischen Engen nicht passieren können, äußerst schmerzhafte *Koliken.* Der einseitige Schmerz strahlt oft bis ins äußere Genitale aus und hat Anfallscharakter. Häufig besteht Erbrechen und eine manchmal erhebliche Störung der Darmtätigkeit bis zum vorübergehenden Ileus. Der Urin enthält häufig Blut.

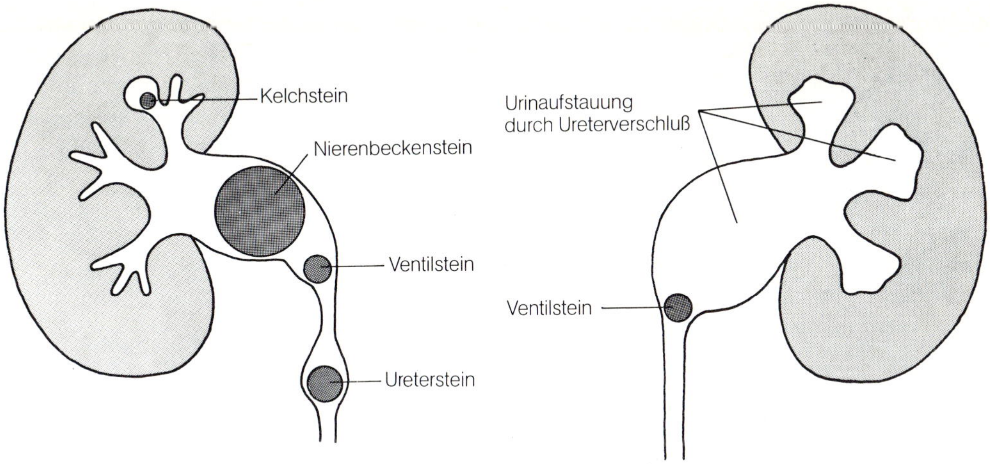

Abb. 21 und **22.** Steinbildung in den ableitenden Harnwegen

Therapie und pflegerische Maßnahmen

Die Nierenkolik macht schnelle ärztliche Hilfe erforderlich. Medikamentöse Krampflösung durch Spasmolytika (Baralgin, Buscopan) gelingt meist relativ schnell. Bei Versagen wird man u. U. auf Betäubungsmittel (Dolantin u. ä.) nicht verzichten können.

Vorbeugend sollten alle Steingefährdeten reichlich Flüssigkeit zu sich nehmen (Hagebuttentee u. ä.) und eine Diät einhalten, die sich nach der Zusammensetzung der Konkremente zu richten hat.

Auflösung von Uratsteinen (z. B. Uralyt-U) und kalkhaltigen Konkretementen ist heute möglich, daher operative Behandlung erst nach Fehlversuchen.

6. Pyelonephritis

Im Gegensatz zur Glomerulonephritis, bei der sich das Krankheitsgeschehen in den Glomeruli abspielt, entsteht die Pyelonephritis durch *direkte Bakterieneinwirkung* auf das *Zwischengewebe* des *Nierenmarks.* Sie kann jedoch sekundär auf Tubuli, Gefäße und Glomeruli übergreifen. Häufigste Ursache ist die aufsteigende Infektion der ableitenden Harnwege. Als Erreger kommen eine größere Anzahl verschiedener Bakterien in Frage, vor allem jedoch solche der *Koligruppe.*

Oft entsteht sie im Zusammenhang mit *Abflußbehinderungen,* wie Harnleiter- oder auch Harnröhrenverengung, Harnwegsteinen oder Tumoren *(Prostatahypertrophie).*

Begünstigt werden aufsteigende, in der Harnblase beginnende Infektionen auch durch verschiedene Erkrankungen (Diabetes u. a.) und manche Medikamente (Phenacetin, Diuretika).

a) Akute Pyelonephritis

Die Krankheit beginnt in der Regel sehr plötzlich mit *Schüttelfrost* und hohem *Fieber.* Meist klagen die Kranken über ein dumpfes Druckgefühl im Rücken, zuweilen treten auch *kolikähnliche,* sehr heftige *Schmerzen* auf. Appetitlosigkeit, Übelkeit und Erbrechen sind häufig, das Allgemeinbefinden ist erheblich gestört. Die Nierenfunktion ist meist nicht beeinträchtigt und auch der Blutdruck bleibt fast immer unbeeinflußt.

Die aufsteigende Entzündung befällt die Schleimhaut des Nierenbeckens und das Zwischengewebe des Nierenmarks. Es kommt zu kleinen *Infiltraten* mit reichlich Leukozyten, die sich häufig zur Peri-

pherie hin ausbreiten und gelegentlich zu Abszessen führen.
Entsteht die Infektion auf dem Blutweg (hämatogen), wird das Nierenbecken erst sekundär betroffen und die Entzündung lokalisiert sich zuerst im Markbereich.

Bei sachgemäßer Behandlung heilen akute Pyelonephritiden meist ohne Folgen aus, vorausgesetzt, daß etwaige Abflußhindernisse beseitigt werden können. Bei einem Teil der Fälle erfolgt jedoch – nach mehrfachen Rückfällen – der Übergang in die chronische Form.

b) Chronische Pyelonephritis

Immer wieder auftretende Pyelonephritiden sind häufig schon der Ausdruck eines chronischen Verlaufes der Krankheit. Der Übergang erfolgt oft kaum merklich, und so wird die Krankheit gelegentlich erst bemerkt, wenn schon irreparable Schäden eingetreten sind und eine Niereninsuffizienz nicht mehr aufhaltbar ist.
Die subjektiven Beschwerden sind oft nur gering: Gelegentliche leichte Temperaturen, Müdigkeit und Blasenbeschwerden leichterer Art, an die der Kranke sich mehr oder weniger gewöhnt.
Objektiv finden sich in den meisten Fällen *Bakterien* und *reichlich Leukozyten* im Urin, ebenso ist ein *leichter Eiweißbefund* die Regel. Dieser Zustand kann sich Jahre hinziehen, um dann in eine *Niereninsuffizienz* überzugehen. Hartnäckige Kopfschmerzen, immer wieder auftretendes Erbrechen und oft auch Blutdruckanstieg weisen auf den Ernst der Krankheit.

Pathologisch-anatomisch handelt es sich bei der chronischen Verlaufsform nicht mehr um einfache Infiltrate, sondern um zunehmende Vernarbungsprozesse, die schließlich die Nierenkörperchen und die Gefäße miteinbeziehen. So kommt es zum Schwund des Nierengewebes (pyelonephritische Schrumpfniere).

Therapie und pflegerische Maßnahmen

1. Akute Pyelonephritis. Die Patienten gehören ins Bett bis Fieber und Entzündungserscheinungen vollständig abgeklungen sind. Die Kost soll flüssigkeitsreich und ohne Einschränkung der Eiweißzufuhr sein. Nur bei Bluthochdruck ist Kochsalzbeschränkung angezeigt. Wärmeanwendung auf die Nierengegend bringt oft subjektive Erleichterung. Bei Schmerzen Spasmolytika.
Nach Bestimmung der Keimart und Empfindlichkeitsprüfung hat eine konsequente Therapie mit Antibiotika (bzw. Co-trimoxazol) zu erfolgen. Über die Keimfreiheit des Urins hinaus sind Kontrollen – zuerst in kürzeren, später in größeren Abständen – über längere Zeit erforderlich. Falls besonders disponierende Faktoren (Steine, Fehlbildungen, Tumoren u.a.) festgestellt werden, ist nach Möglichkeit für deren Beseitigung zu sorgen.

2. Chronische Pyelonephritis. Die chronische Pyelonephritis erfordert eine sorgfältige Überwachung und in vielen Fällen eine über längere Zeit (Monate!) währende chemotherapeutische Behandlung (Nitrofurantoin, Cotrimoxazol).
Vorangehen sollte eine 10tägige Stoßtherapie mit einem durch Empfindlichkeitstest bestimmten Antibiotikum (Ampicillin, Azlocillin u.ä.), die u.U. wiederholt werden muß.
Wichtig ist der ausreichende Schutz vor Unterkühlung. Unzureichende Bekleidung ist vor allem bei Frauen häufiger Anlaß für Rückfälle bzw. immer wieder auftretende akute Schübe.

7. Zystitis (Blasenentzündung)

Die Blasenentzündung ist ein weit verbreitetes Leiden, das vorwiegend bei Frauen auftritt. Sie kommt isoliert vor, ist aber auch häufig ein auslösender Faktor einer *Infektion* der *gesamten Harnwege* und der *Nieren*.
Als Erreger kommen im wesentlichen *Kolibakterien*, *Enterokokken* und *Proteus* in Frage, seltener auch Streptokokken und Staphylokokken. Die Kranken klagen über ein

Druckgefühl hinter der Symphyse, anhaltenden Harndrang und häufige, oft schmerzhafte Entleerungen. Im Urin finden sich *Bakterien* und reichlich *Leukozyten.*
Mit zunehmendem Alter wird die Zystitis auch bei Männern häufiger. Hauptursache ist die Vergrößerung der *Prostata* (Prostatahypertrophie), die nicht selten schon um das 50. Lebensjahr beginnt (s. S. 130).
Die damit verbundene Bildung von Restharn durch Abflußbehinderung wirkt begünstigend für eine Blasenentzündung, die u. U. auch weiter aufsteigt.
Blasenstörungen ohne Bakterienbefund und Leukozyten gehen im allgemeinen auf eine *Reizblase* zurück, deren Symptomatik ähnlich einer Entzündung sein kann. Diagnostische Abklärung ist jedoch auch hier erforderlich.

Therapie
Da ein Aufsteigen der Infektion in die Niere verhindert werden muß, ist eine energische antibakterielle Chemotherapie erforderlich. Zur Stoßtherapie eignen sich, besonders wenn bereits Zeichen einer aufsteigenden Infektion bestehen, vor allem Penicilline mit breitem Wirkungsspektrum (Ampicillin, Pivampicillin) und Cephalosporine. Zur Langzeittherapie kann Nitrofurantoin, in niedrigen Dosen, mit gutem Erfolg eingesetzt werden.
Bei Reizblase kommen, nach Abklärung möglicher Ursachen (Tumoren, Schleimhautatrophie der Harnröhre im Alter, Erkrankungen benachbarter Organe, Veränderungen im Genitalbereich u. a.), sedierende, evtl. auch spasmolytische Pharmaka in Frage.
Für alle Blasenaffektionen gilt, daß Vermeidung von Kälte und Nässe (entsprechende Kleidung) von besonderer Wichtigkeit ist.

8. Niereninsuffizienz

Unter Niereninsuffizienz versteht man den plötzlichen oder nach chronischer Nierenerkrankung auftretenden Verlust der Fähigkeit der Niere, ihrer Funktion als *Ausscheidungsorgan* und *Regulationsorgan* in ausreichendem Maße nachzukommen.
Kann diese Funktionsstörung nicht innerhalb einer kurzen Frist behoben werden, kommt es zu einer Überschwemmung des Blutes mit *harnpflichtigen Substanzen.* Das hieraus resultierende Intoxikationssyndrom, das häufig den Finalzustand darstellt, nennt man *Urämie.*

a) Akute Niereninsuffizienz

Anläßlich eines erlittenen *Schocks* (Schockniere), bei bestimmten *Vergiftungen* (Schwermetalle, Tetrachlorkohlenstoff, Pilzgifte u. a.) und nicht selten auch im Zusammenhang mit *allergischen Reaktionen* auf bestimmte Arzneimittel (Sulfonamide, Röntgenkontrastmittel u. a.) kann es zu einem akuten Funktionsausfall der Nieren kommen.
Das Krankheitsbild ist durch drastische *Einschränkung* der *Urinmenge,* die bis zur *Anurie* gehen kann, gekennzeichnet. Die Folge ist eine obligat auftretende Überladung des Blutes mit harnpflichtigen, stickstoffhaltigen Substanzen, die jedoch grundsätzlich wieder rückläufig wird, falls man die Zeit der kritischen Herabsetzung der Ausscheidungsfunktion der Nieren überbrücken kann. Ein Dauerschaden bleibt dann nur in sehr seltenen Fällen.
Wenn das *Kochsalz* (NaCl) in der *Einschränkungsphase* im Blut ansteigt läßt sich dies in der Regel durch Zufuhr von Zuckerlösungen ausgleichen. Gefährlicher ist in dieser Phase der ausgeprägte Natriummangel, der zum gefürchteten Hirnödem führen kann. Gefährlich ist auch der Anstieg des *Kaliums* im Serum, da es Herzrhythmusstörungen, vor allem Kammerflimmern auslösen kann, das zu Herzstillstand führt.
Der Einschränkungsphase folgt eine *Reparationsphase* mit reichlicher Ausscheidung, bei der allerdings die *Harnstoffkonzentration* im Serum zunächst noch nicht abfällt, da die Harnstoffproduktion zuerst noch höher ist als die Ausscheidung. Nach einiger Zeit kommt

es dann zum Absinken des Harnstoffblutspiegels.

Therapie

Da es sich um einen lebensbedrohlichen Zustand handelt, ist umgehende Einweisung in eine Klinik mit der Möglichkeit des Dialyseverfahrens geboten.

Bei der *extracorporalen Hämodialyse* werden gelöste Stoffe auf dem Wege der Diffusion durch eine halbdurchlässige Zellophanmembran zwischen dem Blut und einer Spüllösung *(Dialysat)* ausgetauscht.

So gelingt es, die harnpflichtigen Substanzen für eine gewisse Zeit aus dem Blut zu eliminieren.

Da der berohliche Zustand beim akuten Nierenversagen durchschnittlich etwa 2 Wochen anhält, läßt sich so die Zeit gewinnen, die die Niere zur Erholung benötigt.

b) Chronische Niereninsuffizienz

Nierenerkrankungen, die nicht im akuten Stadium zur Ausheilung kommen, gehen früher oder später in eine chronische Niereninsuffizienz über. Die Nierenfunktion wird zunehmend eingeschränkt, da immer mehr *funktionsfähige Nephronen* ausfallen.

Allerdings übernehmen die noch intakten Nephronen kompensatorisch über längere Zeit eine Mehrarbeit und erreichen dadurch einen gewissen Ausgleich. Es kommt zwar zu einer Erhöhung der *harnpflichtigen Substanzen* im Serum, die aber durch angepaßte Ausscheidung in Grenzen gehalten wird *(Azotämie)*. Überschreitet der Verlust an Nephronen etwa 40%, steigen die harnpflichtigen Substanzen kritisch an, da die Ausscheidung immer geringer wird: *Die Niereninsuffizienz ist dekompensiert.*

Im kompensierten Stadium ist das Krankheitsbild oft nicht sehr ausgeprägt. Die Kranken klagen über *häufiges Wasserlassen* und vermehrtes *Durstgefühl*. Später treten Schlafstörungen auf; häufige *Kopfschmerzen* und nächtliche *Wadenkrämpfe* gehören ebenso zum Bild des Spätstadiums wie periphere *Ödeme*, gelegentlich auch das Auftreten eines *Lungenödems*. Häufig findet man eine *Hypertonie*.

Schließlich kommt es zur *Urämie*, dem Stadium der Intoxikation (Vergiftung) durch die angesammelten harnpflichtigen Substanzen. Die Kranken werden zunehmend *apathisch*, klagen über *Kopfschmerzen* und sind oft *verwirrt*. Gelegentlich kommt es zu *Wesensveränderungen*. Im Finalstadium tritt ein typischer, *urinöser Atemgeruch* auf, häufiges *Erbrechen* und oft ein quälender *Singultus* („Schluck-auf“). Die Kranken sterben im tiefen *urämischen Koma*.

Therapie und pflegerische Maßnahmen

Ziel der Behandlung ist, die Kompensation so lange wie möglich zu erhalten. Die Therapie kann also nur symptomatisch sein.

Die Diät soll nur so viel Eiweiß enthalten, wie für den Bau- und Betriebsstoffwechsel unbedingt notwendig ist (0,6 g/kg Körpergewicht). Der Patient soll reichlich trinken, jedoch nicht mehr als 3 Liter tägl., da größere Flüssigkeitsmengen nicht zu einer Mehrausscheidung harnpflichtiger Substanzen führen.

Kochsalzeinschränkung nur bei Vorliegen von Ödemen und Hochdruck, aber sorgfältige Bilanzierung von Kalium. Bei Anreicherung von Kalium sind Kationenaustauscher (Resonium A) angezeigt, Kaliumverlust läßt sich in der Regel durch kaliumreiches Obst ausgleichen (Bananen, Trockenfrüchte). Tritt ein urämisches Zustandsbild ein, ergibt sich die Indikation für die Dialyse-Behandlung oder eine Nierentransplantation. In vielen Fällen gelingt es, dann einen hohen Prozentsatz der Patienten jahrelang weitgehend beschwerdefrei am Leben zu erhalten.

9. Nierentuberkulose

Es handelt sich immer um eine Streuung der Tuberkelbakterien auf dem Blutwege, deren Ausgangspunkt ein tuberkulöser Prozess der Lunge ist. Die Bakterien setzen sich (meist

Tabelle 9. Gegenüberstellung einiger Symptome der wichtigsten Nierenerkrankungen

Krankheit	Blutdruckerhöhung	Urinbefund	Schmerzen	Ödeme	Fieber
Glomerulonephritis a) akute	Mäßig	Eiweiß: + Spezifisches Gewicht ist hoch, Zylinder Ery: + +	Druckgefühl im Rücken	+	Ø
b) chronische	Erheblich	Eiweiß: + Ery: +	Keine	(+)	Ø
Nephrotisches Syndrom	Meist keine	Eiweiß: + + Ery: Ø	Keine	+	Ø
Senile Nephrosklerose	Mäßig bis stark	Eiweiß: + Ery: Ø	Keine	Selten	Ø
Pyelonephritis a) akute	Keine	Leuko: + Ery: (+) Bakterien: +	Schmerz in der Nierengegend	Ø	+ +
b) chronische	Bei 50% der Patienten	Leuko: (+) Bakterien: + Eiweiß: (+)	Meist keine	Selten	Ø
Nephrolithiasis	Keine	Ery: + + Kristalle	Koliken	Ø	Ø

einseitig) in der *Nierenrinde* fest und bilden dort kleine Tuberkeln. Nicht selten heilen diese aus, ohne daß es zu weiterem Schaden kommt. In vielen Fällen streuen aber diese Herde ins *Nierenmark* und rufen dort verkäsende Einschmelzungen hervor, die das *Nierengewebe zerstören*. Durch den Urinstrom werden die Bakterien in die *ableitenden Harnwege* geschwemmt und rufen dort Entzündungen hervor.

Die Symptome sind meist über lange Zeit sehr gering, so daß die Diagnose oft erst spät gestellt wird. Kaum bemerkbare Blutbeimischungen im Urin, Müdigkeit und eine leichte Gewichtsabnahme werden in vielen Fällen nicht als Krankheit erkannt. Erst wenn eine hartnäckige *Blasenentzündung* mit häufigem, brennenden Wasserlassen dazukommt und anzeigt, daß die tuberkulöse Entzündung praktisch die ableitenden Harnwege in ihrer ganzen Ausdehnung betrifft, wird der Arzt aufgesucht.

Diagnostisch beweisend ist das Vorkommen von Tuberkelbakterien im Urin, was allerdings meist erst durch wiederholte Untersuchungen festgestellt werden kann.

Die Voraussage ist seit der Einführung der wirksamen tuberkulostatischen Therapie heute wesentlich günstiger geworden. Die operative Entfernung der erkrankten Niere kommt nur bei völliger Zerstörung derselben in Betracht.

10. Nierentumoren

Der weitaus häufigste Nierentumor ist das *Nierenzellkarzinom* (hypernephroides Karzinom). In der Regel macht es erst dann Beschwerden, wenn es in die Umgebung hineingewachsen ist oder *Fernmetastasen* in *Knochen, Leber* oder *Lunge* abgesetzt hat. Schon relativ früh findet man Blut im Urin, manchmal treten höhere Temperaturen auf. Häufig ist der Tumor tastbar. Die Häufigkeit der Erkrankung nimmt mit zunehmendem Alter zu und erreicht um das 70. Lebensjahr ihren Gipfel.

Gutartige Tumoren (zystische oder solide Adenome) sind selten und gelten heute, bis zu einem gewissen Grade, als Vorstufen renaler Karzinome.

Therapie

Bis in das höhere Alter hinein ist die Entfernung der erkrankten Niere geboten, da bei der ausgeprochenen Blutungsneigung die Gefahr der Verblutung aus dem Tumor besteht. Dies gilt vor allem auch, wenn bereits Metastasen bestehen.

Die anschließende Bestrahlung scheint in vielen Fällen zu guten Ergebnissen zu führen. Die Überlebenszeit hat sich unter dieser Behandlung deutlich erhöht.

Auch gutartige Tumoren, die meist ohnehin zur Zerstörung des Nierengewebes führen, sollten mit der befallenen Niere entfernt werden.

11. Prostatahypertrophie

Die Prostatahypertrophie gehört insofern mittelbar zu den Erkrankungen der ableitenden Harnwege, als sie sekundär zu Blasenveränderungen und aufsteigenden Infekten führen kann.

Sie liegt, vom Damm her gesehen, vor der Harnblase und umgibt die Harnrühre. Ihrer Funktion nach gehört sie zu den *männlichen Geschlechtsdrüsen* und steht dementsprechend auch in einer bestimmten Abhängigkeit von der Produktion der männlichen *Geschlechtshormone* (Androgene). Ihre Funktionstüchtigkeit läßt nach, wenn mit zunehmendem Alter der Hormonspiegel absinkt. Die Folge ist eine gutartige Wucherung der um den Blasenhals gelegenen paraurethralen Drüsenanteile, die dann die Harnröhre einengen können.

Bei etwa 80% aller Männer über dem 70. Lebensjahr ist die Prostatahypertrophie nachweisbar, in etwa der Hälfte der Fälle jedoch ohne stärkere Beschwerden.

Die Veränderung gehört ihrem Wesen nach zu den Rückbildungsstörungen, die sich aus der Verschiebung der geschlechtsbestimmenden Faktoren ergeben:

Die Drüse besteht aus drei Teilen, die entwicklungsgeschichtlich verschiedenen Ursprungs sind. Der kleinste Teil entstammt einer weiblichen Anlage (paraurethrale Drüsen), ein weiterer enthält beide Anlagen und der dritte ist rein männlichen Ursprungs (Außendrüse). Beim Nachlassen der Produktion der männlichen Hormone kommt es nun zum relativen Überwiegen der weiblichen Hormone, die dafür verantwortlich sind, daß der weibliche Drüsenanteil zu wuchern beginnt.

Im Hinblick auf die sich entwickelnde Blasenstörung lassen sich drei Stadien unterscheiden:

1. Ist die Einengung der Harnröhre noch nicht sehr weit fortgeschritten, hat die Blase noch genügend Kraft den Urin auszupressen. Die Kranken klagen über häufigeren Harndrang, vor allem nachts, und es bestehen leichte Schwierigkeiten den Urin abzulassen.
2. Die Blase kann nicht mehr vollständig entleert werden, es bleibt jedesmal ein Rest zurück (Restharn). Dieser Zustand kann jahrelang anhalten, ohne daß die Patienten besonders irritiert werden. Tritt allerdings eine Infektion hinzu, kommt es zu unangenehmen, oft schweren *Blasenentzündungen.*
3. Nimmt der Restharn zu, kommt es zur Überdehnung der Harnblase und schließlich zur völligen *Harnverhaltung.* Damit erhöht sich die Gefahr der Infektion erheblich. Die folgenschwerste Komplikation, die bei längerer Harnverhaltung auftreten kann, ist die *Rückstauung* in die Ureteren und in die *Nieren.* Es entwickelt sich, falls nicht Abhilfe geschaffen wird, eine Azotämie, die dann zur Urämie führen kann.

In diesem Stadium leiden die Patienten meist erheblich. Sie klagen über *Harnträufeln,* Blasenschmerzen und fühlen sich wegen der ansteigenden Azotämie krank. Die sich entwickelnde *Balkenblase* (Hypertrophie der Blasenmuskulatur) erschwert eine ausreichende Entleerung immer mehr und erzwingt dadurch, besonders bei inoperablen und sehr alten Kranken, eine Dauerkatheterbehandlung.

Therapie und pflegerische Maßnahmen

Falls sich noch kein Restharn über 50–60 ml bildet und keine Infektion vorliegt, reichen im allgemeinen eine reizlose, konsequent ein-

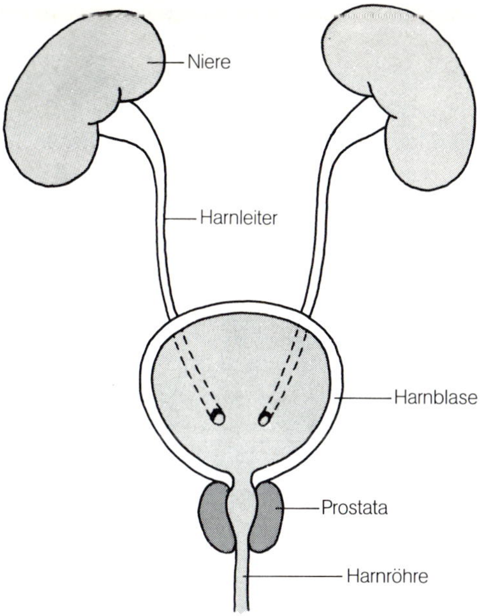

Abb. 23. Lage der Prostata (schematisch)

zuhaltende Diät (kein Kaffee, kein Alkohol!), Schutz vor Unterkühlungen und Nässe sowie das Vermeiden kongestiver Reize der Prostata aus, um subjektive und objektive Erleichterung zu bringen. Unterstützend wirken Kürbiskernmehlpräparate (Prostamed u. a.).

Bei stärkerer Restharnbildung und Infektion muß die chirurgische Beseitigung des Adenoms in Erwägung gezogen werden. Die sicherste Methode ist die offene Prostatektomie, bei der das Adenom restlos entfernt werden kann.

Kleinere Adenome können auch elektrisch durch die Harnröhre entfernt werden (Elektroresektion), besonders, wenn die Eröffnung der Bauchhöhle ein größeres Risiko (Herz, Kreislauf) bedeutet.

Das geringste Risiko liegt heute in der *kryochirurgischen* Behandlung, bei der eine Kältesonde durch die Harnröhre eingeführt wird, die im Bereich des Adenoms eine Temperatur von −196 °C für ca. 3 min erzeugt. Dabei kommt es zu einer Eisbildung in den Adenomzellen und damit zum Absterben: Die Harnröhre wird wieder sicher durchgängig. Neue Adenombildungen können danach jederzeit erneut behandelt werden. Diese Methode kommt jedoch nur in Frage, wenn die Prostatektomie aus Gründen eines erhöhten Risikos nicht durchgeführt werden kann.

Die Nachbehandlung erfordert aufmerksame Pflege und zieht sich oft über eine längere Zeit hin (Abb. 23).

I. Erkrankungen der Drüsen mit innerer Sekretion

Die Drüsen mit innerer Sekretion bilden ein System, das über eine Reihe von *Regelkreisen* regulierend in die Lebensvorgänge eingreift. Treten Störungen an einem Faktor dieses Systems auf, wirken sie sich dementsprechend nicht nur am betroffenen Organ aus, sondern ziehen eine Reihe anderer Störungen nach sich, die den ganzen Organismus betreffen. Die Sekrete der Drüsen werden dauernd gebildet *(Hormone)*, ihre Freigabe (Sekretion) in den Kreislauf erfolgt aber streng nach den jeweiligen *Bedürfnissen des Organismus.*

Eine Sonderstellung in diesem System nimmt die *Hypophyse* (Hirnanhangsdrüse) ein, die in enger funktioneller Beziehung zum *Zwischenhirn* (Hypothalamus) steht und Wirkstoffe produziert, die teilweise direkt auf die Körpergewebe einwirken (*Wachstumshormon* u. a.) und teilweise die *Hormonproduktion* anderer *inkretorischer* Drüsen anregen *(Schilddrüsen, Nebennierenrinde, Geschlechtsdrüsen).* Aus dieser Funktion ergibt sich, daß eine Erkrankung dieses Organs, je nachdem ob sie mit vermehrter oder verminderter Wirkstoffproduktion einhergeht, die Tätigkeit bestimmter Drüsen *zu stark anregt* oder aber so weit *drosselt,* daß es zu *Ausfallserscheinungen* kommt. In beiden Fällen ergeben sich bestimmte Krankheitsbilder, deren verschiedener Verlauf wesentlich vom Alter bzw vom *körperlichen Entwicklungszustand* des Kranken abhängig ist.

Wegen dieser ununterbrochenen Wechselwirkungen ist es oft nicht leicht zu entscheiden, ob eine Störung primär seitens der Hypophyse oder primär seitens einer der inkretorischen Drüsen vorliegt, die von der Hypophyse beeinflußt werden. Jedenfalls darf man bei Erkrankungen einer dieser Drüsen diese enge Wechselbeziehung nicht aus den Augen verlieren, da bestimmte therapeutische Maßnahmen eben dadurch, daß sie u. U. Regelkreise unterbrechen, den gegenteiligen Effekt erzielen können, der therapeutisch beabsichtigt ist.

Die Hypophyse besteht aus drei Teilen, *Vorder-, Mittel-* und *Hinterlappen,* die jeweils andere Aufgaben zu erfüllen haben.

1. Hypophysenvorderlappeninsuffizienz

Tumoren, entzündliche Veränderungen, Verletzungen sowie auch die seltenen Nekrosen im Bereich des Vorderlappens nach Geburten *(Sheehan-Syndrom),* können, falls mehr als 75% des Gewebes zerstört sind, zu bestimmten Ausfallserscheinungen führen.

Meist ist die *Schilddrüse* frühzeitig, im Sinne einer *Unterfunktion* betroffen: Die Kranken zeigen eine psychische Verlangsamung, trokkene Haut und struppiges, glanzloses Kopfhaar bei reduzierter Bart-, Achsel- und Schambehaarung. Das Gesicht wird ausdrucksarm, die Haut dünn und trocken.

Bald kommt es auch zu Auswirkungen an den *Geschlechtsdrüsen,* die atrophieren und die Hormonproduktion weitgehend einstellen. Potenzstörungen beim Mann und Menstruationsstörungen bei der Frau sind die Folge. Relativ spät erst treten Zeichen einer Nebennierenrindeninsuffizienz auf. Unter bestimmten auslösenden Faktoren (Infekte, Operationen, Elektrolytverschiebungen u. A.) kann sich aus der chronisch verlaufenden Vorderlappeninsuffizienz ein akuter, schwer verlaufender Zustand entwickeln, der durch einen plötzlichen Ausfall der Nebennierenrinden- und Schilddrüsenfunktion gekennzeichnet ist. Hypoglykämie und Blutduckabfall mit drohender Schocksymptomatik bestimmen die Gefährlichkeit des Geschehens, das ein sofortiges therapeutisches Eingreifen erforderlich macht.

Bei Ausfall des *Wachstumshormons* durch Geburtstrauma (ca. 50% der Fälle), Zwischenhirnerkrankungen oder auch durch einen genetischen Faktor, kommt es zum *hyperphysären Zwergwuchs.*

Die betroffenen Kinder erreichen etwa eine Größe von 110–140 cm, haben einen relativ großen Kopf mit puppenhaftem Gesicht und unverhältnismäßig kleine Hände und Füße. Die Haut ist trocken und zeigt frühzeitig eine feine Fältelung. Die *Intelligenz* ist *normal* entwickelt. Die Ausbildung der *Geschlechtsdrüsen* bleibt *kindlich.*

Therapie

Die Therapie der Hypophysenvorderlappeninsuffizienz besteht in der Dauersubstitution der fehlenden Hormone der peripheren endokrinen Drüsen (Nebennierenrindenhormone, Schilddrüsenhormone, Androgene bzw. Oestrogene).

Beim Zwergwuchs, der etwa um das 3. Lebensjahr erst entdeckt werden kann, besteht die Behandlung in der fortlaufenden Gabe des Wachstumshormons (Crescormon, Grorm u. a.) unter laufender Kontrolle von Körpergröße, Gewicht, Zustand der Epiphysenfugen der Hand. Solange Knochenwachstum noch möglich ist (offene Epiphysenfugen), kann behandelt werden.

2. Akromegalie

Es handelt sich bei dieser Erkrankung um eine Überfunktion bestimmter Zellen des Hypophysenvorderlappens, meist durch tumoröse Neubildung bedingt *(eosinophiles Adenom).*

Beginnt die Erkrankung im Erwachsenenalter, stellt sich eine auffällige Vergrößerung der Hände und Füße, der Nase und des Kinns, häufig auch der Zunge und der Lippen ein *(Akren = Spitzen),* als sichtbares Zeichen einer Überproduktion von *Wachstumshormon.*

Meist kommen die typischen Zeichen eines Hypophysentumors dazu: *Sehstörungen durch Druck auf die Sehnervenkreuzung, Kopfschmerzen* und röntgenologisch nachweisbare *Knochenveränderungen im Schädel* (Erweiterung der knöcheren Sella, in der die Hypophyse eingebettet liegt). In etwa 20% der Fälle besteht ein schlecht einstellbarer *Diabetes*. Wird im Wachstumsalter – meist ebenfalls durch einen Tumor bedingt – zuviel *Wachstumshormon* produziert, entsteht der *hypophysäre Riesenwuchs*. Während die Knochenreifung verzögert ist, kommt es andererseits zu einem *beschleunigten Längenwachstum*. Auch in diesen Fällen besteht oft ein Diabetes mellitus.

Je nach Ausdehnung des Tumors können weitere, von der Aktivität des Hypophysenvorderlappens abhängige Störungen auftreten. Wegen der Regelschaltung der inkretorischen Drüsen mit der Hypophyse kann das Bild wechselnd sein. So besteht häufig anfangs eine Überfunktion der Schilddrüse, die dann später in eine Unterfunktion übergeht.

Therapie

Sehstörungen sind eine unbedingte Anzeige zur Operation, die in der teilweisen (selten in der totalen) Hypophysektomie besteht.

Auch die Vereisung des Tumors mit flüssigem Stickstoff (Kryochirurgie) hat sich bewährt. Bestehen keine Sehstörungen, kann die Pendelbestrahlung als Hochvolttherapie (Kobalt, Betatron) erfolgreich angewandt werden, da die Tumoren strahlenempfindlich sind. Als etwas unsicherer wird die Implantation von *Radionukliden* (z. B. radioaktives Gold ^{198}Au) beurteilt, deren Wirkungsbreite nicht sicher abgrenzbar ist. Als Komplikationen treten hier gelegentlich Fisteln, Abszesse oder Meningitiden auf.

3. Hypophysäres Cushing-Syndrom

Streng genommen handelt es sich bei dieser Erkrankung um eine beiseitige Vermehrung des *Nebennierenrindengewebes*, die allerdings in den meisten Fällen vom *Zwischenhirn*, seltener von bestimmten *Hypophysentumoren* ausgelöst wird. Wegen der engen Wechselbeziehung zwischen Nebennierenrinde und Hypophysenvorderlappen läßt sie sich auch an dieser Stelle einordnen.

Durch die Vermehrung des Nebennierenrindengewebes *(Hyperplasie)* erfolgt eine Überproduktion bestimmter Hormone *(Glukokortikoide)*, die eine Störung der inkretorischen Regelkette auslöst. Die Krankheit geht mit einer auffallenden Veränderung körperlicher Merkmale einher: Das Gesicht wird ausdrucksarm, bläulich-rot und rund („Vollmondgesicht“). Hals-, Schulter- und Bauchdeckenpartie zeigen einen starken *Fettansatz*, während die Extremitäten eher grazil bleiben. Bei Frauen findet man häufig eine *vermehrte Körperbehaarung*. Dazu kommen Störungen im *Sexulabereich*, Nachlassen der körperlichen Leistungsfähigkeit und meist ein deutlicher *Bluthochdruck*. Fast obligat treten an den fettreichen Stellen *blau-rote* Streifen (Striae) auf.

Es muß erwähnt werden, daß auch Tumoren der Nebenniere, der Eierstöcke und gelegentlich auch der Bauchspeicheldrüse eine ähnliche Symptomatik auslösen können. Das gleiche gilt für die Langzeittherapie mit Kortikosteroiden.

Therapie

Bei Hypophysentumoren ist in leichten Fällen ein Versuch mit Bestrahlungstherapie angezeigt. Bei schwer und fortschreitend verlaufenden Fällen sollte die Hypophysektomie durchgeführt werden.

Nebennierentumoren sollten ebenfalls bald der chirurgischen Behandlung zugeführt werden. Falls dann die Hormonproduktion der verbleibenden Nebenniere nicht ausreicht, muß eine Substitutionstherapie eingeleitet werden. Das gilt auch für die totale *Adrenalektomie*, bei der alle in der Nebennierenrinde hergestellten Hormone ersetzt werden müssen. Sie ist das Mittel der Wahl bei starker Vermehrung des Rindengewebes.

4. Dystrophia adiposogenitalis (Fröhlichsches Syndrom)

Diese Erkrankung ist gekennzeichnet durch *Unterentwicklung der Geschlechtsorgane* und einen auffallenden *Fettansatz* am *Becken* und den *Oberschenkeln.*

Beginnt die Krankheit nach der Pubertät, atrophieren die Genitalien, die Schambehaarung fällt aus, Potenz und Geschlechtstrieb erlöschen. Bei Frauen hört die Menstruation auf. Tritt die Störung schon im Kindesalter auf, kann der körperliche und geistige *Infantilismus* lebenslang bestehen bleiben. Ursächlich liegt hier eine Erkrankung des *Zwischenhirns* mit Beteiligung des *Hypophysenvorderlappens* vor (Hypothalamus-Tumoren, Atrophie u.a.). Dementsprechend kann es von Fall zu Fall zu weiteren Ausfallserscheinungen seitens der Hypophyse kommen (Störungen der Funktion von Schilddrüse u.a.). Die Krankheit ist relativ selten.

5. Diabetes insipidus

Gelangt nicht genügend *antidiuretisches Hormon* aus dem Hypophysenhinterlappen in die Blutbahn, ist die Niere nicht mehr in der Lage, das bei der Harnbereitung anfallende, überschüssige Wasser wieder in den Kreislauf zurück zu resorbieren. Es entsteht das Krankheitsbild des *Diabetes insipidus.*

In den meisten Fällen geht diese Störung der Hypophyse auf *Tumoren, Entzündungen* oder *traumatische Schäden* zurück, wenngleich auch vereinzelt Fälle beobachtet werden, die in einem noch nicht näher definierten Erbgang gehäuft in Familien vorkommen.

Die Kranken leiden unter dauerndem *Durst* und haben eine *erhöhte Harnausscheidung* (bis zu 20 Liter/24 Stunden!). Meist haben sie eine trockene Haut und klagen über trockene Schleimhäute.

Der Mangel an antidiuretischem Hormon macht an sich keine weiteren Ausfallserscheinungen. Es muß jedoch bedacht werden, daß bei der symptomatischen Form nicht selten ein Tumor das Leiden bedingt.

Therapie

Die kausale Therapie besteht in der Beseitigung des Grundleidens (Tumor o. Entzündung usw.), soweit ein solches feststellbar ist. Eine symptomatische Therapie besteht in der intranasalen Applikation des Vasopressinderivates Minirin.

6. Nebennierenrindeninsuffizienz (Morbus Addison)

Eine Schädigung der *Nebennierenrinde* durch *Tuberkulose* (in ca. 50% der Fälle), *Tumoren* mit doppelseitiger Metastasierung und in manchen Fällen wahrscheinlich auch durch *autoimmunologische* Prozesse führt zu einem chronischen Mangel an Nebennierenrindenhormon. Entsprechend sind die Ausfallserscheinungen.

In der Nebennierenrinde werden verschiedene Hormone gebildet, die man in drei Gruppen einteilen kann:

1. Die *Glukokortikoide,* die vorwiegend Stoffwechselwirkungen haben. Diese Hormone wirken indirekt Insulin-antagonistische, indem sie eine vermehrte Glukoseproduktion in der Leber und eine Zuckerneubildung aus Eiweiß bewirken. Dadurch steigt der Blutzucker an, der Eiweißhaushalt wird negativ beeinflußt (eiweißkataboler Effekt). Weiterhin hemmen sie das zelluläre Abwehrsystem und die Antikörperbildung.
2. Die *Mineralokortikoide,* die für die Regulierung des Elektrolyt-Wasserhaushaltes verantwortlich sind: Natrium wird zurückgehalten, die Kaliumausscheidung gefördert.
3. Die *Sexualsteroide* (überwiegend Androgene), deren Aufgabe es ist, die Eiweißsynthese anzuregen. Auch die Ausbildung der sekundären Geschlechtsmerkmale wird durch diese Hormone gefördert.

Die Erkrankung beginnt mit zunehmender *Erschöpfung* und *Schwäche, Appetitlosigkeit* und *Gewichtsverlust.* Häufig treten Magen- und Darmstörungen auf. Typisch ist eine *Überpigmentierung der Haut,* die sich in bräunlichen Flecken, besonders an den dem Sonnenlicht ausgesetzten Stellen, in den Handlinien, der Achselhöhle und in der Mundhöhle bemerkbar macht.

Das fortschreitende Krankheitsbild zeigt ein

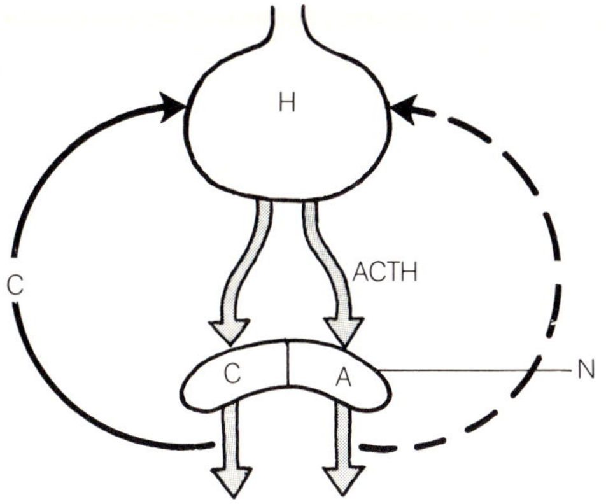

a *Normalzustand.* Cortisolspiegel und ACTH-Ausschüttung sind abgestimmt

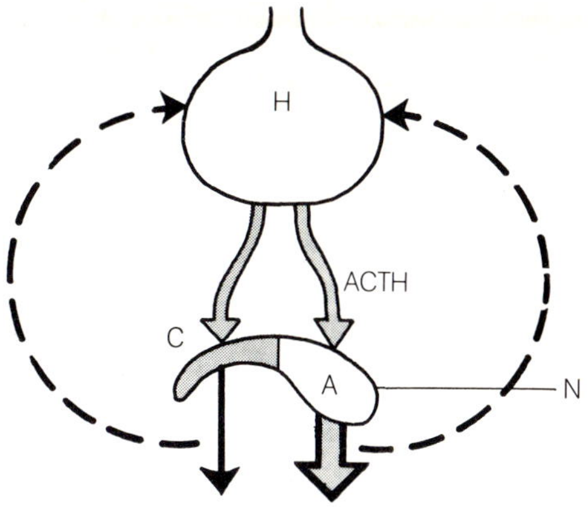

b *Zustand beim adrenogenitalen Syndrom.* Synthesestörung von Cortisol. Vermehrte ACTH- und Androgenausschüttung

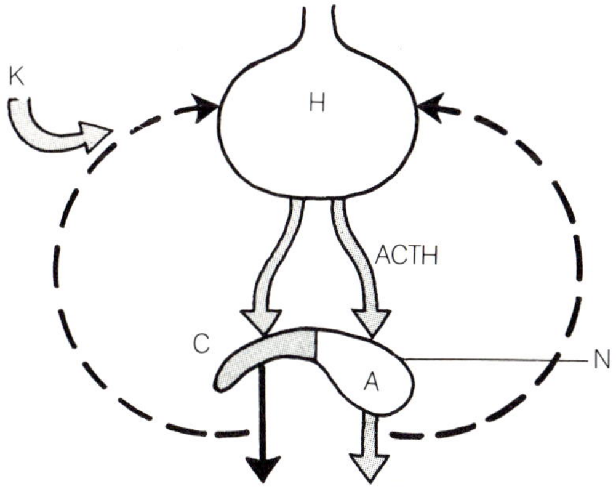

c *Behandlung mit Kortikosteroiden.* Normalisierung des Regelsystems

Abb. 24 a–c. Regelsystem Hypophyse-Nebennierenrinde. *H* Hypophyse, *N* Nebennierenrinde, *ACTH* adrenokortikotropes Hormon, *C* Cortisol, *A* Androgene, *K* Kortikosteroide

asthenisches Syndrom: Der Blutdruck sinkt ab, die Muskulatur wird deutlich schwächer, ein großer Teil der Kranken leidet unter Salzsäuremangel des Magens. Die Krankheit verlief früher immer tödlich. Seit der Einführung der Therapie mit Nebennierenrindenhormonen ist die Prognose bedeutend besser geworden, wenngleich hinzukommende Erkrankungen, Unfälle oder operative Eingriffe auch weiterhin eine Gefährdung bedeuten.

Therapie und pflegerische Maßnahmen

Die Behandlung besteht in einer dauernden Zuführung von Glukokortikoiden und Mineralokortikoiden. Um eine Unter- bzw. Überdosierung zu vermeiden, müssen Blutdruck, Blutzucker sowie Natrium und Kalium im Serum laufend kontrolliert werden. Plötzliche Erkrankungen oder Operationen erfordern eine höhere Dosierung. Der Kranke soll einen Ausweis bei sich führen, mit Angaben über Dosierung und Verhalten bei Notfällen.

7. Akute Nebennierenrindeninsuffizienz (Addison-Krise)

Meist handelt es sich bei der akuten Nebenniereninsuffizienz um eine plötzliche, lebensbedrohliche Komplikation einer schon

100 und mehr Schlägen pro Minute, was eine schwere Dauerbelastung des Herzens darstellt. So tritt auch, besonders bei älteren Menschen, nicht selten nach einer längeren Zeit *Vorhofflimmern* mit absoluter *Arrhythmie* als Zeichen einer *Herzinsuffizienz* auf.
Auch im *Energiehaushalt* kommt es zu stärkeren Störungen mit Muskelschwund und Kraftlosigkeit und schließlich zu regelrechten *Kachexien*. Typisch für alle Hyperthyreosen ist ein *feinschlägiger Fingertremor*, eine zarte, warme und *feuchte Haut* sowie eine *Blutdruckerhöhung* mit normalen diastolischen Werten.

b) Thyreotoxische Krise

Hierbei handelt es sich um eine krisenhafte, lebensbedrohliche Verlaufsform der diffusen Hyperthyreose, die manchmal nach extrem eingreifendem *Streß*, nach plötzlichem Absetzen der medikamentösen Therapie oder nach *Radiojodbehandlung* auftreten kann. Auch jodhaltige Röntgenkontrastmittel können, in seltenen Fällen, eine derartige Krise auslösen. Typisch für diesen gefährlichen Verlauf ist eine plötzliche, *hochgradige Schwäche* bei starker *Dauererregung*. Unbehandelt treten bald *Bewußtseinstrübungen* auf, hohes *Fieber*, *Durchfälle* und *Erbrechen*. Der Übergang in ein tiefes *Koma* leitet oft den letalen Ausgang ein. Auch bei rechtzeitig einsetzender Therapie übersteht etwa ein Drittel der Kranken die Krise nicht.

Therapie

Während der akuten Phase der Stoffwechseldekompensation kommen nur Medikamente in Frage, die die Hormonsynthese in der Schilddrüse hemmen (Perchlorate, Thioharnstoffderivate).
Wenn die Stoffwechselsituation sich normalisiert hat ergeben sich grundsätzlich drei Therapiemöglichkeiten:

1. *Langzeitbehandlung* mit den o.g. Hormonsynthesehemmern *(Thyreostatika)* über 6–12 Monate.
2. *Einmalige oder fraktionierte Applikation von Radiojod*. Sie kommt vor allem bei der mäßigen, diffusen Struma als Therapie der Wahl in Betracht.
3. *Subtotale Resektion der Schilddrüse*. Sie ist allerdings in mancher Beziehung nicht risikofrei: Relativ hoher Prozentsatz von Rückfällen, Schädigung des n. recurrens mit nachfolgender Stimmbandlähmung, Übergang in eine *Hypothyreose* (10–20%), Tetanie durch Beschädigung (oder versehentliche Entfernung) der Nebenschilddrüsen.

c) Hypothyreose (Schilddrüsenunterfunktion)

Das Krankheitsbild wird durch den Mangel oder das Fehlen von Schilddrüsenhormon bestimmt. Ursächlich kann die Hormonbildungsstörung von der Schilddrüse selbst ausgehen oder aber durch einen Ausfall des Hypophysenvorderlappens bedingt sein. Sie kann angeboren oder erworben sein.

1. Angeborene Hypothyreose (Kretinismus). Die schon während der Embryonalzeit beginnende Schilddrüseninsuffizienz ist in der Regel an Kropfendemiegebiete gebunden und scheint zusätzlich an genetische Faktoren gebunden zu sein. Die schon vor der Geburt entstandenen *Entwicklungsstörungen* des *Skelets* und des *Nervensystems* sind nicht mehr korrigierbar.
Die Kranken bleiben *klein* und zeigen deutliche *Fehlproportionen*. Auch die *Zahnentwicklung* bleibt zurück.
Häufig besteht *Schwachsinn*, manchmal bis zur ausgeprägten *Idiotie*, nicht selten *Taubheit* oder *Schwerhörigkeit*.
Bei frühzeitig einsetzender Therapie mit *Schilddrüsenhormonen* können weitere Ausfälle vermieden werden. Eine Rückbildung der embryonal erworbenen Schäden gelingt jedoch nicht.
Auch die in endemischen Kropfgebieten übliche Behandlung der Mutter mit physiologi-

schen Joddosen (Vollsalz) kann die gefürchteten Schäden nicht sicher verhindern, da, neben dem Jodmangel, auch genetische Faktoren eine Rolle spielen.

2. Erworbene Hypothyreose (Myxödem). *Entzündungen der Schilddrüse* (Thyreoiditis), *Schilddrüsenoperationen, Bestrahlungen, extremer Jodmangel* und sekundär, totale oder partielle *Hypophysenvorderlappeninsuffizienz* können schon in früher Kindheit zu dieser Erkrankung führen, deren höchster Schweregrad das *Myxödem* ist.
Auch hier treten *Entwicklungsstörungen am Skelet* und *Zentralnervensystem* auf, die aber meist weniger ausgeprägt sind. Im Vordergrund des Krankheitsbildes stehen dann *Trägheit* und *Benommenheit, Appetitlosigkeit* und eine auffallend *trockene Haut.* In diesen Fällen können die entstandenen Schäden jedoch weitgehend zurückgebildet werden, falls die Therapie rechtzeitig einsetzt.
Beim Erwachsenen kann es aus den gleichen Gründen zur Hypothyreose kommen.
Die Kranken klagen über andauernde *Müdigkeit* und *Antriebsarmut.* Auffallend ist eine allgemeine *Verlangsamung.* Manchmal kommt es zu depressiven Zuständen, häufig läßt das Gedächtnis nach. Das schüttere Haar fällt aus, die Haut ist blaß und trocken, Schweiß- und Talgsekretion lassen nach. Dazu kommen eine chronische Verstopfung, erhöhte Kälteempfindlichkeit und fortschreitende Muskelschwäche.
Alle vitalen Funktionen lassen nach.
In schweren Fällen gibt das *Myxödem* der Krankheit das typische Gepräge: Eine schleimige Substanz *(Mukopolysaccharid)* wird unter der Haut, bevorzugt an den Unterschenkeln, auf Hand- und Fußrücken und in den Schlüsselbeingruben eingelagert und gibt der Haut ein charakteristisches, *teigiges* Aussehen.
Bei länger dauernder Krankheit kann es zur Herzinsuffizienz kommen *(Myxödemherz),* wodurch auch seitens des Herzens Ödeme eingelagert werden können. Die häufig auftretende Gewichtszunahme ist daher meist keine echte, durch Eiweißanbau entstandene, sondern ist in der Regel auf vermehrte Wasserretention zurückzuführen. Der Eiweißaufbau ist vielmehr durch den herabgesetzten Stoffwechsel gestört.
Wird eine schwere Hypothyreose über Jahre nicht behandelt, kann sich ein *lebensbedrohliches Zustandsbild* entwickeln:
Blutdruck und Körpertemperatur sinken ab, Atmung und Herzfrequenz verlangsamen immer mehr. Zunehmende Bewußtseinsstörungen führen schließlich in ein tiefes Koma *(Hypothyreotes Koma).*

Therapie
Die Behandlung besteht in lebenslanger Substitution mit Schilddrüsenpräparaten.
Patienten im Myxödemkoma gehören in die Intensivbehandlung.

d) Thyreoiditis

Die Entzündung der Schilddrüse ist ihrer Entstehung nach noch keineswegs eindeutig abgeklärt. Sie tritt meist im Gefolge von Infektionskrankheiten auf und entwickelt sich innerhalb weniger Tage.
Während Funktionsstörungen der Schilddrüse kaum auftreten, klagen die Patienten über Schmerzen, die oft in die Ohren ausstrahlen. Die Drüse selbst ist druckempfindlich, häufig besteht Fieber.
Die seltenen Fälle einer akut *eitrigen Thyreoiditis* sind meist auf Verschleppung septischer Metastasen zurückzuführen.
Eine subakute, nicht-eitrige Form, die auch ohne Behandlung zu völligen Remissionen neigt, scheint durch ein bisher noch nicht nachgewiesenes Virus hervorgerufen zu werden.
Eine chronische Form (Thyreoiditis Hashimoto), bei der zirkulierende Antikörper gegen *Thyreoglobulin* nachgewiesen werden können, dürfte zu den Autoimmunkrankheiten gehören. Im Verlauf dieser chronischen Entzündung kommt es fast immer zu einer fortschreitenden Zerstörung von Schilddrü-

sengewebe, und damit zu einer mehr oder weniger ausgeprägten Hypothyreose.

Therapie

Die akuten, nicht-eitrigen Entzündungen reagieren oft gut auf Kortikosteroide. Vorsichtshalber sollten auch Breitbandantibiotika eingesetzt werden.

Bei der eitrigen Form wird das, nach Bestimmung des Erregers und Testung wirksamste Antibiotikum gegeben.

Die Hashimoto-Thyreoiditis bedarf der Substitution von Schilddrüsenhormon. Eine spezifische Therapie gibt es z. Zt. noch nicht. Der Einsatz immunsuppressiver Zellhemmer ist hier zu risikobelastet.

e) Bösartige Tumoren der Schilddrüse (Maligne Strumen)

Die Karzinome der Schilddrüse machen etwa 0,5% aller Karzinomerkrankungen aus. Der Grad ihrer Bösartigkeit ist allerdings sehr unterschiedlich. Ein großer Teil ist nur wenig entdifferenziert. Diese meist einknotig wachsenden *Adenokarzinome* metastasieren erst relativ spät und ergeben, bei rechtzeitiger und totaler Entfernung der Schilddrüse, in über 80% eine 5-Jahres-Heilung.

Die undifferenzierten Karzinome (oder Sarkome) dagegen, nehmen oft einen sehr schnellen Verlauf, wobei es zu ausgedehnten *Absiedlungen* in den *Knochen* und der *Lunge* kommen kann. Die Kranken haben meist heftige lokale Schmerzen und verfallen schnell. Die Früherkennung spielt hier eine besondere Rolle: Jeder *derbe,* anfangs *schmerzlose* Knoten, der *schnelles Wachstum* zeigt, ist hochgradig verdächtig, ebenso eine schon vorhandene Struma, die plötzlich schluckunverschieblich wird. Die heute sehr guten diagnostischen Möglichkeiten können hier wesentlich dazu beitragen, spezifische Behandlungsmethoden rechtzeitig anzuwenden und damit echte Heilungen zu erzielen.

Therapie

Falls irgend möglich sollte die totale Schilddrüsenexstirpation durchgeführt werden.

Nur im Falle der Nichtoperabilität kommt die Hochvolttherapie in Frage. Die Radiojodtherapie hat nur ein begrenztes Feld. Man wird sie vor allem anwenden, wenn einerseits die Operation ein zu großes Risiko darstellt, andererseits aber jodspeichernde, differenzierte Adenokarzinome vorliegen.

11. Erkrankungen der Nebenschilddrüsen (Epithelkörperchen)

Die Epithelkörperchen produzieren das *Parathormon,* das den Anstieg des Calciums im Plasma und den Abfall der Phosphate im Plasma stimuliert. Sie sorgen als Regelorgan für die notwendige *Konstanz* des *Blutcalciumspiegels,* ohne den die physiologische Funktion des Nervensystems nicht gesichert ist.

Die Sekretion des Parathormons unterliegt nicht der Steuerung durch die Hypophyse, sondern reagiert direkt auf die Höhe der *Calciumkonzentration* im Plasma. Von der Schilddrüse wird ein Hormon gebildet *(Calcitonin),* das den Plasmacalciumspiegel flüchtig senken und so *antagonistisch* in den Regelkreis eingreifen kann. Es schützt den Knochen vor Entkalkung und sorgt für vermehrte Calcium- und Phosphatausscheidung.

a) Unterfunktion der Epithelkörperchen (Hypoparathyreoidismus)

Bei 0,2–1% der Schilddrüsenoperationen kommt es zur versehentlichen Mitentfernung der Epithelkörperchen oder zu ihrer Beschädigung. Die in der Folge eintretende Calciumstoffwechselstörung ist gekennzeichnet durch eine *gesteigerte neuromuskuläre Erregbarkeit (Tetanie).* Der Calciumspiegel im Serum sinkt auf Werte unter 9 mg% ab (normal: 9–11 mg%).

Die typische Manifestation dieser gesteigerten Erregbarkeit ist der *tetanische Anfall:* Die

Kranken fühlen sich unwohl und klagen über *Kribbeln* an *Händen* und *Füßen*. Wie *„Ameisenlaufen"* breitet sich dieses Gefühl weiter aus. Bald kommt es zum *muskulären Krampf*, der sehr schmerzhaft ist und sich über den ganzen Körper ausbreiten kann. Die Hände verkrampfen sich in sehr typischer Weise, indem der *gestreckte Daumen* den *gestreckten Fingern gegenüber steht* („Geburtshelferstellung"). Die Arme werden in Beugestellung an den Brustkorb gezogen, die Füße krampfen meist in Streckstellung. Auch die Gesichtsmuskulatur kann ergriffen werden (Karpfenmaulbildung). Gefährlich kann ein *Krampf der Kehlkopfmuskulatur* werden, der die Atmung erheblich behindert. Mitunter treten leichte Schmerzen in der Herzgegend auf (Pseudoangina pectoris). *Das Bewußtsein bleibt erhalten.*

Bei vegetativ labilen Patienten kann es auch bei normalem Blutcalciumspiegel zu einer Steigerung der neuromuskulären Erregbarkeit kommen, die zu tetanischen Anfällen führen kann. Schon eine über mehrere Minuten forcierte Atmung kann einen Anfall auslösen (Hyperventilationstetanie).

Vermutlich spielt bei der Hyperventilationstetanie die vermehrte Abrauchung der Kohlensäure eine Rolle, da sie zu einer Verschiebung des pH-Wertes des Blutes führt, was wiederum eine erhöhte Krampfbereitschaft zur Folge hat. Zweifellos spielt aber auch das Zusammentreffen einer konstitutionellen Neigung zu tetanischen Anfällen mit emotionellen Faktoren in diesem Geschehen mit.

Therapie

Im tetanischen Anfall beendet eine i.v.-Injektion (langsam, am liegenden Patienten) von 40 ml einer 10%igen Calciumgluconatlösung den Zustand erhöhter Krampfbereitschaft für etwa 8 Stunden. Bei erneutem und häufigerem Auftreten der Anfälle sollten Calciuminfusionen gegeben werden.

Bei chronischem Hypoparathyreoidismus hat sich (unter laufender Kontrolle des Blut-Calciumspiegels) die Behandlung mit Vitamin D_3 oder mit Dihydrotachysterol (A.T.10) bewährt.

b) Überfunktion der Epithelkörperchen (Hyperparathyreoidismus)

In den meisten Fällen entsteht diese Stoffwechselstörung durch gutartige Tumoren der Epithelkörperchen, seltener können auch Karzinome das Krankheitsbild auslösen.

Die vermehrte Produktion von *Parathormon* führt zu einem *erhöhten Calciumspiegel* im Blut und damit auch zu *erhöhter Calciumausscheidung* durch den Urin. Gleichzeitig werden die *Phosphate* nur noch mangelhaft zurückresorbiert und treten vermehrt im Urin auf. Die Anreicherung der beiden Substanzen im Harn disponiert in besonderer Weise zur *Nierensteinbildung* (Calciumphosphatsteine, s. S. 124). Nicht selten kommt es durch diese Komplikation zu *Pyelonephritiden*, mit der Gefahr der Niereninsuffizienz.

Ein besonders bedrohliches Krankheitsbild stellt die *akute hypercalciämische Krise* dar, die über eine vermehrte Wasserausscheidung zu Austrockungserscheinungen und später *Anurie* schließlich zur Niereninsuffizienz, *Ileus* und Bewußtseinstrübung bis zum *Koma* führen kann. Sehr schwere Veränderungen können sich auch am *Skeletsystem* abspielen *(Ostitis fibrosa generalisata)*: Durch die intensive Einwirkung des vermehrt auftretenden Parathormons werden die Knochen entkalkt und die verlorengegangene Substanz durch Bindegewebe ersetzt. Es entstehen tumorös-zystische Gebilde und eine ausgedehnte Knochenmineralisationsstörung mit *Osteoporose*. In sehr ausgeprägten Fällen (heute selten geworden, da bei rechtzeitiger Therapie vermeidbar) kann es zu schmerzhaften Verbiegungen auch der großen Knochen, die besonderer Belastung ausgesetzt sind, kommen (Becken, Beine, Wirbelsäule). Da die neuromuskuläre Erregbarkeit herabgesetzt ist, werden die Impulse nur unterschwellig an die Muskulatur weitergegeben, was eine zunehmende Schwäche der Muskeln zur Folge hat. Die Kranken sind antriebslos und müde, leiden unter Appetitlosigkeit und häufigem Brechreiz. Manchmal kommt es zu erheblichen psychischen Veränderungen.

Therapie

Die Methode der Wahl ist die chirurgische Entfernung der Epithelkörperchen-Adenome.

Bei drohender hypercalciämischer Krise kommt es entscheidend auf eine schnelle Senkung des Serumcalciums an. Dies erreicht man am ehesten durch Steigerung der Diurese und Hemmung der Calciumrückresorption in den Nierentubuli. Infusionen mit 0,9%iger Kochsalzlösung sind hier besonders geeignet, da sie beide Bedingungen erfüllen.

12. Erkrankungen der Geschlechtsdrüsen

Die Festlegung des Geschlechtes erfolgt bereits bei der Befruchtung. Trotz dieser Determination bedarf es aber einer bestimmten Steuerung durch hormonale Einwirkung, um die richtige Entfaltung der typischen Geschlechtsmerkmale herbeizuführen. Diese, der festgelegten Anlage übergeordnete Steuerung, dauert das ganze Leben an. Sie bestimmt die Pubertät, die Zeit der Fortpflanzungsfähigkeit und das Rückbildungsgeschehen (Klimakterium), das mit dem Erlöschen aller geschlechtlichen Funktionen endet.

Störungen können schon in der *embryonalen Entwicklungsphase,* aber auch in allen *späteren Entwicklungsstadien* das geschlechtstypische Bild umgestalten, sowohl zum weiblichen, als auch zum männlichen Typ hin, wobei die eigentliche Geschlechtsdetermination nur eine untergeordnete Rolle spielt. So kann es zu einer Feminisierung des Mannes oder zu einer Maskulinisierung der Frau kommen. Dabei ändern sich nicht nur die äußeren Geschlechtsmerkmale, sondern bis zu einem gewissen Grade auch die psychischen. In diesen Fällen trit eine Art Doppelgeschlechtlichkeit auf, die u. U. zu starker psychischer Belastung führen kann *(Pseudohermaphroditismus).*

Die echte *Intersexualität (Hermaphroditismus verus)* ist außerordentlich selten. Bei ihr entwickeln sich Hoden und Eierstöcke nebeneinander in einem Organismus. Entsprechend bestehen auch die äußeren Geschlechtsmerkmale beider Geschlechter nebeneinander.

Da weibliche Hormone *(Oestrogene)* und männliche Hormone *(Androgene)* von beiden Geschlechtern – allerdings in verschiedenen Mengenverhältnissen – produziert werden, ergibt sich, daß bei Nachlassen oder Einstellung der Produktion des weiblichen Hormons bei der Frau nach den Wechseljahren die männlichen Hormone relativ überwiegen. Häufig tritt daher in diesen Jahren eine mehr oder weniger ausgeprägte Maskulinisierung mit leichtem Bartwuchs, tieferer Stimme und manchen anderen männlichen Merkmalen ein. Umgekehrt kann es bei Männern nach dieser Zeit, die allerdings meist wesentlich später eintritt, zu einer Verweiblichung mit Entwicklung von Ansätzen einer weiblichen Brust, höherer Stimmlage und Nachlassen des Bartwuchses kommen. Unter dem relativen Überwiegen weiblicher Hormone wird auch die Entwicklung von Prostata-Adenomen gefördert (s. S. 130).

Auch die Geschlechtsdrüsen unterliegen der *Zwischenhirn-hypophysären Steuerung.* Enge Beziehungen bestehen zur *Nebennierenrinde,* die ja ebenfalls androgene Hormone herstellt. Daraus ergibt sich, daß Erkrankungen dieser Organe sich zwangsläufig auch auf die Geschlechtsdrüsen und damit meist auch auf die Geschlechtsorgane auswirken müssen.

a) Männliches Geschlecht

1. Hodeninsuffizienz (Hypogonadismus). Angeboren oder erworben, durch Verletzung, Operation (Kastration) oder entzündliche Erkrankungen (z. B. Hodenentzündung bei Mumps) kann es zu totalem Ausfall oder mehr oder weniger starker Einschränkung der exkretorischen und/oder inkretorischen Hodenfunktion kommen.

Man spricht von *primärem Hypogonadismus,* wenn die Hoden direkt geschädigt sind, von *sekundärem Hypogonadismus,* wenn die hormonale Steuerung durch das Hypophysen-Zwischenhirnsystem gestört ist und die *Gonadotropinbildung* fehlt.

In beiden Fällen entsteht ein *Androgenmangel,* der durch die Nebennierenrinden nicht ausgleichbar ist.
Je nachdem, ob die Insuffizienz vor der Pubertät oder erst im Erwachsenenalter auftritt, ergeben sich charakteristische Veränderungen und Ausfälle, die sich, besonders im Wachstumsalter, in typischer Weise auf den ganzen Körperbau auswirken.
So entsteht ein *vermehrter Fettansatz* an den Hüften und am Bauch, die Haut wird dünn und zart und es besteht lebenslang eine *hohe Stimmlage* wegen des knabenhaft bleibenden Kehlkopfes. Arme und Beine werden besonders lang und machen den Eindruck einer falschen Proportionierung. Meist ist das Kopfhaar fein und besonders dicht, der *Bartwuchs* ist *gering,* eher flaumartig, und die *Schambehaarung fehlt* oder ist *spärlich.* Das *Glied* bleibt *klein* und kindlich, ebenso die Hoden, die kaum tastbar sind.
Tritt die Insuffizienz erst im Erwachsenenalter auf, sind die Veränderungen geringer. Schambehaarung und äußeres Genitale bleiben, abgesehen von einer *Verkleinerung der Hoden,* normal. Der Bartwuchs wird langsamer, lediglich die Haut verändert sich wie bei der vorpuberalen Insuffizienz. Die *Prostata atrophiert.*
Eine besondere Form der (primären) Hodeninsuffizienz ist das sog. *Klinefelter-Syndrom,* das gleichzeitig die häufigste Form der Hodenfunktionsstörung ist. Es handelt sich hier um eine *Anomalie der Chromosomenformel,* die bei Männern normalerweise XY (= geschlechtsbestimmende Chromosomen) aufweist (bei Frauen XX) und bei den Kranken zwei weibliche und ein männliches Chromosom, also XXY, zeigt.
Bei ihnen ist das Genitale meist entwickelt, jedoch besteht eine *Hodenatrophie* infolge degenerativer Veränderungen im Hoden. Häufig besteht eine weibliche Entwicklung der Brüste *(Gynäkomastie)* und eine vermehrte Ausschüttung des auf die Geschlechtsdrüsen wirkenden Hypophysenhormons *(Gonadotropin).*

Therapie
Je nach Ursache und Ausprägung des Krankheitsbildes besteht eine mehr oder minder ausgeprägte Testosteronbedürftigkeit bei der primären Hodeninsuffizienz. Wenn die Dichte der Spermien nicht unter 10–15 Mill. pro ml beträgt, kann der Versuch mit FSH (Prolan A) gemacht werden, eine bestehende Subfertilität zu beheben.
Auch die sekundäre Hodeninsuffizienz bedarf der Testosteronzufuhr. Zur Stimulierung der Spermiogenese muß jedoch, neben dem FSH, auch ein Hormon gegeben werden, das die interstitiellen Zellen der Hoden stimuliert (ICSH).

2. Hypergonadismus. Überfunktionszustände der Hoden gehören zu den Seltenheiten und sind in der Regel auf Tumoren zurückzuführen.
Die Therapie besteht hier in der möglichst frühzeitigen Entfernung der tumorösen Neubildungen, bzw. des befallenen Hodens.

b) Weibliches Geschlecht

Während der Ausfall der männlichen Keimdrüsen charakteristische Veränderungen im Habitus des Betroffenen zur Folge hat, treten solche bei Insuffizienz oder Ausfall der weiblichen Keimdrüsen *(Ovarien)* wesentlich weniger in Erscheinung. Allerdings gilt auch hier, daß die Insuffizienz um so mehr eine allgemeine Umformung herbeiführen kann, je früher sie einsetzt. Dies gilt vor allem für ein angeborenes Leiden, das durch eine *Chromosomenanomalie (XO statt XX)* zu einer *Bildungsstörung* der *Eierstöcke* führt.
Frauen, die an dieser *Gonadendysgenesie* (Ullrich-Turner-Syndrom) leiden, bleiben *minderwüchsig,* haben häufig besonders *niedrig angesetzte Ohren* und eine auffallend *tiefe Nackenhaargrenze.* Nicht selten bestehen auch noch andere Mißbildungen. Die Genitalienentwicklung kann normal sein, bleibt aber häufig infantil.
Späterer Ausfall der Keimdrüsen, etwa durch

Operation oder Strahlentherapie, kann, falls er in der Zeit der Geschlechtsreife stattfindet, zu beträchtlichen Störungen führen. Die plötzliche *Enthemmung des Hypophysen-Zwischenhirnsystems* wirkt sich häufig auf die *Nebenniere* und die *Schilddrüse* im Sinne einer Aktivierung aus. Eine allgemeine Minderung der Leistungsfähigkeit und die abrupte Konfrontation mit dem Gedanken, die Fortpflanzungsfähigkeit zu früh eingebüßt zu haben, führen nicht selten zu *depressiven Verstimmungen*.

Die Wechseljahre dagegen sind keine Krankheit. Sie sind ein normaler Prozeß, der ohne wesentliche Beschwerden verlaufen muß. Zwar kommt es auch zu einer endokrinen Enthemmung des Zwischenhirns und damit zu Störungen vegetativer Regelkreise – die sich im wesentlichen im Sinne einer Hypersympathikotonie (Hitzewallungen, Schweißausbrüche usw.) auswirken –, aber es fehlen in der Regel ausgeprägte psychosomatische Fehlreaktionen. Bestimmte Veränderungen, die durch den Ausfall der Oestrogene und das hieraus resultierende, relative Überwiegen der Androgene entstehen (Bartwuchs, tiefere Stimmlage u.a.) machen ja keine Beschwerden, es sei denn psychischer Art, was keineswegs unterschätzt werden soll, aber auch nicht überbewertet werden darf.

Besonders ist auch der häufig geäußerte Unmut über das gleichzeitige Erlöschen des Sexualtriebes eine psychische Fehlleistung. In der Tat muß dieser, im Rahmen einer normalen Partnerschaft, nach den Wechseljahren keineswegs erlöschen. Im Gegenteil, oft erscheint die Unmöglichkeit einer Schwangerschaft geradezu als Erlösung von einem jahrzehntelangen Druck, der sich auf die Partnerschaft ungünstig ausgewirkt hat.

II. Erkrankungen des Bewegungsapparates

Erkrankungen des Bewegungsapparates können durch Keimfehler, Schädigung der Frucht, Infektion, Überbeanspruchung oder Inaktivität, Stoffwechselstörungen und degenerativen Abbau entstehen.
Es ist von Bedeutung, daß überstandene Krankheit nicht immer gleichzusetzen ist mit der vollständigen Wiederherstellung der Funktion. Nicht selten bleiben *Fehlbildungen* oder es entsteht *Fehlwuchs,* falls die Erkrankten noch in den Wachstumsjahren sind. Das aber bedeutet praktisch, daß die Leistungsfähigkeit oft während des ganzen Lebens herabgesetzt ist. Dazu kommt, daß sehr ausgeprägte Fehlbildungen des Skelets zu einer mehr oder weniger starken Beeinträchtigung der inneren Organe führen können. In schweren Fällen kann es so zu Folgekrankheiten kommen, die das Leben des Kranken u. U. erheblich verkürzen (Auswirkungen auf das Herz bei Brustkorbdeformitäten u. a.).
Neben den *Formstörungen* (Fehlbildung, Fehlwuchs) kann es zu *Funktionsstörungen* kommen, die sich in Bewegungseinschränkungen der Gelenke (Kontraktur), Lähmungen, Gangstörungen (durch Längendifferenzen der Beine, Versteifungen, Verrenkungen) äußern.

A. Krankheiten der Knochen

1. Osteoporose

Überschreitet der *Knochenabbau* die *Knochenneubildung,* kommt es zu einer Herabsetzung des *Mineralisationsgrades* (Entkalkung) im Knochen. Dieser für das vorgeschrittene Alter typische Abbauprozeß kann unter der Einwirkung bestimmter Faktoren nicht nur beschleunigt, sondern auch relativ zu frühzeitig ausgelöst werden. Unterernährung, chronische Verdauungsinsuffizienz und vor allem manche Krankheiten der *Drüsen mit innerer Sekretion* können zu diesem Krankheitsbild führen. Da der Knochenabbau besonders in Abhängigkeit von den *Sexualhormonen* vor sich geht – und zwar hemmen diese den Abbau – ist verständlich, daß ein Mangel an Oestrogenen und Androgenen, wie er normalerweise im Alter auftritt, bei jüngeren Menschen vermehrten Knochenschwund zur Folge hat.
Auch eine langdauernde Therapie mit *Glukokortikoiden,* wie sie bei manchen Krankheiten (Asthma bronchiale, chronische Polyarthritis u. a.) notwendig werden kann, führt u. U. zu einer Osteoporose, da diese Hormone sowohl den Knochenabbau steigern, als auch den Knochenanbau hemmen (katabole Wirkung).
Eine generalisierte Osteoporose leichteren Grades macht meist wenig Beschwerden. Entsteht sie jedoch sekundär, d.h. etwa als Folge einer Hormonstörung, schreitet die Entkalkung oft so schnell fort, daß heftige Schmerzen auftreten. Häufig ist die *Wirbelsäule* betroffen, was zu mehr oder weniger ausgeprägter Buckelbildung *(Kyphose)* und bei Belastung zu *Kompressionsbrüchen* der Wirbelkörper führen kann. Die Schmerzen sind entweder diffus, wegen der auftretenden *Muskelverspannungen* oft nur schwer lokalisierbar, sie können aber auch streng auf den betroffenen Bezirk beschränkt bleiben.
Ist das Extremitätenskelet mitbetroffen, entsteht ebenfalls eine erhöhte Knochenbrüchigkeit (z. B. *Schenkelhalsbrüche* alter Menschen).

Therapie und pflegerische Maßnahmen
Leichtere Osteoporosen, die in höherem Alter regelmäßig auftreten, sind meist nicht behandlungsbedürftig. Gelegentlich auftreten-

den Schmerzen kann man mit antirheumatischen Mitteln (Amuno, Voltaren u. a.) gut entgegenwirken.
Bei den sekundär auftretenden Osteoporosen kommt es nach erfolgreich bekämpfter Grundkrankheit (Morbus Cushing, Gonadeninsuffizienz, Diabetes mellitus, Mangel- oder Fehlernährung u. a.) zur Normalisierung des Knochenumbaus. Unterstützend wirken Kalziumgaben, Natriumfluorid, Vitamin D und – unter Berücksichtigung der Gegenindikationen – auch Anabolica (Primobolan, Dianabol u. A.).
Krankengymnastische Übungen, Bäder und Massagen zur Vermeidung von Komplikationen sowie die Sicherung einer ausreichenden Eiweiß- und Kalziumzufuhr durch die Nahrung (Milchprodukte) sollten selbstverständliche Begleitmaßnahmen sein.

2. Osteomalazie

Mangel an Vitamin D, tubuläre Funktionsstörungen der Nieren (meist genetisch bedingt), Nebenschilddrüsenresektionen, aber auch Leberzirrhosen und manche in den Vitamin-D-Stoffwechsel eingreifende Medikamente (Phenylhydantoin) können dazu führen, daß es zu einer *mangelhaften Verkalkung neugebildeten Knochens* kommt, während der Abbau von alten, verkalkten Knochen normal verläuft.
Die Knochen verlieren an Festigkeit, werden weich und biegsam. Die Kranken leiden unter einer allgemeinen *Muskelschwäche* und klagen über anhaltende *Glieder-* und *Rückenschmerzen.* In schweren Fällen treten *Verformungen* der *Wirbelsäule,* des *Beckens* und der Extremitätenknochen auf.

Die im frühen Kindesalter auftretende *Rachitis,* die stets auf einen Mangel an Vitamin D zurückzuführen ist, hinterläßt meist mehr oder weniger starke Knochenveränderungen, da sie noch das wachsende Knochengerüst betrifft. Hier ist der Einbau von *Kalzium* und *Phosphor* ebenfalls gestört, was aber bei Kindern vor allem auch zur Beeinträchtigung des Wachstums innerhalb der Wachstumszonen des Knochens führt. Die langen Röhrenknochen werden weich, verformbar, und auch die Schädelknochen, das Becken und die Rippen erleiden meist typische Veränderungen (Viereckschädel, platt-rachitisches Becken, „rachitischer Rosenkranz" an den Knorpel-Knochengrenzen der Rippen u. a.)

Therapie und pflegerische Maßnahmen

Medikamentös kommt bei den Vitamin D-Mangelzuständen eine Therapie mit Vitamin D_3 und Kalzium in Frage.
Manche Formen, vor allem die durch tubuläre Nierenfunktionsstörungen hervorgerufenen, reagieren gut auf eine kombinierte Phosphat-Vitamin D-Therapie.
Als ergänzende Maßnahmen sollten physikalische und krankengymnastische Behandlungen durchgeführt werden.

3. Osteopathia deformans (Morbus Paget)

Es handelt sich um eine chronische, langsam fortschreitende Knochenerkrankung unbekannter Ursache, die das männliche Geschlecht bevorzugt und selten vor dem 40. Lebensjahr auftritt.
Der Prozeß kann auf einen Knochen beschränkt bleiben, aber auch gleichzeitig mehrere befallen.
Das Wesen der Erkrankung liegt darin, daß ein erheblicher *Umbau der Knochensubstanz* stattfindet. Die befallenen Knochen werden, nach erfolgtem Abbau zuerst unvollständig, d. h. ohne Kalkeinbau, ergänzt. Dadurch wird der Knochen *weich* und *biegsam.* Besonders an Stellen stärkerer Beanspruchung ergeben sich Verbiegungen, aber auch Verdickungen. Später verkalkt der neugebildete Knochen und *konsolidiert* die *Verformungen.* Es ist bemerkenswert, daß die *Ab-* und *Anbauvorgänge* in den befallenen Knochen etwa um das *Zehnfache* gesteigert sind. Insgesamt werden sie schließlich verplumpt und verdickt, ohne aber dadurch an Belastungsfähigkeit zu gewinnen; sie *verlieren* sogar erheblich an *Stabilität.* Die Kranken klagen über ziehende Schmerzen, denen häufig kein Krankheitswert zugemessen wird. Oft suchen sie den

Arzt erst auf, wenn Verformungen aufgetreten sind oder ein Knochenbruch „ohne Anlaß“ sie dazu zwingt.
Der gestörte Mineralhaushalt kann nach längerer Krankheitsdauer Nierenkonkremente provozieren. Die schwerste, leider nicht ganz seltene Komplikation besteht in der Bildung von *Knochensarkomen.*

Therapie
Unter Calcitonin verringert sich die Zahl der den Knochen abbauenden Zellen, u. U. bis zur Normalisierung. Es bedarf jedoch einer Dauertherapie, da nach Absetzen des Calcitonins gewöhnlich ein Rezidiv auftritt. Neuerdings erprobt man eine Therapie mit dem Zytostatikum Mithramycin, das zwar einige Wirkung zeigt, aber eine hochtoxische Substanz ist.

4. Chondrodystrophie

Bei dieser dominant vererbbaren, etwa im 3. Fetalmonat einsetzenden *Störung* der *Knorpelbildung* des Skelets, entsteht der *disproportionierte Zwergwuchs.* Bei annähernd normalem Rumpf bleiben die Extremitäten wesentlich zu kurz. Der relativ zu große Kopf zeigt meist vergröberte Gesichtszüge, die durch die eingezogene Nasenwurzel noch unterstrichen werden. Intelligenz und endokrine Funktionen sind normal.

5. Knochentuberkulose

Im Generalisationsstadium der Tuberkulose kann es über eine Streuung auf dem Blutwege zu einer Aussaat in die Knochen kommen. Am häufigsten wird die Wirbelsäule betroffen, aber auch die Extremitätenknochen können befallen werden, wobei es nicht selten zu einer Beteiligung der Gelenke kommt.
Der Prozeß schreitet im allgemeinen sehr langsam fort. Nach einer längeren Phase des Abbaus der Knochensubstanz entstehen *lokale Nekrosen,* die Knochenteile herauslösen *(Sequestrierung)* und *Abszesse* bilden. Der Durchbruch tuberkulöser Knochenabszesse in die umgebenden Weichteile *(Senkungsabszesse)* ist die häufigste Komplikation.
Die Beschwerden bleiben lange Zeit uncharakteristisch. Vor allem bei Befall der Wirbelsäule *(Spondylitis tuberculosa)* treten wechselnde Schmerzen auf, die – je nach Lokalisation der Erkrankung – als Rheumatismus oder Nervenschmerzen harmlosen Ursprungs fehlgedeutet werden. Das Allgemeinbefinden ist meist nicht wesentlich gestört. Kinder zeigen allerdings häufig Frühsymptome, die auf das Leiden hinweisen: Sie weigern sich zu laufen und schreien bei bestimmten Bewegungen (vor allem auch nachts) plötzlich auf.

Therapie und pflegerische Maßnahmen
Die Behandlung erfordert vom Arzt und dem Kranken große Geduld. Häufig sind orthopädische Maßnahmen erforderlich, etwa eine über längere Zeit *ununterbrochene Ruhigstellung (Immobilisation)* der befallenen Partien. Von entscheidender Bedeutung ist die Behandlung mit tuberkulostatischen Medikamenten, da sie die Krankheitsdauer erheblich verkürzt.
Bewährt hat sich die Kombination von Streptomycin und Isoniacid.

6. Hämatogene Osteomyelitis

Gelangen Erreger auf dem Blutwege in den Knochen, kommt es zu einer akuten Entzündung der befallenen Schichten. Siedeln sich Keime in der *Knochenhaut* (Periost) ab, bilden sich *Abszesse,* die die Knochenhaut abheben und gelegentlich nach außen durchbrechen.
Bei Befall des Knochenmarks entsteht die eigentliche *Osteomyelitis* im engeren Sinne. Meist bilden sich sehr schnell Abszesse im Mark, die die eingeschlossenen Knochenbälkchen auflösen und so zu *Höhlenbildungen* führen, die durch Knochenneubildung regelrecht eingeschalt werden. Häufig befinden sich in diesen abgelöste Knochenteile

(Sequester), eingebettet in Eiter („Totenlade“).
Der Krankheitsverlauf ist meist sehr heftig, *Schmerzen,* höheres *Fieber* und starkes Krankheitsgefühl fehlen fast nie.
Gelingt es nicht, den akuten Prozeß zur Abheilung zu bringen, entsteht die *chronische Knochenmarkentzündung,* die u. U. über Jahrzehnte verläuft und alle Folgen chronischer Herdbildung nach sich ziehen kann. Häufig wird auch der befallene Knochen deformiert.

Therapie

Falls eine konsequente antibiotische Behandlung nicht zum Ziele führt, gehört der Kranke in chirurgische Behandlung.

7. Knochengeschwülste und geschwulstähnliche Gewebsmißbildungen

Geschwülste und geschwulstähnliche Neubildungen sind am Knochen relativ häufig. Gallertige, von einer Bindegewebskapsel umgebene Gebilde *(Ganglien)* finden sich in der Nähe von *Gelenken, Sehnen-* und *Nervenscheiden.* Sie sind harmloser Natur und machen meist nur wenig Beschwerden. Falls sie in der Nähe von Nerven liegen, lösen sie neuralgische Schmerzen bei bestimmten Bewegungen aus. Zu Druckbeschwerden kommt es, wenn Sehnen darüberziehen.
Besonders bei Jugendlichen sind *Knochenzysten* nicht selten. Sie bereiten meist keine Schmerzen und werden oft erst entdeckt, wenn sie zu *Spontanfrakturen* geführt haben. Gutartige Tumoren können von der *Knochensubstanz,* vom *Knorpel* oder vom *Bindegewebe* ausgehen. Da sie sehr langsam wachsen, machen sie kaum Beschwerden.
Die bösartigen Geschwülste, die ebenfalls von allen Gewebearten ausgehen können, die den Knochen aufbauen, *wachsen* in der Regel wesentlich *schneller* und sind meist schon frühzeitig mehr oder weniger *schmerzhaft.* Auch treten bald die typischen Allgemeinsymptome auf, wie Gewichtsabnahme, Blutarmut, Krankheitsgefühl usw. Tumoren, die vom knochenbildenden Gewebe ausgehen *(osteogene Sarkome),* bevorzugen das jugendliche Alter (10–20 Jahre) und können außerordentlich bösartig sein. Sie zerstören sehr schnell den befallenen Knochen. Andere *Sarkome* zeigen eine ziemlich ausgeprägte *Gewebsreife* und bilden fast regelrecht aufgebaute Knochenstrukturen *(osteoplastische Sarkome).*
Sekundäre Tumoren *(Skeletmetastasen)* können praktisch von allen bösartigen Tumoren anderer Organe ausgehen. Am häufigsten metastasieren Geschwülste der *Prostata-, Mamma-, Nieren-, Bronchial-, Schilddrüsen-* und *Genitaltumoren* in das Skeletsystem.

Therapie

Gutartige Tumoren und geschwulstartige Neubildungen am Knochen werden operativ entfernt, falls sie Beschwerden machen.
Bei den bösartigen Neubildungen kommen, je nach Typ, Ausdehnung, Lokalisation und der Frage nach bereits erfolgter Bildung von regionären Metastasen eine zytostatische Therapie, radiologische Behandlung oder ausgedehnte chirurgische Eingriffe in Frage.

B. Krankheiten der Gelenke

1. Entzündliche Gelenkerkrankungen

Gelenkentzündungen können durch direkte Einwirkung bestimmter Bakterien oder durch Immunreaktionen – die z. T. durch exogene Infektionen hervorgerufen werden, aber auch als Autoimmunprozesse ablaufen können – entstehen.
Die entzündlichen Vorgänge spielen sich im wesentlichen an der *Gelenkinnenhaut* ab und greifen erst sekundär auf den *Gelenkknorpel* über. In der Gelenkhöhle sammelt sich häufig Flüssigkeit an *(entzündliches Exsudat),* die einen guten Nährboden für die Vermehrung der Krankheitserreger darstellt, falls die Entzündung durch direkten Bakterienbefall entstanden ist.

a) Arthritiden durch direkte Bakterieneinwirkung

1. Arthritis gonorrhoica. Die durch *Gonokokken* hervorgerufene Gelenkentzündung tritt einige Wochen nach der Infektion auf und befällt häufig mehrere Gelenke. Die Schmerzen sind meist nicht so stark wie bei anderen Arthritiden. Mäßige Temperaturerhöhungen und Bewegungseinschränkung durch den Gelenkerguß kennzeichnen den Verlauf. In schweren Fällen kann es zur Vereiterung der befallenen Gelenke kommen. Bei rechtzeitiger antibiotischer Behandlung heilen die Entzündungen ohne bleibende Schäden aus. *Langdauernde Eiterungen* können jedoch zu *Zerstörungen des Gelenkes* und damit zu Versteifungen führen.

2. Tuberkulöse Arthritis. Sie entsteht meist fortgeleitet von einer *Knochentuberkulose* oder durch *Streuung über den Blutweg.*
Der Beginn ist schleichend. Oft entwickelt sich nur ein *Gelenkkapselerguß* mit mäßiger Funktionsstörung und leichter Schmerzhaftigkeit. Ist der Gelenkknorpel betroffen, entstehen *Zerstörungen des Gelenkes,* die frühzeitig zu stärkeren Bewegungseinschränkungen und heftigen Schmerzen führen können. Eine andere Form der Kapseltuberkulose zeigt eine überschießende Bildung *entzündlichen Granulationsgewebes,* das schließlich den ganzen Gelenkraum ausfüllen kann. So kommt es zu Bewegungseinschränkung bei geringer Schmerzhaftigkeit.
Bei der schwersten Form *vereitert* das Gelenk sehr schnell. *Abszesse, Fistelbildungen* und ausgedehnte *Knochenzerstörung* kennzeichnen das Bild.

Therapie
Neben der Behandlung des Grundleidens mit Tuberkulostatika werden in vielen Fällen chirurgische und orthopädische Maßnahmen erforderlich.

3. Septisch-eitrige Arthritis. Der septische Einbruch von Bakterien (Staphylokokken, Streptokokken, Pneumokokken u.a.) in die Blutbahn kann dazu führen, daß ein oder auch mehrere Gelenke direkt befallen werden. Je nach Erreger und Ausdehnung der Infektion können schwere Knorpel- und Knochenschäden entstehen, die oft einen Dauerschaden hinterlassen.
Die Kranken haben heftige Schmerzen, die Haut über dem befallenen Gelenk ist gerötet und zeigt eine diffuse Schwellung. Die Beweglichkeit ist schon früh erheblich eingeschränkt.

Therapie
Im akuten Stadium Ruhigstellung; nach der Entzündungsphase hat die Hauptsorge der Verhinderung von Gelenkversteifungen (Ankylosen) zu dienen. Intensive physikalische Therapie ist daher erforderlich. Medikamentös kommt es wesentlich auf eine gezielte, frühzeitig einsetzende Antibiotikabehandlung (kultureller Nachweis, Antibiogramm) an.

b) Rheumatisches Fieber (Polyarthritis rheumatica)

Nach einer durch bestimmte *Streptokokkenarten* (meist β-hämolysierende Streptokokken der Gruppe A) hervorgerufenen Infektion (häufig *Angina tonsillaris)* kann es zu einer abnormen Sensibilisierung gegen die Streptokokkenantigene und damit zu einer *hyperergischen Reaktion* kommen, die zu entzündlichen Veränderungen in den Gelenken führt (s. auch *Endokarditis*).

Nach der heutigen Lehrmeinung umfaßt die Bezeichnung „Rheumatismus" eine Reihe miteinander verflochtener Krankheitsgruppen, die recht verschiedene Reaktionen auf unterschiedliche Schädlichkeiten darstellen. Es handelt sich also hier um keine wissenschaftliche Diagnose, sondern um die Bezeichnung einer bestimmten Symptomatologie, die durch ziehende Schmerzen, Steifigkeit und u. U. Deformierungen in den Gelenken gekennzeichnet ist. Das eigentliche rheumatische Geschehen zeigt immer bestimmte immunologische Reaktionen, die auf eine Entzündung hinweisen. Beim rheumatischen Fieber ist die Beteiligung der

Gelenke zwar relativ häufig, aber keineswegs die gefährlichste Manifestation. Weit folgenschwerer ist die Beteiligung der Herzinnenhaut, die in vielen Fällen zu Herzklappenfehlern führt.

Am Ort der Entzündung erfolgt eine *Exsudation fibrinhaltiger Substanzen,* die zur Verquellung und Degeneration des Zwischengewebes führt. Erst im Resorptionsstadium, also eigentlich bereits in der Heilphase, kommt es zur Bildung kleiner Granulome *(Aschoff-Knötchen),* die nach 4 bis 6 Monaten unter Narbenbildung abheilen.
Die Intensität der Polyarthritis kann sehr unterschiedlich sein. Sie reicht von mäßigen Schmerzen in den befallenen Gelenken bis zu völliger *Bewegungsunfähigkeit* mit starker Schwellung des Gelenkes. Meist sind die gelenknahen Muskeln und Sehnen mitbetroffen. Die durch Schmerzen erzwungene Ruhigstellung führt nicht selten zu erheblicher *Inaktivitätsatrophie* bestimmter Muskelgruppen.
Die Krankheit beginnt fast immer stürmisch, mit hohem *Fieber* und stärkeren Allgemeinbeschwerden. Der Verlauf ist sehr unterschiedlich. Meist besteht eine ausgeprägte Neigung zu *Rückfällen.* Die Voraussage ist wesentlich davon abhängig, welche Organe betroffen werden: Die Entzündungserscheinungen an der *Herzinnenhaut* hinterlassen nicht selten Vernarbungen an den Klappen und führen damit zu den gefürchteten *Herzfehlern.*
Die Gelenkerscheinungen klingen in der Regel ab, ohne bleibende Schäden zu hinterlassen.
Bei Kindern kann es zu einer Mitbeteiligung bestimmter *motorischer Zentren des Gehirns* kommen *(Chorea minor),* die aber meist nach einigen Monaten wieder abklingt.

Bei der Chorea minor treten ungewollte, sinnlose, oft zuckende oder schleudernde Bewegungen der gesamten willkürlichen Muskulatur auf, besonders auffällig im Gesicht (Grimassen) und an den Armen. Die Kranken können die Bewegungen nicht unterdrücken. Sie steigern sich bei Erregung und hören nur im Schlaf ganz auf. Während der Krankheit besteht eine erhöhte Reizbarkeit und eine labile Stimmungslage.

Therapie und pflegerische Maßnahmen
Bis zum Abklingen der Entzündung absolute Bettruhe. Um die entzündeten Gelenke Alkoholumschläge.
Laufende Überwachung des Herzbefundes, besonders im Stadium der langsamen Wiederbelastung.
So früh wie möglich intensive Penicillinbehandlung. Besonders schwere Fälle und solche mit Herzbeteiligung bedürfen einer Corticosteroidtherapie über einen Zeitraum von wenigstens 6 Wochen; danach Salizylate oder Pyrazolidine (Butazolidin).
Nach abgeklungener Erkrankung sollte eine Sanierung der möglichen Ausgangsherde, unter Penicillinschutz, vorgenommen werden (Tonsillen, Nasennebenhöhlen, Zähne usw.). Weiterhin kommt eine vorbeugende Penicillintherapie (Prophylaxe) von mindestens einer Dauer von 5 Jahren in Frage.

c) Rheumatoide Arthritis (Primär chronische Polyarthritis [PcP])

Es handelt sich bei dieser Erkrankung um eine *chronische,* in *Schüben* verlaufende *Entzündung* der *Gelenke,* die zu erheblichen Destruktionen und Versteifungen führt.
Die Ursache der Entzündungsvorgänge, die den ganzen Bindegewebsapparat des befallenen Gelenkes und der Umgebung betreffen können, ist noch nicht mit letzter Sicherheit abgeklärt. Vieles deutet jedoch daraufhin, daß bestimmte *Immunreaktionen* eine wesentliche Rolle spielen. So fehlt häufig der Nachweis von Streptokokkenantikörpern, während der Rheumafaktor immer nachweisbar ist.
Frauen erkranken wesentlich häufiger mit einem Erkrankungsgipfel zwischen dem 45. und dem 55. Lebensjahr.
Der Krankheitsbeginn ist uncharakteristisch: Abgeschlagenheit, Appetitlosigkeit und Gewichtsverlust sowie gelegentlich auftretendes leichtes Fieber. Gelenkbeschwerden stellen sich erst langsam ein und bleiben u. U. längere Zeit wenig auffällig. In der Regel sind die

kleinen und *mittleren Gelenke* zuerst, und zwar meist *symmetrisch* betroffen. Schon frühzeitig findet man die Fingergrund- und Fingermittelgelenke leicht verdickt und druckschmerzhaft; aber auch große Gelenke können, wenn auch weniger häufig, schon in diesem Stadium mitbeteiligt sein.
Da die Krankheit in Schüben verläuft, zwischen denen verschiedenlange Ruhepausen liegen, ergeben sich vielgestaltige Krankheitsbilder.
Praktisch kommen alle *Deformierungen* vor: *Fixierte Beuge-* und *Streckstellungen, Verbiegungen, Knochen-* und *Muskelatrophie* sowie knotige Auftreibungen *(Rheumaknoten)* ergeben schließlich ein Bild schwerer Verkrüppelung. In den meisten Fällen erstreckt sich die Krankheitsdauer über Jahrzehnte. Psychisch zeichnen sich die Kranken oft durch große Geduld und Leidensfähigkeit aus. Therapieresistente Fälle sind auch heute noch nicht ganz selten. Die schwer geplagten Kranken magern immer mehr ab und enden häufig in extremem körperlichen Verfall.

Therapie und pflegerische Maßnahmen

Die Behandlung dieses schweren Leidens ist aufwendig und andauernd von erheblichen Nebenwirkungen bedroht.
Die Grundlage ist eine Langzeittherapie, die einen dämpfenden Einfluß auf die Entzündungsvorgänge hat. Hier kommen verschiedene Medikamente in Frage (Goldsalze, Resochin, D-Penicillamin, Immunsuppressiva), die aber keinen sofortigen analgetischen Effekt haben. Daher kommt man in den meisten Fällen nicht ohne die Antirheumatika der Pyrazolonreihe, Salicylate oder Arylessigsäurederivate aus, die laufend zusätzlich gegeben werden müssen. In schweren Fällen, vor allem beim akuten Schub, sind die Corticosteroide am wirksamsten. Ihr Einsatz ist jedoch wegen der erheblichen Nebenwirkungsgefahr begrenzt.
Während des akuten Schubes ist unbedingte Bettruhe einzuhalten. Die entzündeten Gelenke werden in der funktionell besten Stellung ruhig gestellt (evtl. Schienung). *Alle* Gelenke müssen täglich vorsichtig durchbewegt werden, sobald das akute Stadium soweit abgeklungen ist, daß die Ruhigstellung nicht mehr erforderlich ist.

d) Spondylarthritis ankylopoetica (Morbus Bechterew)

Bei diesem chronisch verlaufenden, entzündlichen Gelenksleiden werden bevorzugt die *Darmbein-Kreuzbeingelenke,* die *kleinen Wirbelgelenke* und der gesamte *Bandapparat* der Wirbelsäule betroffen. Die entzündeten Gelenke haben im fortgeschrittenen Stadium eine Tendenz zur *Verknöcherung,* was schließlich zur knöchernen Versteifung der befallenen Abschnitte der Wirbelsäule führt. Es erkranken vorwiegend Männer in jüngerem Lebensalter. Familiäre Häufung weist auf erbliche Faktoren hin, die möglicherweise disponierend wirken.
Im Frühstadium der Krankheit klagen die Patienten über Muskelschmerzen, vor allem im Bereich der Lendenwirbelsäule, Spontanschmerzen am Fersenbein und dem Sitzbeinhöcker, gelegentlich auch schon über eine gewisse Bewegungseinschränkung. Meist schreitet das Leiden von unten nach oben fort, wobei die Fixierung der betroffenen Abschnitte der Wirbelsäule nicht in den physiologischen Krümmungen (Lordose und Kyphose) erfolgt, sondern in übertriebenen Krümmungen. Die seitlichen Bewegungen werden schmerzhaft und die *Atembewegungen* werden stark *eingeschränkt.* Daraus resultiert eine sehr typische Haltung: Es bildet sich ein Rundrücken, der Hals wird in kompensatorischer Überlordosierung nach vorne gestreckt und die erzwungene Bauchatmung läßt den Bauch auffällig hervortreten. Da die Krankheit in Schüben verläuft und nach jedem Schub zum Stillstand kommen kann, läßt sich eine einheitliche Voraussage nicht machen. In schwersten Fällen, die auf die bis jetzt zur Verfügung stehende Therapie nicht ansprechen, kommt es schließlich zu einer *totalen Verknöcherung* und *vollständigen Ver-*

steifung der Wirbelsäule und meist auch noch der rumpfnahen Gelenke. Je früher das Leiden erkannt wird, umso eher kann eine sachgemäße Behandlung den Prozeß aufhalten oder wenigstens hinauszögern. Als Komplikation können Entzündungen der Regenbogenhaut auftreten.

Therapie und pflegerische Maßnahmen

Ein wesentliches Moment der Behandlung ist die Aufklärung des Patienten über sein Leiden und die damit verbundene Forderung zur aktiven Zusammenarbeit mit dem Arzt und seinen Helfern.

Da jede Ruhigstellung der Wirbelsäule der Versteifung Vorschub leistet, muß der Kranke soviel wie möglich in Bewegung bleiben: Ballspiele, Brustschwimmen, Waldläufe, um nur einige Sportarten zu nennen, und in schweren Fällen wenigstens mehrmals täglich Bewegungsübungen, sollten konsequent durchgeführt werden.

Medikamentös kommen alle entzündungshemmenden Mittel in Betracht. Am ehesten scheinen sich für die Langzeittherapie Phenylbutazon und Indometacin zu eignen. Im akuten Schub und bei schweren Augenkomplikationen kann manchmal auf Corticosteroide (Stoßtherapie) nicht verzichtet werden. Bei den schwersten Verlaufsformen ist der Versuch mit Immunsuppressiva angezeigt.

2. *Degenerative Gelenkerkrankungen*

Die degenerativen Veränderungen der Gelenke entstehen nicht durch Entzündungen, sondern durch eine Reihe von Faktoren, die z. T. *anlagebedingt* sind (angeborene Minderwertigkeit der Gelenkknorpel), zum Teil aber auch während des Lebens *erworben* werden (mechanische Überbelastung des Knorpels durch Schwerarbeit, Übergewicht, Sport usw.). Dazu kommen *hormonale Einflüsse, nervale Störungen* und Alterungsvorgänge. Eine besondere Bedeutung gewinnen die degenerativen Gelenkerkrankungen im Zusammenhang mit den *physiologischen Alterungsvorgängen*. Im höheren Alter treten schon im Normalfall Abbauerscheinungen auf, die sich vor allem durch einen *Substanzverlust* des *Knochens* (vor allem der Wirbelsäule) bemerkbar machen *(Osteoporose)*. Krankheitswert bekommen diese Veränderungen erst, wenn sie relativ zu früh auftreten *(präsenile Osteoporose)* oder so stark werden, daß es zu Spontanbrüchen der Wirbelkörper und damit zu Buckelbildung kommt. Allerdings können auch schon leichtere Osteoporosen zu erheblichen Schmerzen führen, besonders, wenn sie mit degenerativen Gelenkveränderungen an der Wirbelsäule vergesellschaftet sind.

a) Arthrosis deformans

Hierbei handelt es sich um die degenerativen Veränderungen der Gelenke der Extremitäten. Knie und Hüftgelenke werden am häufigsten betroffen, aber auch die mittleren und kleinen Gelenke können befallen sein. Die Gelenke zeigen im fortgeschrittenen Zustand typische Fehlformen, die durch degenerative Veränderungen des Gelenkknorpels entstanden sind: Der Gelenkspalt *verschmälert* sich, und an den Gelenkflächenrändern bilden sich knöcherne *Wülste* und spornartige *Zakken*. Die Gelenkfunktion ist herabgesetzt.

Meist besteht ein Schmerz, der in der Ruhe kaum wahrgenommen wird, sich aber bei Bewegung deutlich verstärkt. Er läßt in der Regel wieder nach, wenn die das Gelenk bewegenden Muskeln die Gelenkfläche in eine gewisse Schonstellung gebracht haben. So kommt es, daß ein *Anlaufschmerz* entsteht, der bei Durchhalten der Bewegungen wieder verschwindet.

Therapie und pflegerische Maßnahmen

Schmerzlose Arthrosen bedürfen keiner Behandlung soweit sie nicht die statisch besonders belasteten Gelenke betreffen. Bei diesen ist ärztliche Überwachung (Arbeitsplatzwechsel, Gewichtsreduktion, Einlagen usw.) allerdings wichtig, da u. U. weitere Schäden vermieden werden können. Schmerzhafte Ar-

throsen bedürfen immer wieder der Therapie mit entzündungshemmenden und schmerzlindernden Mitteln (Salicylate, Pyrazolidine, Indometacin u. a.).
In bestimmten Fällen kann die Injektion einer Kristallsuspension eines Corticosteroidpräparates in das betroffene Gelenk den häufig vorhandenen lokalen Entzündungsprozeß günstig beeinflussen.
Aktive krankengymnastische Übungen, Massagen und Wärmeauflagen (Fango, Moor, Heublumen), Bewegungsbad und Kurzwellenbehandlung lösen die oft schmerzhaften Muskelverspannungen.
Einen stark entzündungshemmenden Effekt hat auch die Röntgenreizbestrahlung.

b) Die degenerativen Erkrankungen der Wirbelsäule (Chondrose, Osteochondrose, Spondylose, Spondylarthrose)

Die altersbedingte Verarmung an Flüssigkeit führt ganz allgemein zu einer Erschlaffung der Gewebe. Auch die Bandscheibe (Discus intervertebralis) wird hiervon betroffen und erleidet einen Elastizitätsverlust. Sie wird schließlich zu einem trockenen, spröden Gewebe, das den Anforderungen, Puffer und Schutzorgan für die Wirbel und die zwischen ihnen liegenden und seitlich austretenden Gefäße und Nerven zu sein, nicht mehr genügt. Dies gilt zunächst nur für außergewöhnliche Belastungen, die ja im Alter zu den Seltenheiten gehören. Unter bestimmten Umständen kann es jedoch schon in jüngeren Jahren zu einem Verschleiß der Bandscheibe kommen *(Chondrose)*, wobei eine chronische Überlastung der Wirbelsäule, Fehlhaltungen, evtl. auch Unfälle eine maßgebende Rolle spielen. Durch den Substanzverlust der Bandscheibe verkleinert sich der Zwischenraum zwischen den Wirbelkörpern und schließlich gleiten diese bei Belastung aufeinander, was zur Zerstörung der knorpeligen Abschlußplatten der Wirbelkörper führt *(Osteochondrose)*.
Eine derartige Degeneration der Bandscheibe kann zu einer Lockerung des ganzen *Bewegungssegmentes* mit deutlichen Wirbelverschiebungen führen, die wiederum Folgeerscheinungen haben: Die Muskulatur wird ständig veranlaßt Haltungskorrekturen vorzunehmen, die einen dauernden Reiz auf den Bandapparat und die Gelenkkapseln ausüben. Das Resultat ist ein im Segment lokalisierter Rückenschmerz. Im weiteren Verlauf dieser Gefügestörung kann es zur *reaktiven Bildung* von *Knochenzacken* und *Knochenwülsten* kommen, die dicht unterhalb der Randleisten der Wirbelkörper wachsen *(Spondylose)*.
Da die Bandscheibe bei diesen degenerativen Vorgängen, die sich im ganzen Gelenk abspielen, nicht mehr fest verankert ist, kann es zu einer *Herausdrängung* von Teilen des *Discus* aus dem Zwischenwirbelraum, meist nach hinten-seitlich, kommen, was zu Druck auf die segmentalen Nervenwurzeln führt und zu erheblichen Schmerzen Anlaß gibt. Ein solcher *Bandscheibenvorfall (Prolapsus disci)* wird meist durch eine plötzliche und übermäßige Belastung ausgelöst, allerdings in der Regel nur dann, wenn bereits die oben beschriebenen degenerativen Veränderungen wenigstens teilweise eingetreten sind (Abb. 25 und 26).
Unter Spondylarthrose versteht man den degenerativen Umbau der *Zwischenwirbelgelenke*. Er findet regelmäßig im höheren Alter statt und verläuft meist ohne stärkere Beschwerden, falls keine abnorme Beanspruchung die veränderte Statik der Bewegungseinheiten stört. Eine solche Störung kann jedoch u. U. schon durch eine unbedeutende „falsche“ Bewegung ausgelöst werden. Die Folgen sind entweder ein reflektorischer *Muskelhartspann* (Hexenschuß, Schiefhals) oder *Nervenwurzelreizungen* (Ischias u. a.) (Abb. 25–27).

Neben den Formveränderungen, die der ausgewachsene Wirbel erleiden kann, gibt es noch eine Reihe von Störungen des heranwachsenden Wirbels, die zu charakteristischen Fehlbildungen mit Schmerzen und Funktionsstörungen führen können. Da sich der Wirbel aus verschiedenen Einzel-

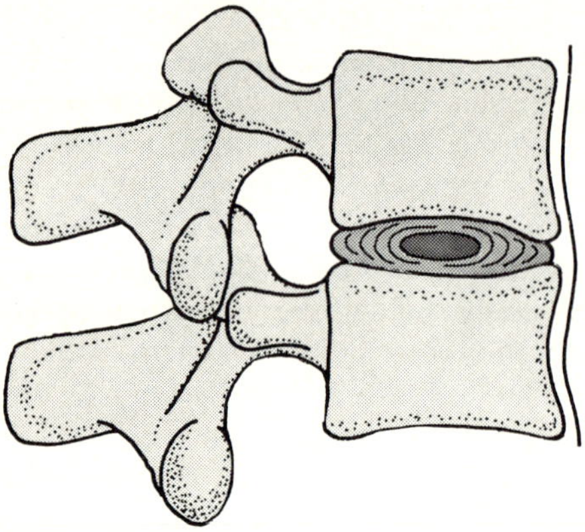

Abb. 25. Normale Lage der Bandscheibe zwischen zwei Wirbelkörpern

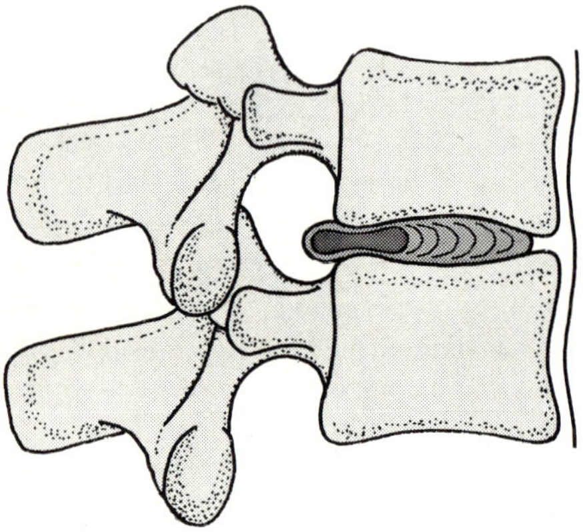

Abb. 26. Bandscheibenvorfall: Der Gallertkern der Bandscheibe ist teilweise aus dem Raum zwischen den Wirbelkörpern herausgetreten

teilen zusammensetzt und jedes Teil seinen eigenen Entwicklungsgang durchmacht, kann es bei Entwicklungsstörungen einzelner Teile zu Gefügeänderungen kommen, die sich auf die ganze Wirbelsäule auswirken. Nicht voll ausgebildete Wirbel *(Halbwirbel)* etwa führen fast immer zu abnormer Verbiegung der Wirbelsäule nach hinten *(Kyphose)* oder nach einer Seite *(Skoliose)*.
Sind die Bandscheiben nicht voll ausentwickelt, treten *Blockbildungen* zwischen den betroffenen Wirbeln auf. Auch die Wirbelbogenteile sind manchmal nicht voll ausgebildet, so daß *Spaltbildungen* resultieren. *Dornfortsatzspalten* (Spina bifida), die für die Statik der Wirbelsäule ohne Bedeutung sind, können, falls sie bestimmte Ausmaße haben, *durchgängig* für Teile der *nervösen Substanz*

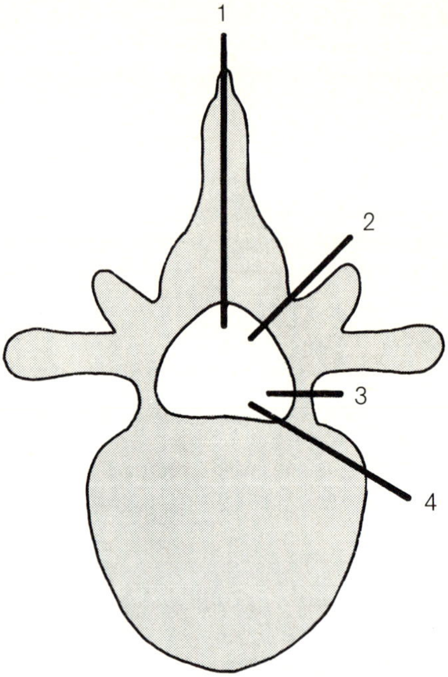

Abb. 27. Lendenwirbelkörper von oben gesehen (schematisch) mit der Darstellung der Wirbelbogenfugen. *1* Dornfortsatzspalt, *2* Zwischengelenkspalt, *3* Spalt in der Wirbelbogenwurzel, *4* Grenze zwischen Wirbelbogenwurzel und Wirbelkörper

und ihrer *Häute* werden, was zu erheblichen Störungen der Nerven führen kann.
Finden sich beidseitig seitliche *Wirbelbogenfugen*, was vor allem im Bereich der Lendenwirbelsäule vorkommt, können die mißgebildeten Wirbel nach vorne gleiten *(Spondylolisthesis)* und mit ihnen praktisch die auf sie gestützte Wirbelsäule. Eine derartige Hemmungsmißbildung beansprucht den Bandapparat der Wirbelsäule in unphysiologischer Weise und prädisponiert so zu *Bandscheibenvorfällen* (Abb. 28 und 29).

Therapie und pflegerische Maßnahmen

Degenerative Veränderungen an der Wirbelsäule haben nur dann Krankheitswert, wenn sie andauernd oder häufig Beschwerden machen.
Eine Therapie, die Abbauprozesse rückgängig macht ist nicht bekannt. Man wird sich also darauf beschränken müssen, Schmerzen zu beseitigen oder zu lindern und die Beweglichkeit wieder herzustellen.
Medikamentös kommen hier neben den an-

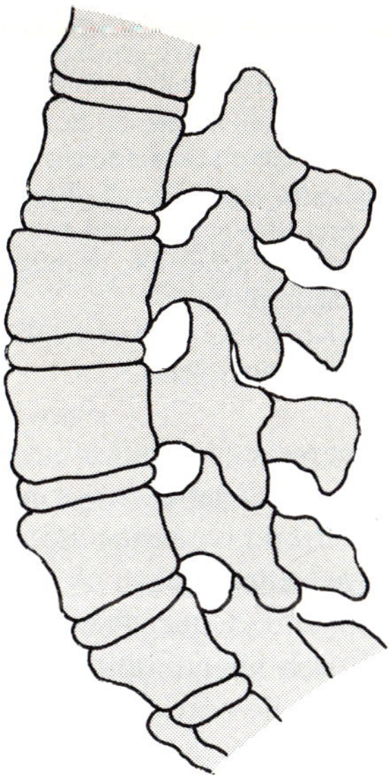

Abb. 28. Normale Lage der unteren Lendenwirbel

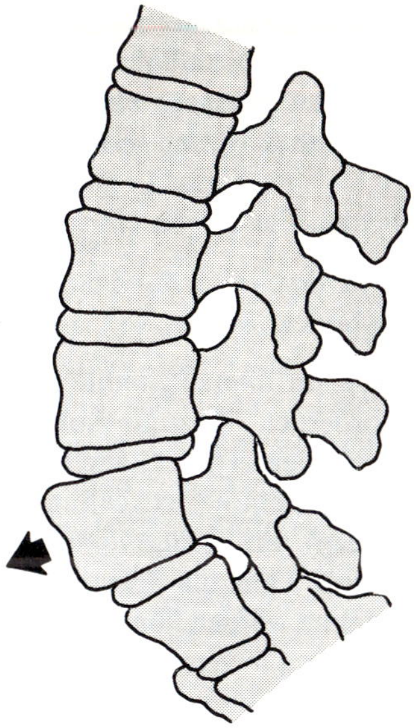

Abb. 29. Spondylolisthesis (Wirbelgleiten)

tirheumatischen Mitteln besonders die muskelentspannenden (Paraflex u. a.) in Frage.

Wichtig ist die Ausschaltung auslösender Faktoren bei den disponierten Patienten: einseitige Berufsarbeit, häufige Kälteeinwirkung, Übergewicht, um nur einige Beispiele zu nennen.

Im akuten Stadium vermag die physikalische Therapie Gutes zu leisten: Wärme in jeder Form, Mikrowellenbestrahlungen und diadynamische Ströme, Massage und Unterwasserstrahlmassage, sowie Krankengymnastik und evtl. Extensionsbehandlung (nur nach vorheriger Röntgenaufnahme des betroffenen WS-Abschnittes!). Ebenso kann auch die chiropraktische Redressionsbehandlung häufig zu schneller Besserung führen. Sie sollte aber nur von einem auf diesem Gebiet erfahrenen Arzt durchgeführt werden. Bei Discushernien besteht bei Kompression des Rückenmarkes die Indikation zu sofortiger Operation.

c) Periarthropathien

Degenerative Veränderungen des Bindegewebes im Gelenkbereich werden als *Periarthropathien* bezeichnet. Betroffen werden *Sehnen* und *Sehnenscheiden, Schleimbeutel, Bänder* und die *Ansatzstellen* der *Muskeln.* Die mit Druck- oder Belastungsschmerz einhergehenden Veränderungen sind in der Regel auf Überbeanspruchung oder mechanische Schädigung zurückzuführen. Kälte und Nässe begünstigen die Erkrankungen.

Bei der *Periarthritis humeroscapularis* entwikkelt sich nach Überanstrengung oder Verletzungen eine Nekrose der Sehne des Obergrätenmuskels *(M. supraspinatus)* des Schultergelenkes mit nachfolgender *Einlagerung von Kalksalzen.*

Dieses äußerst schmerzhafte Krankheitsgeschehen kann zu erheblicher Funktionseinschränkung des Schultergelenkes führen. Narbige Verwachsungen und Schrumpfungen des Gewebes im Gelenkbereich können u. U. das Gelenk fast vollständig blockieren. Ähnliche Veränderungen finden sich nach einseitiger Überlastung an den *Knochenhökkern* des *Oberarmknochens,* an denen eine Reihe kräftiger Unterarmmuskeln ihren Ursprung hat. Kleine Sehneneinrisse und Aufrauhung der Knochenstruktur mit schmerzhaften Reizungen der Knochenhaut machen

Auch die Sklerodermie kann – ähnlich den anderen Kollagenkrankheiten – Organmanifestationen zeigen. Besonders häufig sind die *Verdauungsorgane* betroffen, wobei es durch Einlagerung von Bindegewebe in die Muskulatur zur Wandstarre und hieraus resultierenden Funktionsstörungen kommt. Seltener ist das *Lungengewebe* betroffen, noch seltener der *Herzmuskel.* Auch die *Nierenbeteiligung* ist nicht sehr häufig. Allerdings handelt es sich bei dieser wohl um die gefährlichste Organmanifestation. Sie führt in der Regel über eine Hypertonie zur *Niereninsuffizienz* und *Urämie.*

Auch bei dieser Krankheit wechseln akute Schübe mit u. U. über Jahre verlaufenden inaktiven Phasen ab.

Therapie und pflegerische Maßnahmen

Die Behandlung kann nur symptomatisch sein, da eine sicher wirksame Therapie bislang nicht bekannt ist.

Gelegentlich zeigen Kortikosteroide eine gewisse Wirksamkeit. Symptomatisch werden gefäßerweiternde Mittel (Priscol u. a.) eingesetzt, falls Durchblutungsstörungen an den Fingern bestehen (Raynaud-Syndrom, s. auch S. 56).

Darüber hinaus sollten Durchblutung und Beweglichkeit durch Bewegungstherapie und Wärmebehandlung (Fangopackungen, Kurzwelle u. a.) gefördert werden.

4. Dermatomyositis

Bei dieser Erkrankung ist vor allem die *Skeletmuskulatur* betroffen. Meist treten jedoch auch *Hautsymptome* auf, die teils nur in diffuser Rötung, teils aber auch in der Sklerodermie ähnlichen Bildern zu finden sind.

Die Krankheit kann hochakut beginnen (vor allem bei Kindern) oder schleichend einsetzen. Die Muskulatur schwillt plötzlich und fühlt sich hart an. Schon zu Beginn besteht eine starke Druckempfindlichkeit, später schmerzt jede Bewegung, vor allem die passive Verlängerung der Muskeln. Dies gilt vorwiegend für die akut einsetzenden Fälle. Die Beschwerden bei schleichender Entwicklung können zunächst gering sein, d. h. ohne stärkere Schmerzen. Aber beiden Verlaufsformen ist die *zunehmende Muskelschwäche* gemeinsam, die im Schultergürtel beginnt und sich nach unten ausbreitet. Nach jahrelanger Dauer kann es zu *Kalkablagerungen* in den Muskeln, Sehnen und unter der Haut kommen.

Als Ursache dieser Erkrankung vermutet man einen *autoimmunologischen Prozeß.* Dafür spricht die Beobachtung, daß ein größerer Teil der Erkrankten (etwa jeder fünfte) ein Karzinom hat oder ein solches bekommt und daß die Entfernung des Malignoms häufig zu einer Besserung der Muskel- und Hautsymptome führt. In diesen Fällen liegt die Annahme nahe, daß der Krankheitsvorgang mit einer hyperergischen Reaktion auf die Tumorzellen zumindest etwas zu tun hat.

Therapie

Seit der Behandlung mit Kortikosteroiden hat sich die Voraussage etwas verbessert. Die immunsuppressive Therapie ist z. Zt. noch recht unsicher und in ihrem Wert nicht eindeutig beurteilbar. Falls das Leiden schnell fortschreitet, ist ein Versuch dennoch angezeigt.

D. Neurogene Erkrankungen mit Auswirkungen auf den Bewegungsapparat

1. Frühkindliche Hirnschäden (Spastische Lähmung)

Die während der Embryonalzeit, während der Geburtsperiode oder im Kleinkindesalter das Gehirn treffenden Schädigungen werden unter dem Begriff „frühkindliche Hirnschädigungen“ zusammengefaßt. Je nach Ausmaß und Lokalisation treten Defekte auf, die zu unterschiedlichsten Krankheitsbildern führen. Als Ursachen kommen infektiöse, traumatische, toxische und strahlenbedingte Schäden, wie auch mangelnde Sauerstoffver-

sorgung des empfindlichen Hirngewebes in Frage.
Am häufigsten manifestiert sich eine derartige Schädigung im Bereich der Hirnrinde (1. mot. Neuron) und führt zur *spastischen Lähmung*.
Hauptsymptom ist die durch *unwillkürliche*, dauernde *Anspannung* bestimmter *Muskelgruppen* hervorgerufene *Hemmung* des normalen *Bewegungsablaufes*. Je nach dem Ausmaß der Schädigung sind nur einzelne Muskeln oder aber auch ganze Muskelgruppen betroffen, bei denen nun Beuge- und Streckmuskeln einer Bewegungseinheit in dauernder Anspannung verharren (Kontraktion der Agonisten und der Antagonisten). Gezielte Bewegungen werden dadurch unmöglich *(pyramidale Form)*.
Sind bestimmte Kerngebiete unterhalb der Hirnrinde betroffen *(extrapyramidale Form)*, ist die Koordination des Bewegungsablaufes gestört. Die Kranken führen *sinnlose, ungeordnet ablaufende Bewegungen* aus, wobei seltsam wirkende, krampfhafte Verdrehungen und eigentümliche, bizarre Stellungen der Hände und Finger entstehen, die vom Gesunden nicht nachgeahmt werden können.
Auch das Kleinhirn kann betroffen sein. In diesem Falle können Einzelbewegungen noch relativ gut ausgeführt werden, *Gemeinschaftsbewegungen* jedoch, etwa die Sicherung der senkrechten Stellung beim Stehen oder Laufen, sind gestört. Das Gleichgewicht kann daher nicht mehr sicher gehalten werden, der Kranke schwankt und geht taumelnd und unsicher. Die dauernde Anspannung der betroffenen Muskeln führt schließlich zu einer *Verkürzung* und damit zu *Kontrakturen* der Gelenke, was zu bestimmten Wachstumsabweichungen (X-Beine u.a.) Anlaß geben kann.
Obwohl es sich häufig um ein Geburtstrauma handelt, treten die typischen Zeichen der Krankheit erst etwa im zweiten Lebensjahr in Erscheinung, da die Leitungsbahnen im Rükkenmark *(Pyramidenbahn)* erst dann voll ausgebildet sind.

Therapie und pflegerische Maßnahmen
Die Behandlung ist kompliziert, vielseitig und langwierig. Da es keine echte Heilung gibt, stehen heilgymnastische und heilpädagogische Maßnahmen im Vordergrund. Operative Eingriffe an Muskeln und Sehnen können gelegentlich zur Verbesserung der Beweglichkeit führen.

2. Querschnittslähmung

Bei offenen oder gedeckten Rückenmarksläsionen durch direkte oder indirekte Gewalteinwirkung können die Funktionen des Rükkenmarks im betroffenen Segment vollkommen ausfallen. Bei derartigen Leitungsunterbrechungen, die nicht selten nach schweren Unfällen eintreten, kommt es zu bestimmten, komplexen Auswirkungen auf die nervale Versorgung der unterhalb der Läsion liegenden Körperregionen:
Es entstehen *motorische Lähmungen*, die anfangs *schlaff* sind, später aber *spastisch* werden (Para- oder Tetraplegien); die *Tiefensensibilität* fällt teilweise oder vollständig aus; der Ausfall der *vegetativen Steuerung* führt zu schweren Störungen der Gefäße und der Ausscheidungsorgane (Blase, Mastdarm) (s. auch Kap. III, S. 171).
Die Durchtrennung des *Halsmarks* ist *tödlich*, traumatische Läsionen lebensbedrohlich, da hier neben einer *Tetraplegie* auch eine Lähmung der Atemmuskulatur eintreten kann.
Neben Unfällen sind es vor allem *chronischentzündliche Prozesse* (Tuberkulose der Wirbel) *Tumoren* und seltener auch Bandscheibenvorfälle, die zum akuten Auftreten eines Querschnittssyndroms führen können.

Therapie und pflegerische Maßnahmen
Falls eine chirurgische Maßnahme (blutige Brucheinrichtung, Knochenspanversteifung, Extension usw.) nicht möglich ist, besteht die Therapie anfangs in einer speziellen Lagerung, die zur Reposition der Wirbel führen soll. Fremdkörper im Spinalkanal müssen allerdings operativ entfernt werden. Früh ein-

setzende krankengymnastische Behandlung trägt dazu bei, schwere Kontrakturen zu verhindern.
Da es sich in jedem Falle um ein sehr langwieriges Leiden handelt, ist häufiges Umlagern des Patienten zur Vermeidung dekubitaler Gewebsläsionen dringend erforderlich. Ebenso ist sorgfältigste Pflege der Harnwege unabdinglich.
Die früher sehr hohe Sterblichkeit ist durch die heute möglichen therapeutischen Maßnahmen auf etwa 10% zurückgegangen. Moderne Rehabilitationsmethoden können in vielen Fällen den Kranken von fremder Hilfe unabhängig machen.

3. Poliomyelitis (Kinderlähmung)

Die Poliomyelitis ist eine *Infektionskrankheit,* die durch ein Virus hervorgerufen wird. Die Übertragung erfolgt durch Tröpfchen- und Schmierinfektion. Der Erreger läßt sich im Rachensekret und im Stuhl nachweisen. Die Inkubationszeit (Zeitraum zwischen erstem Kontakt mit dem Erreger und feststellbarem Ausbruch der Krankheit) beträgt 1 bis 2 Wochen.
In vielen Fällen verläuft die Krankheit unbemerkt, d.h. ohne typische Krankheitszeichen. Häufig imponiert sie als Angina tonsillaris mit kurzdauerndem Fieber und mäßiger Störung des Allgemeinbefindens. Es gibt auch eine große Zahl Infektionsträger, die überhaupt keine Krankheitssymptome zeigen.

Im Erkrankungsfalle lassen sich mehr oder weniger deutlich mehrere Stadien unterscheiden:

1. In den ersten zwei bis drei Tagen fühlen sich die Kranken abgeschlagen und klagen über *Kopfschmerzen* und *katarrhalische Erscheinungen.* Es besteht mäßiges *Fieber,* manchmal *Durchfälle.* Häufig bestehen *meningitische Zeichen* (Muskel- und Hautschmerzen, Reflexdifferenzen, Übelkeit und Erbrechen, Lichtscheu und Geräuschempfindlichkeit, Nackensteifigkeit u.a.).
2. Es folgt ein einige Tage anhaltendes fieberfreies Intervall.
3. Nach *erneutem Fieberanstieg* (der aber auch fehlen kann) stellen sich *Lähmungserscheinungen* ein, die vorwiegend die untere Extremität betreffen. In schweren Fällen ergreift die *Lähmung* die *Atemmuskulatur* und das *Zwerchfell,* was zum Erstickungstod führt, falls nicht rechtzeitig eine apparative Beatmung zur Verfügung steht (Eiserne Lunge). Bei einer besonders gefährlichen Verlaufsform werden die *Hirnnervenkerne* betroffen, was zu *Atem-* und *Kreislauflähmung,* Schlucklähmung und Befall der Augenmuskeln führen kann.
4. Schließlich kommt es zu teilweiser oder vollständiger Rückbildung der Lähmungserscheinungen. Dieser Rückbildungsprozeß kann sich über Wochen, Monate, manchmal auch über Jahre hinziehen.

Das Endstadium ist gekennzeichnet durch *Muskelatrophien, Kontrakturen* und Veränderungen der zugehörigen Knochen und Gelenke, falls keine vollständige Erholung der befallenen Rückenmarksegmente erfolgt ist. Die Kranken müssen isoliert werden, so lange Ansteckungsgefahr besteht.

Pathologisch-anatomisch handelt es sich um eine *Entzündung* der *grauen Substanz* im *Rückenmark,* wobei vor allem die Nervenzellen und -bahnen der sog. *Vorderhörner* betroffen sind.
Die typischen Merkmale der Vorderhornerkrankung sind
1. *schlaffe Lähmungen* (mit Reflexverlust und Atrophie);
2. *Sensibilitätsstörungen* und (meist vorübergehende) Blasen-und Mastdarmstörungen, falls sich die Entzündung im entsprechenden Segment abspielt.

Therapie und pflegerische Maßnahmen

Da eine spezifische Therapie bisher nicht bekannt ist, hat die aktive Schutzimpfung gerade bei dieser gefährlichen Erkrankung größte Bedeutung. Sie gibt einen sicheren Schutz und ist bei Einhaltung gewisser Vorsichtsmaßnahmen absolut ungefährlich.
Ist die Krankheit ausgebrochen, richtet sich die Pflege nach dem jeweiligen Stadium. Bis

zum Abklingen der akuten Erscheinungen ist strenge Bettruhe und genaue Beobachtung wegen der möglicherweise eintretenden Atemstörungen unbedingt erforderlich. Gegen die häufig starken Muskelschmerzen helfen oft feuchtwarme Auflagen recht gut. Kontrakturgefährdete Gelenke sollten frühzeitig mit federnden Bewegungen überkorrigiert werden. Dazu aktive Krankengymnastik, Massagen und Elektrotherapie.
Bei nicht rückbildungsfähigen Lähmungen stehen heute eine Reihe technischer Hilfsmittel zur Verfügung (Stützmieder und Stützapparate), die dazu dienen, den Patienten wieder zu mobilisieren. Nach 1 bis 2 Jahren, wenn eine weitere Rückbildung der Symptome nicht mehr zu erwarten ist, kommen u. U. chirurgische Maßnahmen in Frage, die die befallenen Gelenke stabilisieren sollen.

E. Myopathien (Muskelerkrankungen)

Diese Erkrankungen haben ihre Ursache nicht in einer Nervenschädigung oder einer zentralen Läsion, sondern in Störungen, die im Muskel selbst liegen.

1. Dystrophia musculorum progressiva

Es handelt sich um die häufigste Myopathie, an der etwa 0,2% der Bevölkerung leiden. Wahrscheinlich auf der Grundlage eines *ererbten Enzymdefektes* entwickelt sich eine *Muskelstoffwechselstörung.*
In den von der Störung ergriffenen Muskeln reagieren die einzelnen Muskelfasern nicht alle zum gleichen Zeitpunkt, so daß verschiedene Stadien nebeneinander bestehen: Manche Fasern sind deutlich verdickt, andere schon erheblich geschrumpft. Durch übermäßige Einlagerung von Fett und Bindegewebe in die Krankheitsbezirke entsteht das Bild eines *großen Muskels* mit stark *herabgesetzter Leistungsfähigkeit (Pseudohypertrophie).*

Klinisch lassen sich mehrere Formen des Verlaufs unterscheiden:

1. Der *infantile Beckengürteltypus* tritt bei Knaben etwa zwischen dem 3. und dem 5. Lebensjahr auf. Zuerst werden die Gesäßmuskeln, die Beckenmuskeln und die Oberschenkelmuskeln, bald auch die langen Rückenstrecker ergriffen und atrophieren. Es folgen die Muskeln des Schultergürtels und der Oberarme. Dadurch entsteht eine typische Haltung und ein watschelnder Gang. Meist bildet sich eine *Überlordosierung der Lendenwirbelsäule* aus, die an die Haltung hochschwangerer Frauen erinnert. Eine häufige, sehr typische Erscheinung ist die *Pseudohypertrophie* der *Wadenmuskulatur,* wodurch das Bild besonders stämmiger Beine entsteht. Im weiteren Verlauf werden auch die Rumpf- und Handmuskeln betroffen. Die Kranken überleben selten das 20. Lebensjahr. Besonders krankheitsanfällig, sterben sie meist an sekundären Erkrankungen.
2. Der altersungebundene *Beckentyp* befällt gleichermaßen Männer und Frauen jeden Alters. Auch er hat eine erbliche Komponente. Im großen und ganzen verläuft er dem vorigen Typus ähnlich, nur wesentlich langsamer, d. h. über Jahrzehnte.
3. Auch der *Schultergürteltypus* verläuft langsam. Es werden zuerst die Muskeln des Schultergürtels betroffen, wobei das flügelartige Abstehen der Schulterblätter (scapula alata) bei bestimmten Bewegungen ein merkwürdiges, typisches Bild zeigt.

Therapie und pflegerische Maßnahmen

Da eine kausale Therapie nicht möglich ist, kann nur symptomatisch behandelt werden. Versuche mit Vitamin E und hohen Dosen von Anabolika (Dianabol, Primobolan, Stromba u. a.) sind angezeigt, können jedoch den Krankheitsverlauf kaum je aufhalten. Systematische Übungsbehandlung zur Erhaltung der noch verbliebenen Kraft ist nützlich, ändert jedoch ebenfalls nichts Grundsätzliches am schicksalhaften Verlauf.

2. Myasthenia gravis pseudoparalytica

Das Wesen dieser Muskelkrankheit liegt in der *schnellen Ermüdbarkeit* einzelner *Muskeln* oder *Muskelgruppen* bei zunehmender Belastung. Wird die Tätigkeit unterbrochen, tritt bereits nach wenigen Minuten Erholung ein. Daraus ergeben sich typische Beschwerden: Schon während kurzer Gänge oder etwa beim Treppensteigen läßt die Kraft so stark nach, daß die Tätigkeit unterbrochen werden muß. Es folgt dann zwar bald eine relative Erholung, die aber auch wieder nur kurze Zeit anhält. Ist die Schluckmuskulatur betroffen, kann der Kranke anfangs normal schlucken, aber bereits nach kurzer Zeit bleibt ihm der Bissen im Hals stecken. Die Sprache wird beim Gespräch zunehmend undeutlich, da die Zungenmuskulatur erlahmt.

Am häufigsten sind die *äußeren Augenmuskeln* betroffen, etwas seltener die mimischen Gesichtsmuskeln. In diesen Fällen verstärkt sich die Pseudolähmung der Lider während des Tages soweit, daß sie schließlich fast den ganzen Augapfel bedecken und das Gesicht einen müden, schläfrigen Ausdruck bekommt, der noch verstärkt wird, falls durch Ermüdung der Gesichtsmuskulatur die Spannung der Gesichtshaut deutlich nachläßt. In sehr vielen Fällen bleibt die Erkrankung auf die Augenmuskeln beschränkt. Für diese Kranken ist die Voraussage relativ am günstigsten. Je mehr Muskelgruppen betroffen werden, umso gefährdeter ist der Patient. Nach sehr langer Krankheitsdauer kann es zu Dauerlähmungen und Atrophien kommen.

Die Ursache der Krankheit konnte noch nicht endgültig erhellt werden. Es ist sicher, daß die Reizübertragung vom Nerven auf den Muskel durch Hemmung des Überträgerstoffes *(Acetylcholin)* blockiert wird.

Möglicherweise, manche Untersuchungen sprechen dafür, handelt es sich auch bei dieser Krankheit um eine *Autoimmunreaktion.* Im Serum von Myasthenikern konnten *muskuläre Antikörper* nachgewiesen werden. In etwa 70% der Fälle besteht eine Vergrößerung der Thymusdrüse.

Therapie

Die Behandlung besteht in der Gabe von Cholinesterasehemmern (Mestinon u.a.), die den Block an den motorischen Endplatten durchbrechen. Bewährt hat sich auch die Kombination mit immunsuppressiven Mitteln (Imurek). Bei Thymushyperplasie kommt auch die operative Entfernung der Drüse in Frage.

3. Myotonien

Bei den Myotonien handelt es sich um *Funktionsstörungen der Muskeln,* die sich in einer verzögerten Erschlaffung nach willkürlichen Bewegungen äußern. Der angespannte Muskel behält also seinen Kontraktionszustand noch einige Zeit bei, nachdem die beabsichtigte Bewegung bereits durchgeführt ist.

Praktisch führt dies dazu, daß die Hand nach Faustschluß (etwa beim Begrüßungshandschlag) nicht sofort wieder geöffnet werden kann. Beim Gehen fallen die ersten Schritte schwer, nach einiger Zeit tritt eine Besserung ein, die aber nach einer Ruhepause wieder dem alten Zustand weicht. Es können einzelne Muskeln oder ganze Muskelgruppen betroffen sein. Das Leiden, das sich vor allem in zwei unterschiedlichen Krankheitsbildern manifestiert, ist *dominant vererbbar.*

a) Myotonia congenita

Die Krankheit tritt meist schon in früher Jugend auf und zeigt im wesentlichen die oben genannte Symptomatik. Die oft *minutenlang anhaltende Muskelkontraktion* führt zu einer echten *Aktivitätshypertrophie,* so daß die Patienten, falls mehrere Muskelgruppen betroffen sind, schließlich *athletisch* wirken und in der Tat über erhebliche Kräfte verfügen. Im Erwachsenenalter tritt ein gewisser Stillstand ein, d.h. der Zustand bleibt stationär. Im Laufe der Jahre gelingt es den Myotonikern fast immer mit diesem unbequemen Leiden einigermaßen fertig zu werden. Sie wissen, welche Muskelgruppen reagieren, und lernen, manche Bewegung durch den kompensatorischen Gebrauch anderer Muskeln zu ersetzen. Außerdem finden sie bestimmte Lockerungsübungen heraus, deren sie sich bei jeder Gelegenheit bedienen und die in der Regel tatsächlich hilfreich sind.

Therapie
Nicht alle Kranken sind therapiebedürftig. Bei schwerer Einschränkung der Feinbewegung kann man durch Senkung des Serum-Kaliumspiegels Besserung erzielen (Kationenaustauscher). Als Dauertherapie kommt auch die niedrig dosierte Gabe von Kortikosteroiden u. U. in Betracht.

b) Myotonische Dystrophie

Die myotonische Dystrophie ist ein weit schwereres Krankheitsbild. Hier besteht neben der *Myotonie* verschiedener Muskeln gleichzeitig eine *Atrophie.*
Betroffen sind vor allem die äußeren *Augenmuskeln, Gesichtsmuskeln, Kau-* und *Schluckmuskulatur,* Nacken- und Halsmuskeln, fast immer der *Kopfnicker* (m. sternocleidomastoideus) und in späteren Stadien manchmal auch die Bauch- und Rückenmuskulatur. Auch die Extremitätenmuskeln sind in verschiedener Ausdehnung fast regelmäßig beteiligt. Im Gegensatz zur Myotonia congenita tritt also *kein Kraftzuwachs* ein, sondern eine erhebliche *Muskelschwäche,* die je nach Lokalisation des Leidens, zu sehr verschiedenen Bildern führt. Der Gesichtsausdruck ähnelt dem der Myastheniker: Die Züge erscheinen müde, das Oberlid bedeckt fast den Augapfel. Der Kopf kann nur mit Mühe aufrecht gehalten werden, die Kranken wirken müde, *träge* und *antriebslos.*
Fast regelmäßig finden sich gleichzeitig *inkretorische Störungen,* wie *Keimdrüseninsuffizienz, Nebenniereninsuffizienz, Schilddrüsenfunktionsstörungen* und gelegentlich auch diabetische Stoffwechselstörungen, vor allem Hypoglykämien.
Über 80% der Kranken bekommen im Laufe ihres Lebens einen grauen Star *(Katarakt),* häufig schon relativ früh. *Psychische Veränderungen* ergeben sich oft zwangsläufig aus der bedauernswerten Situation: Antriebslosigkeit, permanentes Schwächegefühl und effektive Leistungsschwäche bringen berufliches Versagen und sozialen Abstieg mit sich. Die Kranken werden mürrisch, schließen sich ab und vereinsamen. Viele von ihnen verelenden, die Mehrzahl stirbt an sekundären Krankheiten noch vor dem 50. Lebensjahr.

Therapie: Eine ursächliche Therapie ist nicht bekannt.

III. Krankheiten des Nervensystems

Das Nervensystem baut sich aus einer Reihe verschiedener Organteile auf, deren Funktionsausfälle eine sichere Lokalisation der einwirkenden Schädlichkeit erlauben. Über die Art und das Wesen der Schädlichkeit allerdings sagen diese Funktionsausfälle nichts aus. So zeigt uns z. B. eine Halbseitenlähmung genau an, welcher Teil des Nervensystems betroffen ist. Wir können aber aus dem neurologischen Befund allein noch nicht sicher feststellen, ob es sich etwa um eine Blutung aus einem Hirngefäß, einen Erweichungsherd, eine Embolie oder einen Tumor handelt. Darüber hinaus kommen Lähmungen vor, die rein psychischen Ursprungs sind und bei denen naturgemäß keine organischen Befunde erhoben werden können.

Wichtige Hinweise auf Lokalisation und Ausmaß einer Schädigung geben uns die Relexe. Man versteht darunter die Auslösung unwillkürlicher Muskelkontraktionen durch einen sensiblen Reiz. Der mit dem Reflexhammer ausgeführte leichte Schlag auf die Kniesehne z. B. löst eine kurze Streckbewegung des im Kniegelenk gebeugten Unterschenkels aus. Dabei kommt es nicht nur darauf an, daß der Reflex überhaupt ausgelöst wird, sondern auch auf seine Intensität und die evtl. zu beobachtenden Seitendifferenzen bei der Prüfung beider Kniesehnenreflexe.

Derartige *Muskeleigenreflexe* lassen sich an verschiedenen Stellen des Körpers, vor allem im Bereich der Extremitäten auslösen. Aus ihrem fehlerhaften Ablauf erkennen wir den Sitz des Schadens und können mit einiger Sicherheit sagen, welche Leitungsbahnen im Zentralnervensystem unterbrochen sind (s. Abb. 34).

Die Grundlage des Reflexvorganges ist der sogenannte *Reflexbogen*. Er besteht aus dem *sensiblen Nerven*, den *motorischen Nervenzellen* (*Vorderhornzellen* im Rückenmark), die den sensiblen Reiz in motorische Impulse verwandeln, und dem *motorischen Nerven*, der den Impuls an den Muskel weitergibt, der dann reagiert.

Bei einer *Unterbrechung des Reflexbogens erlischt der Reflex*.

Sind übergeordnete Bahnen *(Pyramidenbahn und extrapyramidal-motorische Hemmungsbahn)* betroffen, werden die Reflexmechanismen enthemmt und die Muskeleigenreflexe sind gesteigert.

Neben den Muskeleigenreflexen lassen sich *Fremdreflexe* auslösen (z. B. Bauchhautreflexe), bei denen die Reizeinwirkung nicht direkt am Erfolgsorgan (Muskel) stattfindet, sondern an einem anderen Organ, etwa der Haut. Diese Fremdreflexe verhalten sich umgekehrt wie die Eigenreflexe, da sie durch erregende zentrale Impulse gebahnt werden und es daher bei einer Unterbrechung der übergeordneten Bahnen zu einer Abschwächung kommt.

Von besonderer Bedeutung sind die *pathologischen Reflexe*, also Reflexe die nur ablaufen, wenn bestimmte Leitungsbahnen gestört sind.

Erwähnt sei hier der sog. *Babinski-Reflex*, der dann auslösbar wird, wenn die Pyramidenbahn lädiert ist. Normalerweise wird dieser Reflex durch die Pyramidenbahn unterdrückt. Allerdings gilt er im Säuglingsalter nicht als pathologisch, da die Pyramidenbahn erst später voll ausgereift ist.

Streicht man mit einem spitzen Gegenstand unter leichtem Druck an der Außenseite der Fußsohle in Längsrichtung hin und her, beugen sich die Zehen normalerweise deutlich nach unten. Im Falle einer Störung im Bereich der Pyramidenbahn wird die Großzehe angehoben und die übrigen Zehen spreizen und beugen sich.

Auch aus dem Verhalten des sensiblen Systems lassen sich wichtige Schlüsse ziehen. Vor allem läßt sich aus der Form des betroffenen Hautgebietes feststellen, ob es sich um eine Schädigung peripherer Nervenbahnen oder bestimmter Abschnitt des Zentralnervensystems handelt. Da der Verlauf der Nervenbahnen im Rückenmark und Gehirn bekannt ist, kann man auch bei sensiblen Ausfällen die Schädigung recht gut lokalisieren. Wir unterscheiden die *Oberflächensensibilität* (Berührungs-, Schmerz-, Temperaturreize) von der *Tiefensensibilität,* die Lage-, Bewegungs-, Gewichts- und Kraftempfindungen vermittelt. Motorische und sensible Bahnen, Sinnesorgane und übergeordnete Zentren (Kleinhirn u.a.) sind zu einem *koordinativen Zentrum* verbunden, das für den sinnvollen Ablauf der Bewegungen sorgt. Ist dieses Zusammenspiel nicht mehr aufeinander abgestimmt, treten typische Störungen auf, die man als *Ataxie* (griech. „Unordnung") bezeichnet. Die Kranken schwanken beim Gehen hin und her oder weichen nach einer Seite ab. Beim sog. *Finger-Nasenversuch* können sie den Zeigefinger bei geschlossenen Augen nicht zielgerecht zur Nasenspitze führen u.a.m.

Sind bestimmte Hirngebiete von einer Störung betroffen kommt es zum Ausfall oder zur Beeinträchtigung sehr *komplexer Leistungen,* wie etwa Sprechen, Lesen, Schreiben. Sinneseindrücke können nicht mehr richtig verarbeitet werden und selbst die Orientierung am eigenen Körper kann gestört sein.

Von großer Wichtigkeit ist die Deutung der verschiedenen Lähmungserscheinungen. Ihrem Ursprungsort nach können wir die *zentralen* von den *peripheren Lähmungen* unterscheiden. Die zentralen, also die durch eine Läsion im Zentralnervensystem hervorgerufenen Lähmungen zeigen häufig ein bestimmtes Verteilungsmuster. Halbseitenlähmungen *(Hemiparesen)* gehen (in der Regel) auf Hirnprozesse zurück, während die Lähmung beider Arme oder beider Beine *(Paraparesen)* und die Lähmung aller vier Extremitäten *(Tetraparese)* meist auf Schädigungen im Bereich des Rückenmarks weisen. Charakteristisch für die zentrale Lähmung ist der gesteigerte Muskeltonus des befallenen Gebietes *(spastische Lähmung),* da die extrapyramidale Hemmungsbahn meist mitbetroffen ist.

Die *periphere Lähmung* dagegen ist *schlaff.* Die Eigenreflexe sind abgeschwächt oder aufgehoben, und es kommt schließlich zu einer Atrophie der Muskeln. Der Ursprungsort kann auch noch im Rückenmark liegen (*Vorderhorn* des Rückenmarks), ebenso aber weiter peripher, also im *Plexusbereich* oder im *peripheren Nerven* selbst.

Die unter der Großhirnrinde liegenden *Kerngebiete* (Stammganglien) können ebenfalls von Störungen betroffen werden. Sie sind untereinander verbunden und stehen in enger Beziehung zu den motorischen Zentren der Hirnrinde, dem Rückenmark und dem Kleinhirn, sowie auch zum statischen Organ des Ohres (Vestibularapparat). Ihre Aufgabe liegt in der Regulation von Körperhaltung und Muskeltonus und zwar vor allem in der *Koordination bestimmter Bewegungsabläufe,* die zwar willkürlich erfolgen, aber keiner bewußten Kontrolle unterliegen müssen (Ausdrucks- und Abwehrbewegungen usw.). Dabei ist von Bedeutung, daß zwischen den Kerngebieten eine Wechselwirkung besteht, in dem Sinne, daß die von bestimmten Kernen eingeleitete Bewegung zunächst grob und überschießend ist und erst zu einer gezielten und richtig koordinierten Bewegung wird, wenn andere Kerne hemmend auf sie einwirken. Störungen dieser „Bremskerne" äußern sich daher in ungehemmten, übertriebenen Bewegungsabläufen. Umgekehrt entstehen bei Läsionen der bewegungsfördernden Kerne Bewegungsarmut und Muskelstarre (Rigor). *Spontan- und Reaktivbewegungen* verschwinden fast völlig, dagegen entsteht oft ein *grobschlägiges Schüttelzittern,* das bei gezielten Bewegungen aufhört und sich bei Erregung verstärkt.

Mit den hier aufgeführten Ausfallserscheinungen ist die Symptomatik der Störungen des Zentralnervensystems nur angeschnitten. Weitere Symptome werden im speziellen Text behandelt. Die oben genannten komplexen Störungen werden jedoch bei den entsprechenden Krankheitsbildern erwähnt und können dann in diesem einführenden Abschnitt nachgelesen werden (Abb. 30, 31 und Tabelle 10).

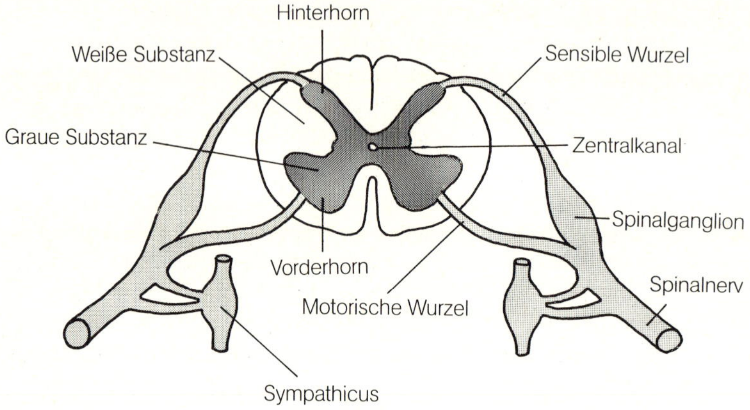

Abb. 30. Rückenmarksquerschnitt (schematisch), Bildung der Spinalnerven

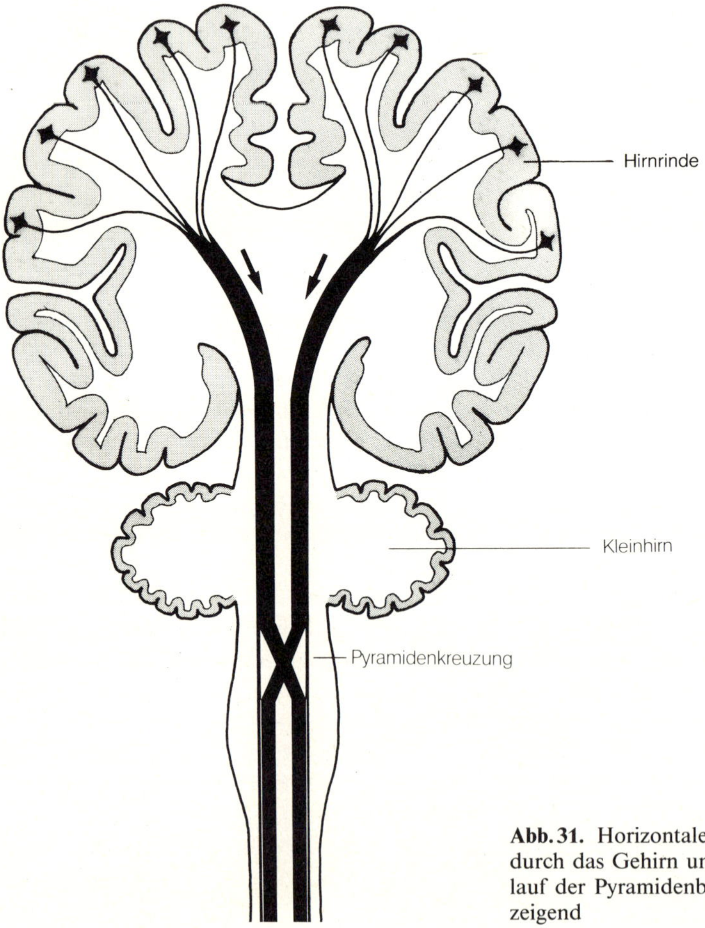

Abb. 31. Horizontaler Längsschnitt (schematisch) durch das Gehirn und das Rückenmark, den Verlauf der Pyramidenbahn (Tractus cortico-spinalis) zeigend

Tabelle 10. Symptomatik der zentralen und der peripheren Lähmungen

	Zentrale Lähmung	Periphere Lähmung
Muskeltonus	Erhöht, spastisch	Herabgesetzt, schlaff
Trophik	Anfangs normal, später Inaktivitätsatrophie	Atrophie
Eigenreflexe	Gesteigert	Herabgesetzt oder erloschen
Pathologische Reflexe	Vorhanden	Fehlen
Elektrische Erregbarkeit	Normal	Herabgesetzt

A. Periphere Nervenerkrankungen

1. Erkrankungen der peripheren Nerven

a) Schädigung durch mechanische Einwirkung

Schnittverletzungen, Quetschungen, anhaltender Druck (etwa bei Tumoren des Knochens, zu festen Verbänden und Schienen u.a.) und andere Gewalteinwirkungen können zu vorübergehenden und rückbildungsfähigen, aber auch zu nicht mehr regenerierbaren Nervenschädigungen führen. Je nach dem Ausmaß der Schädigung kann es zum vollständigen *Ausfall der motorischen Funktion* (Motilität), der *Sensibilität* oder der *vegetativen Funktion* kommen oder nur zu Teilausfällen, etwa nur der Motilität oder nur der Sensibilität.

Charakteristikum der motorischen Störung ist die *schlaffe Lähmung* und die bald einsetzende Muskelatrophie. Sind die sensiblen Fasern des Nerven betroffen, zeigen sich *Oberflächensensibilität* und – meist in geringerem Umfange – *Tiefensensibilität,* in den dem betroffenen Nerven zugeordneten Bereichen herabgemindert oder aufgehoben. Sind die *vegetativen* Anteile ausgeschaltet, *atrophiert* die Haut und die *Sekretion der Schweißdrüsen* hört auf. Nicht selten tritt dann auch ein umschriebener Knochenumbau in diesem Gebiet ein, der u. U. schwerwiegende Folgen haben kann (z. B. Sudeck-Atrophie).

b) Polyneuropathien

Unter dieser Bezeichnung faßt man eine Gruppe von symptomatischen Erkrankungen des peripheren Nervensystems zusammen, deren Ursachen verschiedenster Natur sind. Auch hier gilt, daß nicht alle Nervenbahnen betroffen sein müssen und die Symptomatologie daher nicht einheitlich ist. So kann es zu *schlaffen Lähmungen* und *Reflexstörungen* kommen oder zu *Sensibilitätsstörungen* und *vegetativen Ausfällen,* wobei jede Störung einzeln auftreten kann oder zusammen mit anderen. Meist besteht symmetrischer Befall.

Als Ursachen kommen in Frage:

1. Erreger und ihre *Gifte* (Toxine) (Ruhr, Fleckfieber, Diphtherie u. a.);
2. körperfremde Gifte (Blei, Arsen, Thallium, manche Arzneimittel u. a.);
3. Stoffwechselgifte (Diabetes, Kollagenosen, maligne Tumoren u. a.);
4. neuroallergische Prozesse in den Markscheiden der Nerven (idiopathische Polyneuritis).

Auch nach langjährigem *Alkoholmißbrauch* kann es zu Polyneuropathien kommen, wobei allerdings angenommen werden muß, daß die Erkrankung sich sekundär aus einer Stoffwechselstörung ergibt, die durch den Alkohol hervorgerufen wird.

Der Verlauf ist sehr unterschiedlich, je nach dem Ausmaß der Schädigung und der Lokalisation. Häufig beginnt die Erkrankung schleichend mit *Empfindungsstörungen* und anderen sensiblen Reizerscheinungen an den Fingern und Zehen, die sich langsam ausbreiten. Bald kommt es dann zu *schlaffen Lähmungen,* die meist symmetrisch auftreten. Auch die Hirnnerven, vorwiegend der *N. facialis* (VII. Hirnnerv), der die mimische Gesichtsmuskulatur versorgt, können betroffen sein.

In schweren Fällen kann die Lähmung auch die Rumpf- und Atemmuskulatur ergreifen, was u. U. zum Tode führen kann, falls nicht rechtzeitig für künstliche Beatmung gesorgt werden kann.
Abgesehen von dieser schweren Komplikation ist die Voraussage nicht ungünstig. Meist bilden sich die Störungen innerhalb von Monaten wieder zurück.

Therapie

Behandlung des Grundleidens. Bei ausgeprägten Paresen sollte eine gezielte Physiotherapie versucht werden.
Vitamin B_1 und B_{12} haben sicher eine unterstützende Wirkung.

c) Erkrankungen der Hirnnerven

1. Trigeminusneuralgie (V. Hirnnerv) Der sensible Hauptnerv des Kopfes teilt sich – nach Bildung des Ganglion Gasseri, das an der Felsenbeinspitze liegt – in drei Äste, deren oberer die Stirnhaut und annähernd die vordere Hälfte der Kopfhaut, die Augenpartie und den Nasenrücken versorgt *(N. ophthalmicus)*, deren mittlerer die Haut über dem Oberkiefer bis herauf zur Schläfe *(N. maxillaris)* und deren unterer den Unterkieferbereich heraufziehend bis zum Ohr sensibel innerviert *(N. mandibularis)* (Abb. 32).

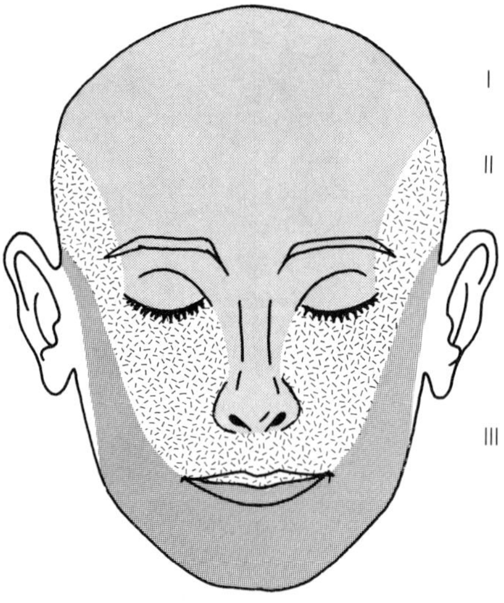

Abb. 32. Die sensible Hautversorgung durch die drei Äste des N. trigeminus

Bei der Trigeminusneuralgie sind meist die beiden unteren Äste betroffen, gelegentlich springt der Schmerz aber auch auf den oberen über. Die Erkrankung ist fast immer *einseitig*. Die Schmerzzustände sind außerordentlich quälend, anfallsweise, oft blitzartig einsetzend und wieder verschwindend. Manchmal genügt eine leichte Berührung der Haut, um einen Anfall auszulösen, der sich dann u. U. häufig wiederholt. Die Kranken werden elend und vermeiden jede Berührung und Beanspruchung der Gesichtsmuskulatur. Sprechen, Lachen, Essen werden dann problematisch. Zieht sich das Leiden unbeeinflußbar über viele Jahre hin, kommt es nicht selten zu Selbstmordabsichten, da die heftigen Schmerzen fast unerträglich sind.
Die Ursache scheint in zytopathologischen Veränderungen im Ganglion Gasseri zu liegen.

Therapie

Neben einigen Medikamenten, deren Nebenwirkungen aber häufig verbieten ausreichend hohe Dosen zu verabfolgen (Carbamazepin, Neurocil u. a.), bleibt die Elektrokoagulation immer noch ein relativ risikoarmes therapeutisches Vorgehen.

2. Idiopathische Fazialisparese (VII. Hirnnerv) Der N. fazialis versorgt die mimische Gesichtsmuskulatur. Ein sensibler Anteil und parasympathische Fasern innervieren die Tränendrüsen und bilden teilweise die Geschmacksfasern.
Die Ursache dieser peripheren Nervenlähmung ist noch nicht eindeutig geklärt.
Die Erkrankung beginnt meist mit unklaren Schmerzen im Bereich des Ohres oder der Wange der befallenen Seite. Bald stellt sich eine Lähmung der Gesichtsmuskulatur ein, die immer einseitig ist.

Die Kranken können die Stirne einseitig nicht mehr in Falten ziehen, das Auge nicht mehr schließen, den Mundwinkel einseitig nicht mehr zur Seite ziehen und die Backen nicht aufblasen. Meist klagen sie auch über Geschmacksstörungen. In der Regel bildet sich die Parese wieder vollständig zurück, was jedoch Wochen in Anspruch nehmen kann. Restlähmungen bleiben relativ selten zurück.

Therapie

Elektrotherapie und Kortikosteroide unterstützen den Heilungsprozeß.

d) Vegetativ-vasomotorische Störungen

1. Migräne. Die Migräne, der Halbseitenkopfschmerz, befällt vorwiegend Frauen im frühen bis mittleren Erwachsenenalter.

Durch eine empfindliche vegetative Ausgangslage kommt es zu einer erhöhten Bereitschaft der *Hirngefäße* zu *spastischer Verengung,* was zu Reiz- und Ausfallserscheinungen in bestimmten Arealen des Gehirns, einschließlich der Netzhaut des Auges, führen kann.

Das Hauptsymptom ist ein heftiger, *halbseitiger Kopfschmerz,* oft verbunden mit Übelkeit und Erbrechen, sowie starker Überempfindlichkeit gegenüber akustischen und optischen Reizen. Seitenwechsel während des Anfalls sowie auch die Ausbreitung über den ganzen Kopfbereich oder besonders auf den Stirnbereich kommen vor. In seltenen Fällen treten flüchtige sensible oder auch motorische Störungen auf.

Vor dem eigentlichen Anfall fühlen sich die Kranken oft schon abgeschlagen und müde, gelegentlich regelrecht benommen. Ist die Netzhaut betroffen, tritt als Vorerscheinung ein *Flimmerskotom* auf, d.h., daß der Kranke in seinem Gesichtsfeld eine schnell flimmernde Bewegung wahrnimmt, die ihn hindert, fixierte Gegenstände klar zu erkennen.

In diesem Vorstadium (Prodromalphase) sind die betroffenen Gefäße *spastisch verengt.* Während der eigentlichen Schmerzphase sind sie erschlafft, und es bildet sich langsam eine ödematöse Verquellung der Arterienwand aus. Der Schmerz kann Stunden bis Tage anhalten.

Charakteristisch, wenn auch nicht obligat, ist das Einsetzen einer vermehrten Diurese am Ende des Anfalls.

Therapie

Im Vorstadium gelingt es manchmal den Anfall mit einer Tasse Kaffee zu coupieren.

Im Anfall: Ergotamintartrat mit Coffein (Cafergot) oder, falls dies nicht hilft, Gynergen i.m.

Die Intervallbehandlung wird heute mit Serotoninantagonisten durchgeführt. Sie haben allerdings noch eine Reihe von unerwünschten Nebenwirkungen (Deseril-retard, Sandomigran).

2. Zervikale Migräne. Man grenzt dieses Krankheitsbild, bei dem der Schwerpunkt des Schmerzanfalls sich auf den Hinterkopf konzentriert, von der „echten" Migräne ab, da die Auslösung des Anfalls nicht vegetativ, sondern *mechanisch* bestimmt ist, und dementsprechend die Lokalisation immer gleich und relativ umschrieben ist:

Bei Arthrosen der Halswirbelsäule kann es bei bestimmten Bewegungen des Kopfes zu *Irritationen* der *Wirbelschlagader (A. vertebralis)* kommen, die durch die Löcher der Querfortsätze der Halswirbel nach oben in den Schädel zieht.

3. Cephalaea vasomotrica. Ähnlich wie bei der Migräne liegt auch hier eine vegetative Überempfindlichkeit vor, die sich hauptsächlich am Gefäßsystem bemerkbar macht. Es kommt allerdings nicht zu so ausgesprochenen Schmerzattacken, vielmehr hat der Schmerz einen *dumpfen* Charakter und verteilt sich meist diffus über den ganzen Kopf. Vorerscheinungen (Prodromi) fehlen in der Regel. Psychische Belastungen, Alkohol- und Nikotinmißbrauch sowie auch Wetteränderungen und bestimmte Wetterlagen (Föhn) können begünstigend wirken.

2. Erkrankungen des Armplexus (Plexus brachialis)

Das Armgeflecht setzt sich aus 4 Nerven, die vom Halsbereich des Rückenmarks stammen, und einem aus dem oberen Brustmark zusammen (C_5–C_8 und Th_1). Das Geflecht tritt hinter dem Schlüsselbein in die Achselhöhle und formiert sich dort zu drei Strängen, aus denen die einzelnen Nerven für die Versorgung des Armes hervorgehen.
Unfallbedingte Läsionen sind häufig. *Zerrungen* und sogar *Ausrisse* aus dem Rückenmark kommen bei Auto- und Motorradunfällen, gelegentlich auch bei schweren Skiunfällen vor.
Bei Zangengeburten durch Druck der Zangenbranchen auf das Armgeflecht, aber auch bei Spontangeburten, vor allem bei Beckenendlagen, kann es zu Drucklähumgen kommen, die nicht selten durch die hakenförmig die Schulter des Kindes umgreifenden Finger des Geburtshelfers verursacht werden.
Neben den verletzungsbedingten Schädigungen sind die *entzündlichen Armplexuserkrankungen* am häufigsten. Sie können verschiedene Ursachen haben (s. auch Polyneuropathien), dürften jedoch in den meisten Fällen auf neuroallergische Prozesse zurück zu führen sein.
Der Beginn ist akut und mit starken Schmerzen verbunden. Oft folgen dann Lähmungserscheinungen und schließlich Atrophie der betroffenen Muskeln. Je nach Schwerpunkt der Lähmung unterscheidet man eine *obere Plexuslähmung* (Erbsche Lähmung), bei der die Oberarmmuskeln und ein Teil des Schultergürtels betroffen sind, von einer *unteren Plexuslähmung* (Klumpkesche Lähmung), die sich an fast allen Unterarmmuskeln und dem dreiköpfigen Armstrecker auswirkt. Auch die kleinen Handmuskeln sind gelähmt. Entsprechend ist der Sensibilitätsausfall, der aber nicht obligat eintreten muß.
Ist der ganze Plexus gelähmt, fällt die Armmuskulatur gänzlich aus und der Arm wird anaesthetisch. Die Folge ist eine hochgradige Muskelatrophie und Ernährungsstörung der Haut, häufig auch der Knochen. Es sei ausdrücklich darauf hingewiesen, daß die oben genannten Plexuserkrankungen mit den Folgen von Bandscheibenschäden im Halsbereich nichts zu tun haben.

Therapie: s. unter A.b) S.168

B. Krankheiten des Rückenmarks

1. Syringomyelie

Die Krankheit beruht auf einer Entwicklungsstörung, bei der sich in der Embryonalzeit das *primitive Neuralrohr* fehlerhaft schließt. Derartige Entwicklungsstörungen *(Status dysrhaphicus)* können zu den verschiedensten Mißbildungen führen, die auch oft miteinander vergesellschaftet vorkommen (Kyphoskoliosen, Trichterbrust, Fingerverkürzung oder -verkrümmung, Spaltbildung der Wirbel u.a.).
Bei der Syringomyelie bilden sich *langgestreckte Höhlen* in der grauen Substanz des Rückenmarks und *Gliawucherungen* (Glia = bindegewebige Gerüstmasse des Zentralnervensystems). Am häufigsten ist das Halsmark betroffen, gelegentlich auch das verlängerte Mark *(Medulla oblongata)*. Je nach Lokalisation und Ausdehnung des langsam fortschreitenden Prozesses treten zunehmend Störungen und Ausfälle auf, die durch die Zerstörung der auf- und absteigenden nervösen Leitungsbahnen bedingt werden.
So kann es zu ausgedehnten *schlaffen Lähmungen* und einer *Atrophie* der betroffenen Muskulatur kommen oder auch zu *Schluck-* und *Sprachstörungen,* falls die Medulla oblongata befallen ist. Auch die sensiblen Bahnen sind betroffen, vor allem – meist schon frühzeitig – die *Schmerz-* und *Temperaturbahnen,* was zu charakteristischen Störungen führt: Die Kranken ziehen sich Brandblasen, Brandwunden oder auch Erfrierungen zu, ohne es zu bemerken.
Die Krankheit zieht sich über viele Jahre hin.

Obwohl es manchmal zu länger anhaltendem Stillstand kommt, ist eine Heilung noch nicht möglich.

Therapie

Ein Versuch mit gefäßaktiven Mitteln ist angezeigt. Die verbesserte Durchblutung in den betroffenen Extremitäten verbessert häufig die Motilität.

2. Rückenmarksverletzungen

a) Commotio spinalis (Rückenmarkserschütterung)

Stumpfe Gewalteinwirkung (Sturz, Schlag, Anprall usw.) kann zu *vorübergehenden Funktionsausfällen* führen, die sich meist nach wenigen Tagen vollständig zurückbilden. Eine eigentliche Verletzung des Rückenmarks liegt demnach nicht vor. Häufig treten nur Sensibilitätsstörungen auf, seltener flüchtige Paresen

b) Contusio spinalis (Quetschung oder Blutung des Rückenmarks)

Frakturen und Luxationen von Wirbeln nach Unfällen oder Schlagverletzungen führen in einem hohen Prozentsatz zu Verletzungen des Rückenmarks. Zu der eigentlichen Quetschung durch die aus dem Gefüge ausgetretenen Wirbelbruchstücke oder Bandscheibengewebe kommt meist eine Durchblutungsstörung und eine stärkere Ödembildung, so daß häufig der ganze Rückenmarkquerschnitt betroffen ist (s. auch unter Querschnittslähmung).

Die unmittelbar nach dem Trauma auftretenden Ausfallserscheinungen richten sich nach der Höhe der Läsion. *Unterhalb des verletzten Segmentes erlischt jede Eigenfunktion des Rükkenmarks.* Dementsprechend bestehen *schlaffe Lähmungen, Sensibilitätsausfälle, Mastdarm-* und *Blasenlähmung*. Die Reflexe fehlen.

Bei leichteren Verletzungen kehren die Reflexe nach wenigen Tagen wieder und die anfänglich schlaffen Lähmungen werden spastisch. Auch die Blasen-Mastdarmstörungen können sich zurückbilden. *Halsmarkläsionen* sind in jedem Falle bedrohlich, da häufig eine *Lähmung der Atemmuskulatur* eintritt. Die relativ günstigste Voraussage besteht für die Kranken mit Verletzung des Lenden- und Sakralbereiches.

In vielen Fällen gelingt es heute, die Patienten wieder zu rehabilitieren. Ausgezeichnete Übungssysteme, deren Ziel es ist, die nicht gelähmten Körperabschnitte zu trainieren und Versteifungen zu Kontrakturen in den gelähmten zu verhindern, tragen in vielen Fällen dazu bei, diesen schwer geschädigten Menschen zu ermöglichen, wenigstens in beschränktem Maße am Berufsleben teilzunehmen.

Therapie

Die Commotio spinalis bedarf in der Regel keiner Therapie. Über die Behandlung der Contusio spinals s. S. 159.

3. Entzündliche Erkrankungen des Rückenmarks

a) Poliomyelitis (Kinderlähmung)
s. S. 160 und Abb. 33

b) Multiple Sklerose (Encephalomyelitis disseminata)

Die multiple Sklerose ist in Europa die häufigste organische Nervenerkrankung. Etwa 0,5% der Bevölkerung in der Bundesrepublik erkranken an diesem Leiden.

Über die Ursache der Krankheit läßt sich z. Zt. noch nichts Schlüssiges aussagen. Vieles spricht für die Annahme, daß es sich um immunologische Mechanismen handelt, jedoch steht auch die Virustheorie noch im Mittelpunkt intensiver Forschung.

Pathologisch-anatomisch handelt es sich um zahlreiche über Gehirn und Rückenmark verstreute herdförmige Entzündungen mit Zerfall der Marklaufen, besonders dann, wenn die Inkubationszeit extrem kurz ist. Nicht selten führt dann die außerordentliche Belastung des Kreislaufes und der Atmung schon nach wenigen Tagen, manchmal schon nach Stunden, zum Tode.

Therapie und pflegerische Maßnahmen

Die Therapie ist symptomatisch. Der Kranke gehört sofort in eine Intensivpflegestation. Die moderne Behandlung besteht in Dauerrelaxation bei künstlicher Beatmung und laufender Sedierung.

Der einzig sichere Schutz ist die aktive Immunisierung.

Bei nicht Vorimmunisierten: Innerhalb der ersten 6 Stunden umfassende Ausschneidung der Wunde. Anschließend sofort Simultanprophylaxe mit Hyperimmunglobulin und Grundimmunisierung mit Tetanustoxoid. Das Toxoid muß zweimal nach jeweils 4 Wochen nachgegeben werden.

d) Zoster (Gürtelrose)

Es handelt sich um eine Virusinfektion, deren Erreger (Varicella-Zoster-Virus) mit dem Windpockenvirus identisch ist.

Durch eine Entzündung der *Spinalganglien* und der angrenzenden *Nervenwurzeln* treten in deren Versorgungsgebiet heftige, meist brennende Schmerzen auf. Bald danch finden sich im zugeordneten Hautgebiet die in charakteristischer Weise angeordneten kleinen, wäßrigen Bläschen *(gürtelförmig!)*, die nach einiger Zeit eintrocknen und oft pigmentierte Narben hinterlassen. Nicht selten bleiben hartnäckige, ziehende Schmerzen im Narbenbereich noch über längere Zeit bestehen. Im akuten Stadium ist das Allgemeinbefinden oft beeinträchtigt, meist bestehen subfebrile Temperaturen. Die regionären Lymphknoten schwellen an. Sind die sensiblen Ganglien von Hirnnerven betroffen, können Komplikationen auftreten, die sich an den entsprechenden Erfolgsorganen auswirken: Bei Befall des *N. trigeminus* können Entzündungen der *Hornhaut* oder der *Regenbogenhaut* und *Augenmuskellähmungen* sowie eine *Neuritis* des *N. opticus* auftreten. Sind die Bereiche des Gesichtsnerven (N. facialis) und des Hör- und Gleichgewichtsnerven (N. statoacusticus) betroffen, stellt sich u. U. eine *periphere Facialislähmung*, sowie *Schwerhörigkeit* ein.

Therapie

Gegen die Hautbläschen Zink-Schüttelmixtur. Bei Befall der Augen hat sich Vidarabin-Salbe bewährt.

Unterstützend wirken Injektionen von Vitamin B_{12}. Nur in sehr schweren Fällen kann man für etwa 10 Tage Vidarabin i. v. geben.

Gegen starke Schmerzen die üblichen Analgetika.

4. Spinale Tumoren

Tumoren im Spinalraum führen zur *Kompression des Rückenmarkes* und schließlich zur *Querschnittslähmung.*

Sie können im Mark selbst wachsen, von den Rückenmarkhäuten (Dura mater spinalis) ausgehen oder als Primärtumor oder Metastase knöchernen Ursprungs sein.

Die Symptomatik entwickelt sich in der Regel langsam. Sitzt der Tumor im Mark, kommt es zu *schlaffen Lähmungen* im Versorgungsbereich des befallenen Segmentes und zu *spastischen Lähmungen* unterhalb dieses Segmentes. Meist treten auch *Sensibilitätsstörungen* auf und häufig *Blasen-* und *Mastdarmstörungen.*

Entwickeln sich Tumoren außerhalb des Marks, treten meist schon erhebliche Schmerzen auf, bevor es zu den Ausfallserscheinungen kommt. Dies gilt besonders für Knochenprozesse, bei denen es auch – durch plötzlichen Zusammenbruch des befallenen Wirbels – zu akuten Verschlechterungen kommen kann.

5. Systemerkrankungen des Rückenmarks

Es handelt sich hier um eine Gruppe *degenerativer* Erkrankungen, die einmal vorwiegend das motorische System betreffen *(Vorderhornganglienzellen* und *Pyramidenbahn)* und bei denen zweitens ein erblicher Faktor erkennbar ist.
Die einzelnen Krankheitsbilder unterscheiden sich voneinander durch verschiedene Schwerpunkte der Lokalisation im motorischen System, durch Abweichungen im Vererbungsmodus und dem Zeitpunkt der Manifestation der Krankheit. Gemeinsam ist ihnen, daß schlaffe Lähmungen auftreten, Sensibilitäts-, Blasen- und Mastdarmstörungen aber fehlen. *(Ausnahme: spinale Ataxie.)*
Die wichtigsten Erkrankungen dieser Gruppe sind:
1. Die infantile progressive Muskelatrophie, die oft familiär, z. B. bei mehreren Geschwistern, auftritt und sich meist schon während des ersten Lebensjahres manifestiert. Durch schnelle Degeneration der motorischen Vorderhornzellen des Rückenmarks kommt es zu fortschreitenden schlaffen Lähmungen und Muskelatrophien, die meist im Bereich des Beckens und der Oberschenkel zuerst auftreten.
Bald werden auch die Rumpfmuskulatur und die Muskeln der oberen Extremitäten befallen. Der Tod tritt in der Regel durch Lähmung der Atemmuskulatur ein. Das vierte Lebensjahr wird selten erreicht.

2. Die progressive spinale Muskelatrophie des Erwachsenenalters, die selten vor dem 20. Lebensjahr beginnt und an den Hand- und Unterarmmuskeln ihren Anfang nimmt. Auch hier entwickeln sich schlaffe Lähmungen und eine Atrophie der betroffenen Muskeln. Allerdings breitet sich der Prozeß meist sehr langsam aus (mit Ausnahmen!).
Schließlich kommt es jedoch auch zum Befall der Beine, des Rumpfes und der Atemmuskulatur.

3. Die amyotrophische Lateralsklerose, bei der die *motorischen Vorderhornzellen* und die *Pyramidenbahn* in den Degenerationsprozeß einbezogen werden. Es handelt sich bei dieser Erkrankung um die häufigste der Gruppe. Der Erkrankungsgipfel liegt zwischen dem 40. und dem 50. Lebensjahr. Entsprechend der Beteiligung der Pyramidenbahn treten neben schlaffen Lähmungen und Muskelatrophie auch spastische Symptome auf, die vorwiegend die untere Extremität betreffen und in schweren Fällen zu spastischer Paraparese führen können.
Auch die *Medulla oblongata* kann befallen werden, was zu einer fortschreitenden Lähmung der Zungen- und Schlundmuskulatur führt. In diesem Falle spricht man von einer *progressiven Bulbärparalyse.* Die Krankheit erstreckt sich über 3 bis etwa 10 Jahre. Die Kranken werden kachektisch und sterben schließlich an Atemlähmung oder einer Aspirationspneumonie, d. h. durch eine Lungenentzündung, die durch Einatmung von Nahrungsbestandteilen beim „Verschlucken" entsteht. Wie bei allen Erkrankungen dieser Gruppe ist eine spezifische Therapie nicht bekannt.

4. Die spinale Ataxie (Friedreich), bei der die degenerativen Prozesse das *Hinterwurzel-Hinterstrang-System,* die *Kleinhirnseitenstränge* und die *Pyramidenbahn* ergreifen.
Die Krankheit beginnt meist schon im Kindesalter. Allmählich treten Störungen der Tiefensensibilität auf und das *koordinative Zusammenwirken mehrere Muskelgruppen* wird zunehmend gestört *(Ataxie).*
Dies drückt sich vor allem in einer schweren Gehstörung aus, bei der die Kranken unsicher taumeln und schließlich überhaupt nicht mehr gehen können. Dazu kommen später spastische Erscheinungen, Sprachstörungen und häufig auch eine Atrophie des Sehnerven. Nicht selten entwickelt sich eine *Demenz* (Beeinträchtigung der intellektuellen Fähigkeiten, Verhaltensstörungen).

und Thrombosen, die einen Verschluß bewirken. Die hierdurch entstehende Sauerstoffnot des Hirngewebes führt je nach Lokalisation und Ausmaß zu Ausfallserscheinungen, die, falls sie schnell behoben werden können, flüchtigen Charakter haben, im Falle der bereits eingetretenen Gewebsnekrose jedoch zu einem Dauerzustand führen.

Bei chronischem Bluthochdruck kommt es ebenfalls zu Gefäßveränderungen, die schließlich die Widerstandskraft der Gefäße herabsetzen. Dadurch können Risse in der Gefäßwand entstehen, die zu einer Massenblutung führen können.

Bei Endokarditiden und Herzklappenfehlern entstehen nicht selten Thromben im Herzen, die dann zu embolischen Gefäßverschlüssen im arteriellen Strombereich des Gehirns führen können.

Für alle diese Ereignisse gilt, daß die neurologische Symptomatik von der Lokalisation des entstandenen Schadens abhängt, die lebenswichtigen Funktionen jedoch in erster Linie vom Ausmaß und der Ursache.

So ist eine durch Arteriosklerose entstandene Enzephalomalazie (Hirnerweichung) zwar eine ernste Erkrankung, sie vollzieht sich aber fast nie so dramatisch, wie etwa eine Massenblutung, die ein akut lebensbedrohliches Ereignis darstellt.

Blutungen beginnen fast immer mit *plötzlichem Bewußtseinsverlust*, der Stunden bis Tage anhalten kann.

Seltener klagen die Kranken über Vorerscheinungen, wie Schwindel, Brechreiz und Kopfschmerzen. Je länger die Bewußtlosigkeit fortdauert, um so ungünstiger ist die Voraussage. Schon unmittelbar nach dem Ereignis weisen bestimmte Symptome auf die Seite und Lokalisation des Blutungsherdes:

1. *Die Pupille ist über Stunden auf der Herdseite erweitert.*
2. *Blickrichtung und Kopfwendung gehen zum Herd* (Déviation conjuguée).
3. *Auf der Herdgegenseite hängt der Mundwinkel herab* und die *erschlaffte Wange bläht sich beim Ausatmen auf.*

Bei der häufigsten Lokalisation im Bereich der Großhirnhemisphären entwickelt sich eine *Hemiplegie.* Daneben kann es bei größeren Blutungen zu *Hirndruckerscheinungen* kommen. Bricht die Blutung in das Ventrikelsystem durch, vertieft sich die Bewußtlosigkeit erneut und es treten minutenlang anhaltende, *tonische Streckkrämpfe* auf. Diese Komplikation endet fast immer tödlich.

Als Folgezustände bleiben anfänglich schlaffe, später spastische Halbseitenlähmungen zurück, die in leichten Fällen teilweise behebbar sind, meist aber nur unwesentlich gebessert werden können.

Auch Sprachstörungen, die nur dann auftreten, wenn die dominierende Hemisphäre betroffen wurde, bilden sich nur selten vollständig zurück. Die Enzephalomalazie kann sich an jeder Stelle des Gehirns entwickeln. Entsprechend vielseitig können die Ausfallserscheinungen sein. Am häufigsten sind jedoch auch hier Hemiplegien und Sprachstörungen. Die Voraussage ist jedoch wesentlich günstiger.

5. Arterielles Aneurysma und Subarachnoidalblutung

Es handelt sich um meist *sackförmige Erweiterungen* der Arterien, die auf eine lokale Gefäßwandschwäche zurückzuführen sind.

Am häufigsten findet man sie als *angeborene Anomalie,* seltener auch bei Arteriosklerose, Lues und als Folge eines Traumas.

Betroffen sind zahlenmäßig am meisten die Arterien der Hirnbasis, an erster Stelle ein kleines Gefäß, das die zuführenden Arterien beider Seiten miteinander verbindet *(A. communicans anterior).*

Aneurysmen machen in der Regel erst im Erwachsenenalter Beschwerden. Es kommt zu Druckerscheinungen mit Schädigungen der an der Hirnbasis verlaufenden Hirnnerven (vor allem *N. trigeminus* und die *Augenmuskelnerven*) mit entsprechenden Beschwerden und Ausfallserscheinungen. Typisch ist ein Halbseitenkopfschmerz, der anfallsweise auftritt und häufig das erste Symptom darstellt. Die größte Gefahr liegt in der möglichen *Ruptur* (dem Platzen) des Aneurysmas. Größere Anstrengungen, Sonnenbestrahlung, Kopfverletzungen, aber u. U. auch schon stärkere Gemütsbewegungen können zu diesem alarmierenden Ereignis führen. Entsprechend der Lage des Gefäßes strömt das Blut zwischen die weichen Hirnhäute an der Hirnbasis *(Subarachnoidalblutung)* und führt so zu blitzschnell einsetzenden meningealen Reizerscheinungen. Heftigste Stirn-Nacken-Kopfschmerzen, Nackensteife und Erbrechen sowie bald einsetzende Bewußtseinsstörungen kennzeichnen das akute Bild. Dringt das Blut in das Hirngewebe ein, treten je nach Lokalisation auch andere Ausfallserscheinungen auf.

Therapie

Strenge Bettruhe. Entwässern mit diuretisch wirkenden Mitteln (Lasix). Nach Abklingen der akuten Phase muß die Entfernung des Aneurysmas in Erwägung gezogen werden.

6. Epilepsien (Fallsucht)

Zerebrale Krampfanfälle sind ein Symptom, das bei den verschiedensten Hirnkrankheiten und -schädigungen auftreten kann.

Man unterscheidet *tonische Krämpfe,* bei denen die Muskeln optimal angespannt werden, von *klonischen Krämpfen,* die durch rhythmische Muskelzuckungen gekennzeichnet sind. Dem Wesen nach handelt es sich beim Krampfanfall offenbar um eine überschießende Reaktion des Zentrums eines *Regelkreises,* der die Aktivitäten der Muskulatur im Sinne von Anspannung und Entspannung regelt. Daraus geht hervor, daß grundsätzlich jedes Gehirn krampfbereit ist, wenn in der Regelmechanik eine Störung auftritt, die entweder die Krampfschwelle durch Fehlleistung des Zentrums überschreitbar macht oder aber diese soweit herabsetzt, daß schon unterschwellige Impulse krampfauslösend werden können.

Mit Hilfe der Elektroenzephalographie konnte nachgewiesen werden, daß rund 10% aller Menschen eine latente Krampfbereitschaft haben, aber nur bei 0,4% eine Epilepsie manifest wird. Man muß also annehmen, daß zu dem endogenen Faktor „erhöhte Krampfbereitschaft" ein exogener kommen muß, der nun verschiedenster Art sein kann.

Man unterscheidet die *genuinen Epilepsien* von den *symptomatischen* und meint damit, daß bei einem Teil der Kranken keine exogenen Faktoren (Unfälle, frühkindliche Hirnschäden, Großhirntumoren u.a.) gefunden werden *(genuine Epilepsie).* Erbfaktoren konnten mit Hilfe der Zwillingsforschung für die genuine Epilepsie sicher nachgewiesen werden, es steht aber außer Frage, daß diese bei symptomatischen Epilepsien auch eine Rolle spielen.

a) Der große epileptische Anfall (Grand mal)

Der generalisierte, große Krampfanfall kündigt sich häufig durch eine sog. *Aura* an. Man versteht darunter Halluzinationen, die alle Sinnesorgane betreffen können. Handelt es sich um eine *optische Aura,* sehen die Kranken kaleidoskopartige Bilder oder es wird ihnen schwarz vor den Augen; ist der Schläfenlappen des Gehirns betroffen, treten *akustische Halluzinationen* auf, oder es wird eine *Geruchsaura* hervorgerufen. In der Mehrzahl der Fälle aber verliert der Kranke schlagartig das Bewußtsein und es kommt sofort zu einer extremen Anspannung der gesamten Muskulatur *(tonisches Stadium).* Der Kranke stürzt hin, wo er geht oder steht, „wie vom Blitz getroffen", und liegt einige Sekunden in einem Streckkrampf. Kopf und Beine werden gestreckt, die Arme nach innen gedreht und die Hände, meist mit eingeschlagenem Daumen, gebeugt. Das anfangs blasse Gesicht verfärbt sich bläulich (livide), da meist ein kurzer Atemstillstand eintritt. Es folgt dann das *klonische Stadium,* bei dem die gesamte Muskulatur zwei bis drei Minuten rhythmisch zuckt.

Während des Anfalls kann es zu Zungenbiß und unwillkürlichem Abgang von Urin und Kot kommen. Der plötzliche Sturz schon in Bewußtlosigkeit und damit ohne jeden Schutzmechanismus kann zu erheblichen Verletzungen führen. Das harte Aufschlagen des Kopfes führt nicht selten zu Blutungen und Hämatombildung im Schädel.

Im anschließenden Erschöpfungsstadium erschlafft die Muskulatur und es besteht zunächst eine *Bewußtseinstrübung*, die sich in unterschiedlich langer Zeit zurückbildet. Nicht selten erfolgt dann ein Erschöpfungsschlaf, aus dem die Kranken dann müde und ohne Erinnerung an das Anfallsgeschehen erwachen.

Die meisten Kranken erleben ihre Anfälle in einer gewissen tageszeitlichen Bindung. Man unterscheidet daher eine *Schlafepilepsie* von einer Aufwachepilepsie und spricht von *Feierabendanfällen*, wenn eine Häufung nach der Tagesarbeit zu beobachten ist.

In anfallsfreien Intervallen können *Dämmerzustände* auftreten, bei denen das Bewußtsein eingeengt ist. In diesem Zustand sind die Kranken erhöht reizbar und begehen oft Handlungen, die ihnen an sich wesensfremd sind. Meist wirkt ihr Verhalten dennoch geordnet, es kommen aber auch Ausnahmezustände vor, bei denen Wahnideen, Zerfahrenheit und Sprachverschrobenheit an eine *Schizophrenie* (s. S. 196) erinnern. Seltener sind delirante Zustände mit einer schweren Desorientiertheit. Diese epileptischen Wesensänderungen kommen bei der genuinen und bei der symptomatischen Epilepsie vor. Sie sind jedoch kaum als Anfallsfolgen zu betrachten, eher wohl als Wesenszüge, die in abgemilderter Form gehäuft bei zur Epilepsie prädisponierten Personen – u. a. häufig auch bei Familienangehörigen der Epileptiker – zu beobachten sind. Im Gegensatz dazu entwickelt sich ein typischer *Persönlichkeitsabbau* und eine Einschränkung der *intellektuellen Leistungsbreite* in direkter Abhängigkeit von der Anzahl der durchgemachten Anfälle.

Die häufigsten Ursachen der *symptomatischen Epileopsie* sind

1. *frühkindliche Hirnschäden,*
2. *contusio cerebri,*
3. *offene Schädel-Hirn-Verletzungen,*
4. *Gefäßprozesse im Gehirn,*
5. *Folgezustände von Enzephalitiden und Meningitiden,*
6. *Großhirntumoren und Hirnabszesse,*
7. *degenerative Gehirnerkrankungen.*

Therapie

Eine Reihe symptomatischer Epilepsien können ursächlich behandelt werden (Hirntumoren und Hirnabszesse, manche Gefäßprozesse u. a.), indem die auslösende Schädlichkeit operativ entfernt wird.

Die medikamentöse Therapie hat das Ziel die Zahl der Anfälle herabzusetzen und sogar Anfallsfreiheit zu erzielen.

Bewährt haben sich – je nach Typ des Leidens – Barbiturate (Luminal), Hydantoine (Zentropil, Epanutin u. a.), Primidon (Mylepsinum), Karbamazepin (Tegretal) und Dipropylazetat (Ergenyl).

b) Herdanfälle

Verletzungen, Narben, Tumoren oder auch Blutungen können zu tonischen oder klonischen Krämpfen führen, die auf bestimmte Muskelgruppen beschränkt sind. Diese fokalen Anfälle *(Jackson-Anfälle)* können nicht nur den motorischen, sondern auch den sensiblen Bereich betreffen. In diesen Fällen treten Mißempfindungen bestimmter Körperregionen auf. Das Bewußtsein bleibt auch bei den motorischen Anfällen erhalten, soweit es nicht zu einer Generalisierung der Krämpfe und damit zu einem echten Grand-mal-Anfall kommt.

c) Die kleinen epileptischen Anfälle (Petit mal)

Bei Säuglingen und Kleinkindern kommen die sog. *Blitz-Nick-Salaamkrämpfe* vor, die mit einer Bewußtseinsstörung einsetzen und

mit einer Reihe merkwürdiger, für das Leiden typischer motorischer und teilweise tonischer Bewegungen ablaufen. Häufig wird der Rumpf langsam gebeugt, die Arme eingeschlagen und der Kopf auf die Beine gelegt. Dann wieder wird der Oberkörper zurückgeschnellt, oder es wird nur der Kopf gebeugt, die Arme angehoben, die Beine angezogen.

Die einzelnen Bewegungen können wechseln oder auch stereotyp immer wiederkehren. Die Anfälle treten häufig in Serien auf, und mehr als 100 pro Tag sind durchaus keine Seltenheit.

Zwischen dem 4. und dem 12. Lebensjahr tritt ein weiterer Petit-mal-Typ auf, bei dem es nur zu einer kurzdauernden Bewußtseinsstörung kommt. Selten treten dabei leichtere Zuckungen der Kopf- und Gesichtsmuskulatur auf. Die Kranken blicken einige Sekunden mit einem leeren Ausdruck vor sich hin, ohne auf Außenreize (Zuruf usw.) zu reagieren. Man spricht daher von *Absence* (Abwesenheit).

Eine weitere Form tritt erst während der Pubertät auf und wird *Impulsiv-Petit-mal* genannt. Hier stehen blitzartige Zuckungen verschiedener Muskelgruppen im Vordergrund, das *Bewußtsein* ist meist *erhalten*. Die Extremitäten werden plötzlich sehr heftig herausgeschleudert, wobei, je nach Muskelgruppe, Intensität und Richtung wechseln. Ein nichtepileptisches, zerebrales Anfallsleiden ist die *Narkolepsie,* bei der es sich um eine anfallsweise Störung des *Schlaf-Wach-Rhythmus* handelt. Daneben besteht eine Neigung zu anfallsweisem Tonusverlust der Muskulatur, wobei eine gewisse Abhängigkeit von Gemütsbewegungen zu beobachten ist.

Im *Schlafanfall* überkommt den Narkoleptiker – ohne ersichtlichen Grund, zu irgendeiner Tageszeit und unabhängig von seiner momentanen Situation – ein unwiderstehliches *Schlafbedürfnis,* dem er nachgeben muß. Er schläft allerdings dann in der Regel nur einige Minuten und ist auch jederzeit erweckbar.

Der *Wachanfall* ist gekennzeichnet durch die vorübergehende *Unfähigkeit* die *Skelettmuskulatur* zu *innervieren,* wenn der Kranke erwacht. Er ist für einige Minuten nicht in der Lage, sich zu bewegen. Zu einem derartigen Tonusverlust der Muskulatur kann es auch bei plötzlicher Erregung kommen *(affektiver Tonusverlust).*

7. Degenerative Hirnprozesse

Man versteht unter diesem Begriff Krankheiten, denen ein fortschreitender, *generalisierter* oder *lokalisierter Untergang* des spezifischen *Hirngewebes* zugrunde liegt. Dabei ist von Bedeutung, daß diese Prozesse aus sich heraus entstehen und ablaufen, daß also auslösende Schädlichkeiten, wie etwa Entzündungen oder Gefäßprozesse, nicht nachweisbar sind. Bei einigen dieser Krankheiten müssen Erbfaktoren angenommen werden.

a) Parkinsonsche Krankheit

Hier ist das extrapyramidale Funktionssystem von den degenerativen Vorgängen betroffen.

Im Gehirn wird das notwendige Zusammenwirken verschiedener für die Bewegungsregelung zuständiger Faktoren vom extrapyramidalen Funktionssystem gesteuert. Es steht sozusagen im Dienste der unbewußten Motorik und besteht aus einer Reihe von Funktionseinheiten, die zu Regelkreisen zusammengeschlossen sind. Indirekt bestehen Verbindungen zur Großhirnrinde und zum Rückenmark und machen so einen Eingriff in das motorische Geschehen der Hirnnerven und der motorischen Endneuronen des Marks möglich.

Die Erkrankung beginnt selten vor dem 50. Lebensjahr, meist erst nach dem 60. Die typische Symptomatik besteht in einer Störung des Muskeltonus und bestimmten Abweichungen von normaler Bewegungsfähigkeit *(Motilität).* In vielen Fällen ist ein Erbfaktor anzunehmen. Bewegungsarmut *(Hypokinese)* und erhöhte Muskelspannung *(Rigor)* bestimmen in erster Linie das Bild: Die Kranken können nicht mehr ausschreiten, gehen schlürfend und kleinschrittig. Die angewinkelten Arme werden nicht mitbewegt, der

Oberkörper ist leicht nach vorne gebeugt und das Gesicht wirkt starr und unbeweglich. Auch die Sprache ist gestört, wirkt undeutlich und verwaschen, leise und gleichförmig. Häufig tritt ein *extrapyramidaler Ruhetremor* auf, d.h. ein grobschlägiges Zittern der Hände (4–7 Schläge pro Sekunde) und/oder des Kopfes – wobei man je nach der Richtung der Zitterbewegung von einem „Ja-Tremor" bzw. einem „Nein-Tremor" spricht –, was sich durch willensmäßige, gezielte Bewegung unterdrücken läßt.

Auch vegetative Störungen können auftreten, wobei besonders das *Salbengesicht* (Verstärkung der Talgdrüsentätigkeit) auffällt. Die allgemeine Verlangsamung und die Verarmung der mimischen Ausdrucksfähigkeit verleiten oft zu der Annahme, der Kranke sei „geistig abgebaut". Es gehört aber tatsächlich eher zu den Seltenheiten, daß die Parkinsonsche Krankheit zu Wesensänderungen oder zu Demenzen führt. Allerdings leiden die Kranken mitunter sehr darunter, sich mimisch und durch Gestik nicht mehr ausdrükken zu können und wohl auch darunter, daß man sie eben darum für nicht mehr ganz vollwertig hält.

Therapie und pflegerische Maßnahmen

Für den Kranken ist es unerläßlich, unter der Anweisung einer Physiotherapeutin eine allgemeine Bewegungstherapie zu erlernen, die er dann praktisch während seines ganzen Lebens ununterbrochen weiter durchzuführen hat. Jede Pause bringt erneut einen Rückschlag.

Dementsprechend soll die medikamentöse Therapie der Bewegungsarmut und der erhöhten Muskelspannung entgegenwirken.

Bewährt hat sich die Behandlung mit L-Dopa, einer Vorstufe des Dopamins, u. U. zusammen mit einem Präparat der Amantadinreihe (PK-Merz, Symmetrel), das schneller wirkt und somit einen unterstützenden Effekt hat.

Neuerdings wird über gute Erfolge mit Bromocriptin (Pravidel) berichtet, das auch mit L-Dopa zusammen gegeben werden kann.

b) Chronisch progressive Chorea (Huntington)

Bei dieser seltenen, in dominantem Erbgang auftretenden Krankheit atrophieren die *Stammganglien* und Teile der *Hirnrinde*. Man hat diese Krankheit früher als *Veitstanz*[1] bezeichnet, da die unwillkürlich auftretenden Muskelzuckungen faxenhaft wirken und die unkoordiniert auftretenden Kontraktionen der mimischen Muskulatur so aussehen, als schneide der Kranke Grimassen.

Die überschießenden Bewegungen lassen feinmotorische Bewegungsabläufe nicht zu, wodurch etwa der Gang grotesk und ausfahrend wirkt. Fast immer kommt es zu erheblichen *psychischen Defekten* mit auffallender Wesensänderung. Meist erscheinen die Kranken gemütsarm und reizbar, unverträglich und nicht selten gewalttägig. Antriebsmangel und fortschreitender Abbau der intellektuellen Leistungsbreite gehören ebenfalls zum Vollbild der Krankheit.

Oft kommt es zu einer paranoid-halluzinatorischen Funktionspsychose, die gelegentlich mit einer Schizophrenie verwechselt wird.

Die Voraussage ist ungünstig, die Kranken verfallen schließlich in ein schweres körperliches und geistiges Siechtum, das nach 10–12 Jahren zum Tode führt.

c) Picksche Krankheit

Es handelt sich um eine vererbbare *Hirnatrophie*, bei der vorzugsweise Stirn- und Schläfenhirn betroffen sind. Die Krankheit beginnt meist im 5. Lebensjahrzehnt und führt unaufhaltsam in einigen Jahren zum Tode. Das weibliche Geschlecht wird vorzugsweise befallen. Antriebsstörungen und *Persönlichkeitsverfall* prägen das Bild. Während die intellektuellen Fähigkeiten zunächst meist nicht beeinträchtigt sind, werden die Kranken kri-

1 *Veitstanz:* Im 14. Jahrhundert wanderten die „Tanzwütigen" zur Kapelle des heiligen Veit, um Heilung zu suchen.

tiklos, launisch und häufig enthemmt. Sie neigen zu triebhaften Entgleisungen und verhalten sich oft läppisch und unverständlich.
Häufig sind *neuropsychologische Störungen* (s. Tabelle 11). Im weiteren Verlauf kommt es jedoch auch zum Abbau der intellektuellen Funktionen. Häufig beobachtet man Wortfindungsstörungen und Wortentstellungen (Paraphasien), die in schweren Fällen zu unverständlichem Kauderwelsch führen. Eine kausale Therapie ist unbekannt.

d) Alzheimer-Krankheit

Zu den diffusen Hirnatrophien gehört auch dieses Leiden, das, wie die Picksche Krankheit, bereits im 5. Lebensjahrzehnt seinen Erkrankungsgipfel hat. Auch hier kommt es zum fortschreitenden *Schwund* von *Hirngewebe* mit Bevorzugung der Rinde und – etwas seltener – der Stammganglien.
Das Krankheitsbild erinnert an die zerebrale Gefäßsklerose und unterscheidet sich im wesentlichen nur durch das Manifestationsalter und den schnelleren und konsequenteren *Abbau* der *intellektuellen Fähigkeiten,* der letztlich zu tiefer Verblödung führen kann. *Neuropsychologische Störungen* treten fast immer auf (s. Tabelle 11).
Das Leiden beginnt mit zunehmender Vergeßlichkeit, die oft über Jahre die einzige Auffälligkeit darstellt. Später treten häufig Orientierungsstörungen, Verwirrtheit und Halluzinationen auf. Sprachstörungen (Aphasien) und der Verlust der Fähigkeit zu zweckmäßigem Handeln bestimmen das Bild im Spätstadium. Die Kranken können normale Gebrauchsgegenstände nicht mehr sinnvoll handhaben, Aufträge nicht mehr richtig ausführen. Auch diese Erkrankung ist in ihrem Verlauf nicht beeinflußbar.

e) Senile Demenz

Der senilen Demenz liegen ähnliche pathologisch-anatomische Veränderungen zugrunde, wie man sie bei der Alzheimer-Krankheit findet. Allerdings tritt sie kaum vor dem 70. Le-

Tabelle 11. Störungen der unmittelbaren und der symbolischen neuropsychologischen Funktionen

Störung	Symptome	Lokalisation
Motorische Aphasie (Wortstummheit)	Spontansprechen, Nachsprechen, Lautlesen, Diktatschreiben erloschen. Abschreiben und Sprachverständnis erhalten	Motorisches Sprachzentrum (Stirnhirn)
Sensorische Aphasie (Worttaubheit)	Sprachverständnis erloschen, Spontansprechen gestört, Wortverwechslungen. Abschreiben erhalten.	Sensorisches Sprachzentrum (obere Schläfenwindung)
Amnestische Aphasie (Wortvergessenheit	Wortfindung gestört. Übrige Sprachleistungen erhalten	Unteres Scheitelläppchen/ Schläfenlappen
Totale Aphasie	Sprachverständnis und Sprechfähigkeit erloschen, Schreiben und Lesen meist stark gestört	Motorisches und sensorisches Sprachzentrum
Optische Agnosie (Seelenblindheit)	Unfähigkeit, Gesehenes zu erkennen	Hinterhauptlappen
Akustische Agnosie (Seelentaubheit)	Unfähigkeit, Gehörtes zu erkennen	Schläfenlappen
Taktile Agnosie (Tastblindheit)	Unfähigkeit, Getastetes zu erkennen	Scheitellappen
Gliedkinetische Apraxie	Verlust der erworbenen Fähigkeiten von Gliedern (Hand, Finger usw.)	Zentralregion, Balken
Ideokinetische Apraxie	Störung der Übertragung des Bewegungsentwurfes auf die motorischen Zentren	Gyrus circumflexus
Ideatorische Apraxie	Gestörter Bewegungsentwurf, Handlungen werden zweckwidrig ausgeführt	Scheitel- und Hinterhauptlappen

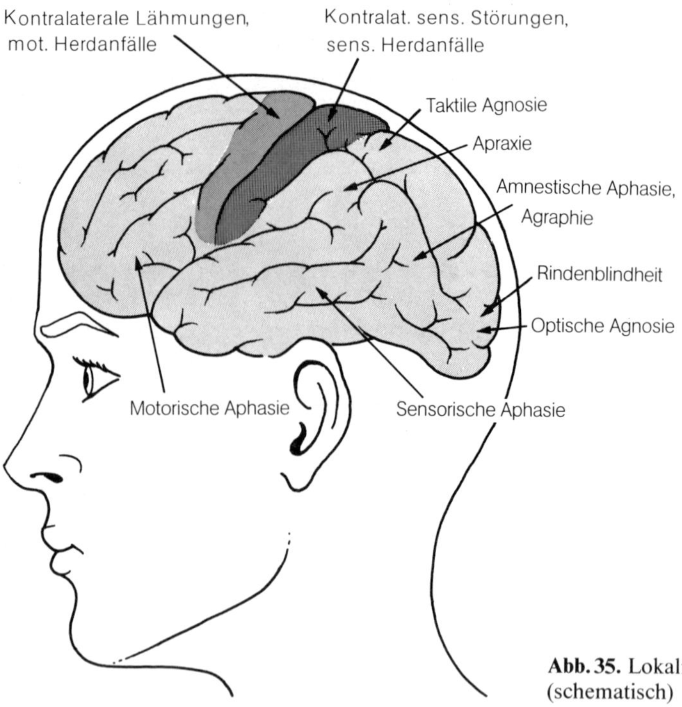

Abb. 35. Lokalisation der Hirnrindensyndrome (schematisch)

bensjahr auf, häufig später. Eine familiäre Häufung ist zu beobachten.

Wenn auch das Krankheitsbild von Fall zu Fall sehr unterschiedlich erscheint, läßt sich generell sagen, daß der Abbau der Persönlichkeit im Vordergrund steht. Nicht nur Intelligenz und Gedächtnis gehen mehr und mehr verloren, sondern vor allem auch Antrieb und Affektivität.

Schließlich kommt es in vielen Fällen zu *schwerer Abstumpfung,* und die Kranken vegetieren unter dem Bild schwerer Verblödung hilflos vor sich hin.

Bemerkenswert ist die Tatsache, daß die Differenzierung und die Grundstruktur der Persönlichkeit einen erheblichen Einfluß auf den Ablauf der Krankheit haben. So bleibt bei anlagemäßig beweglichen und feiner differenzierten Kranken die Persönlichkeit meist relativ gut erhalten. Vorherrschend ist dann eine extreme Vergeßlichkeit bei positiver Grundstimmung und oft lebhaftem Temperament. Überschneidungen mit hirnsklerotischen Prozessen kommen häufiger vor, wie überhaupt das Krankheitsbild der senilen Demenz nicht immer leicht von den Gehirnprozessen durch Arteriosklerose abgrenzbar erscheint. Beiden Krankheiten ist ja das Endresultat auch gemeinsam: Fortschreitender Schwund des Hirngewebes (Abb. 35).

f) Zerebellare Heredoataxie

Bei dieser seltenen Erkrankung, die einem dominanten Erbgang folgt, spielen sich die *degenerativen Prozesse* vorwiegend im *Kleinhirn* und im Bereich der zum Kleinhirn führenden Bahnen ab. Allerdings läßt sich auch in vielen Fällen eine Atrophie der Großhirnrinde nachweisen. Das Leitsymptom sind *Koordinationsstörungen im Bewegungsablauf,* die auch durch Augenkontrolle kaum beeinflußbar sind. Häufig findet man *Nystagmus* und eine *skandierende Sprache,* seltener Hör- und Sehstörungen und Störungen der Tiefen-

und Oberflächensensibilität (s. auch unter multipler Sklerose, S. 171).
Bei Mitbefall der Großhirnrinde kommt es zu einem fortschreitenden Verfall der intellektuellen Fähigkeiten.

8. Lues des Nervensystems

Der Erreger der Lues (Treponema pallidum) kann schon relativ früh in die Hirn-Rückenmark-Flüssigkeit und damit auch an die Hirnhäute gelangen. Nicht selten dringt er dann auch schon in die oberen Schichten der Hirnrinde ein.
Aber meist bleibt es bei einer leichten Hirnhautreaktion, die auch unbehandelt wieder verschwindet. Nur etwa 10% der Erkrankten zeigen, nach einer Reihe von Jahren Symptome seitens des Nervensystems. Lassen sich im Liquor entzündliche Veränderungen nachweisen, ohne daß neurologische oder psychiatrische Krankheitssymptome auftreten, spricht man von einer *Lues latens liquorpositiva*.

Unbehandelt zeigt die Lues einen typischen Verlauf:

1. Etwa drei Wochen nach der Infektion entsteht als umschriebene Hauterosion der *Primäraffekt* an der Eintrittspforte der Erreger. Obwohl die Erreger sich im Gewebe vermehren und schon bald weiterwandern, handelt es sich um eine lokalisierte Reaktion auf die Infektion. Etwa fünf Wochen nach der Infektion reagieren die *regionären* Lymphknoten und schwellen schmerzlos an. Die serologischen Befunde werden positiv.
2. Durchschnittlich acht Wochen nach der Infektion – der Primäraffekt ist meist schon wieder abgeheilt – erscheint der erste Hautausschlag. Er zeigt die Generalisation der Krankheit an und man spricht nunmehr vom *Sekundärstadium*. Gleichzeitig tritt eine *allgemeine* Lymphknotenschwellung auf, wobei die einzelnen Lymphknoten hart, etwa erbsengroß und ebenfalls schmerzlos tastbar sind. Nach einiger Zeit verschwindet der Ausschlag (Exanthem) wieder, um allerdings in einem Zeitraum von etwa zwei Jahren noch mehrmals wieder aufzutreten.
3. Ungefähr vier Jahre nach der Infektion muß mit dem *Tertiärstadium* gerechnet werden. Nicht selten allerdings vergehen Jahrzehnte, bis es zu Erscheinungen kommt, die nunmehr praktisch alle Organe betreffen können.

a) Lues cerebrospinalis

Sie tritt im Tertiärstadium auf und befällt entweder die Gefäße *(vaskuläre Form)* oder die *Hirnhaut*. Bei einer dritten Form entstehen im Gehirn syphilitische *Granulationsgeschwülste (Gummata)*, die beträchtlich groß werden können und sich als raumfordernder Prozeß auswirken. Diese Form gehört jedoch zu den Seltenheiten. Bei der Gefäßlues kommt es zu zentralen Ausfallserscheinungen, die alle Syndrome einer zerebralen Gefäßkrankheit zeigen können. *Halbseitenlähmungen, Aphasien* und andere *Herdsymptome* treten als Folge kleinerer oder größerer Gefäßverschlüsse auf und imitieren das Bild arteriosklerotischer Erweichungsherde. Krampfanfälle sind seltener, ebenso spastische Paresen, Blasen- und Mastdarmlähmungen. Die Hirnhäute werden vor allem an der Hirnbasis befallen, was zu *Ausfällen der Hirnnerven* führt. *Taubheit, Augenmuskellähmungen, Gleichgewichtsstörungen*, aber auch *Fazialislähmungen* kommen vor. Pupillenstörungen, vor allem eine *absolute Pupillenstarre* werden bei allen Manifestationen der Neurolues gelegentlich beobachtet.
Die *gummöse Form* zeigt häufig die gleiche Symptomatik wie ein Hirntumor. Die Herdsymptome richten sich nach der Lokalisation. Beweisend für das Vorliegen einer Lues cerebrospinalis sind der positive Serum- und Liquorbefund. Sogenannte „Schlaganfälle", die schon in jüngeren Jahren auftreten, Sprachstörungen, Halbseitensymptome und Sensibilitätsausfälle (die häufig „kommen und gehen") sowie auch psychische Veränderungen sind immer verdächtig auf Vorliegen einer Spätlues.

b) Progressive Paralyse

Es handelt sich um eine vorwiegend im *Stirnhirn* ablaufende *Meningoenzephalitis*, die etwa 15 Jahre, manchmal auch erst Jahrzehnte nach der Erstinfektion auftritt.
Die Erkrankung führt zu einer fortschreiten-

den Atrophie der Hirnrinde mit Wucherung des Bindegewebes *(Glia)*. Zum Unterschied zur Lues cerebrospinalis ist hier also das Hirngewebe selbst befallen.

Der Beginn ist uncharakteristisch, die Kranken klagen über Kopfschmerzen und allgemeine Leistungsminderung. Im weiteren Verlauf treten dann zerebrale Herdsymptome auf, die in Intensität und Lokalisation wechseln und so ein vielseitiges Bild ergeben. *Artikulatorische Sprachstörungen* (Verwaschenheit der Sprache, Silbenstolpern, Silbenverdoppeln, Auslassungen u. a.), flüchtige *Fazialisparesen* oder eine typische *Unruhe* der *Gesichtsmuskulatur* (mimisches Beben), oft auch *fokale Anfälle* oder *Lähmungen*, die sich allerdings bald wieder zurückbilden, können einzeln oder in verschiedenen Zusammenstellungen auftreten.

Da die entwicklungsgeschichtlich jüngsten Hirnteile bevorzugt befallen werden, treten fast immer *psychische Veränderungen* auf. In diesem Zusammenhang muß erwähnt werden, daß sich die Charakteristik der psychiatrischen Symptomatik in den letzten Jahrzehnten erheblich verändert hat. Während man früher das manische Syndron mit Größenwahn und krankhaft gehobener Stimmung als die „klassische" Form der Paralyse bezeichnet hat, stehen heute der Abbau der Persönlichkeit und der Übergang in eine schwere Demenz im Vordergrund. Unbehandelte Fälle führen fast immer zum Tode.

c) Tabes

Weniger häufig kommt es Jahre bis Jahrzehnte nach der Ansteckung zu dieser Erscheinungsform der Lues, bei der es zu fortschreitender *Degeneration* der *Hinterwurzeln* und *Hinterstränge* des Rückenmarks kommt.

Sensible Reizerscheinungen (Pelzigsein der Beine, Gürtelgefühl, plötzlich einschießende („lanzinierende") Schmerzen, Kribbeln u. a.), *Muskelschwäche* und mehr oder weniger stark ausgeprägte *Koordinationsstörungen* verschiedener Bewegungseinheiten *(Ataxie)* bestimmen das Bild. Heftige *Schmerzanfälle im Magen* (oder auch in anderen Organen) werden als *tabische Krisen* bezeichnet.

Nicht selten treten schmerzlose Gelenkergüsse auf, vor allem am Kniegelenk, die vom Kranken nicht beachtet werden, da er sie nicht wahrnimmt. Vermutlich handelt es sich hierbei um *trophische Störungen*, die auch in den Knochen auftreten können und so zu schmerzlosen Spontanfrakturen führen. Auch die Haut, vor allem der Fußsohlen, kann beteiligt sein: An den stark beanspruchten Stellen bilden sich scharfrandige Geschwüre *(Malum perforans)* mit sehr schlechter Heiltendenz. *Atrophien* des *Sehnerven* sind nicht selten und können zur vollständigen Erblindung führen. Fast immer schwindet die sexuelle Potenz. *Blasenstörungen* entwickeln sich meist schon sehr früh, da der Tabiker durch seine Sensibilitätsstörung nicht mehr feststellen kann, wann die Blase gefüllt ist.

Therapie

Hochdosierte, kurmäßig angewandte Penicillintherapie führt in der Regel auch in den späten Stadien zu einer Heilung der Infektion.

Allerdings ist zu bedenken, daß bereits eingetretene neurologische Veränderungen nicht mehr zu beeinflussen sind. Das gleiche gilt für geistig-seelische Defektzustände (Demenz, Wesensänderung).

9. Hirntumoren

Bei der Beurteilung von Hirntumoren gelten nicht unbedingt die gleichen Kriterien, die man zur Beurteilung anderer Tumoren heranzieht.

Denn unabhängig von der Art des Wachstums, der Herkunft und der geweblichen Differenzierung sind sie in ihrer *Wirkung immer bösartig*, wenn sie in der geschlossenen Schädelkapsel Raum fordern und damit zunehmenden *Hirndruck* hervorrufen, der zum Tode führt, falls eine Entfernung oder Zerstörung des Tumors nicht gelingt.

Die Symptomatik wird von der Steigerung des Hirndruckes und der Lokalisation des Prozesses bestimmt. Allgemein kommt es häufig schon früh zu *Kopfschmerzen*. Bei der Untersuchung des Augenhintergrundes fällt eine *Stauungspapille* (s. S. 177) auf.

Bei Tumoren des Großhirns treten nicht selten *epileptische Anfälle* auf, manchmal in Form fokaler Anfälle, häufig aber auch generalisiert. Auch *Paresen, apraktische Störungen, Aphasien* und *Sensibilitätsausfälle* sind häufig.

Koordinationsstörungen *(zerebellare Ataxie)* in Form von Fallneigung, Schwanken beim Stehen, taumelndem Gang oder Haltungsanomalien kommen in wechselnder Intensität und Zusammensetzung bei Tumoren der hinteren Schädelgrube vor. *Hypophysentumoren* führen zu endokrinen Störungen. Aus dem oben gesagten ergibt sich, daß ein Tumor umso bösartiger ist, je größer seine Wachstumsgeschwindigkeit ist. Ein weiteres Kriterium ist die Neigung zu Rückfällen *(Rezidiven)* nach erfolgter Operation, sowie die Gefahr der *Metastasierung*, die allerdings bei den meisten Hirntumoren nur gering ist. Eine Ausnahme macht hier ein Tumor, der besonders im Kindesalter auftritt, sich vorwiegend im Kleinhirn oder seiner Umgebung manifestiert und infiltrierend in die angrenzenden Gewebe wächst *(Medulloblastom)*. Er setzt nicht selten Metastasen im Spinalkanal.

Die häufigste Hirntumorart ist das *Meningeom*, ein relativ gutartiger und langsam wachsender Tumor, der von der Hirnhaut ausgeht. Er wächst nie infiltrierend, kann allerdings starke Verdrängungserscheinungen machen, da er eine beträchtliche Größe erreichen kann. Nach rechtzeitiger und radikaler Entfernung kann man in der Regel mit einer Dauerheilung rechnen.

Auch das vom Hörnerven *(N. acusticus)* ausgehende *Akustikusneurinom* ist relativ gutartig. Reizerscheinungen des befallenen Nerven (Ohrensausen, Schwerhörigkeit) sind die initialen Symptome. Später können andere Hirnnerven miteinbezogen werden und entsprechende Symptome auslösen (N. facialis, N. trigeminus). Der Tumor wächst *expansiv* (verdrängend) in den inneren Gehörgang hinein und zerstört dadurch die Felsenbeinspitze. *Glioblastome*, die etwa ein Fünftel aller Hirntumoren ausmachen, wachsen schnell und *infiltrierend*. Sie entwickeln sich bevorzugt im Großhirn und greifen manchmal von einer Hemisphäre auf die andere über *(„Schmetterlingsgliom")*. Auch ein Eindringen in den Hirnstamm ist nicht ganz selten.

Hirndruckerscheinungen, neurologische Ausfälle, häufig auch Krampfanfälle und fast immer schwere *psychische Störungen* entwikkeln sich meist in relativ kurzer Zeit.

Metastasen siedeln sich meist im Großhirn an. Sie stammen am häufigsten von *Bronchialkarzinomen*. *Mammakarzinomen* und *Hypernephromen*.

Therapie

Wenn möglich operative Entfernung, gegebenenfalls Teilresektion oder Strahlentherapie.

10. Hirnabszeß

Infektionen des Ohres und der Nasennebenhöhlen können durch direkte *Fortleitung* zu Abszessen im Großhirn führen. Ebenso können eitererregende Bakterien aus eitrigen Lungenerkrankungen, Tonsillitiden, Zahngranulomen und anderen eitrigen Organerkrankungen *metastatisch* verschleppt werden und Hirnabszesse bilden. Häufig entwickelt sich der Prozeß schnell unter dem Bild zunehmenden Hirndruckes. Es kommt zu Bewußtseinsstörungen, Schwindel und Erbrechen. Je nach Lage des Abszesses, der erheblichen Umfang annehmen kann, treten die verschiedensten neurologischen Ausfälle auf.

Therapie

Punktionen und Spülungen des Abszesses. Bei Abkapselung totale Entfernung.

IV. Auswahl: Psychiatrie

1. Einführung

Leidet ein Mensch an einer Herzinsuffizienz, fällt es dem geübten Untersucher im allgemeinen nicht schwer die Ursache der Erkrankung herauszufinden. Schon das einfache Abhören der Herztöne z. B. gibt darüber Auskunft, in welchem Funktionszustand sich die Herzklappen befinden. Störungen wirken sich mechanisch auf die Dynamik des Kreislaufs aus und führen zu Stauungen in bestimmten Kreislaufabschnitten.

Derartige Veränderungen sind nicht zu übersehen und lassen ziemlich genaue Schlüsse über den pathologisch-anatomischen Zustand des primär erkrankten Organs – in diesem Falle das Herz – zu.

Es handelt sich also eindeutig um eine „körperliche" Erkrankung, bei der ein bestimmtes Organ verändert ist, dessen verminderte Leistungsfähigkeit nunmehr negative Rückwirkungen auf die von ihm funktionell abhängigen Organsysteme hat.

Ganz anders verhält es sich bei den Erkrankungen der Seele. Wir wissen zwar, daß das, was wir Seele nennen, im Gehirn entwickelt wird; wir können aber nicht erkennen, welche anatomischen Voraussetzungen notwendig sind, um einen normalen Ablauf des Seelenlebens zu garantieren. Wir kennen nur den negativen Beweis: Zerstörungen bestimmter Hirnareale können zu Störungen des Seelenlebens führen. Die verschiedensten Hirnerkrankungen können – wie wir bereits wissen – lokalisierte oder generalisierte, die Hirnsubstanz destruierende Prozesse zur Folge haben. Das Ergebnis wird in vielen Fällen – je nach Ausdehnung und Lokalisation – eine Minderung der seelisch-geistigen Funktionen sein, die alle Schweregrade annehmen kann. Derartige Vorgänge werden uns ohne weiteres verständlich sein, wenn das pathologisch-anatomische Substrat – nämlich die Gewebezerstörung – nachweisbar ist. Sehr viel schwerer verständlich aber erscheinen uns Störungen des Seelenlebens, wenn organische Veränderungen nicht mehr feststellbar sind. Dies trifft aber bei einem Teil der seelischen Erkrankungen – etwa bei den *endogenen Psychosen* – bis zu einem gewissen Grade zu. Und dennoch handelt es sich hier nicht um abstrakte Zustände, die sich etwa „außerhalb" des Körperlichen in einem Gebilde abspielen, das wir „Seele" nennen. Denn einmal läßt sich eine *hereditäre Grundlage* annehmen (hohes Erkrankungsrisiko bei Geschwistern und Kindern erkrankter Eltern), zum anderen ist der seelisch-geistige Innenvorgang eine Funktion (psychische Funktion), die als solche nicht erkranken kann. Es muß sich also um Erkrankungen des Gehirns handeln, wobei pathogenetisch in erster Linie bestimmte Stoffwechselstörungen (Serotonin, Noradrenalin u. a.) in Frage kommen. Sollte sich diese Annahme als richtig erweisen, wofür vieles spricht, wäre der Ansatz für eine wirksame Therapie festlegbar. Aber das klingt einfacher als es in der Tat ist. Schon in der Diagnostik – und bekanntlich steht diese vor der Therapie – treten erhebliche Schwierigkeiten auf. Da das seelisch-geistige Innenleben ein Konglomerat einer großen Anzahl z. T. ineinander übergehender Funktionen darstellt und Störungen der Einzelfunktionen die verschiedensten Ursachen haben können, kann eine eindeutige Abgrenzung endogener von exogenen Faktoren problematisch werden. So läßt sich eine Symptomatik der seelischen Störungen zwar begründen, die jedoch keine Diagnose im eigentlichen Sinne sein kann. Je nach Vorkommen bestimmter Symptome ordnen wir das Krankheitsgeschehen dem Formenkreis der Zyklothymie oder den schizophrenen Psychosen zu. Die häufig auftretenden Überschneidungen erschweren u.U. die Zuordnung außerordentlich.

Dazu kommt, daß einzelne Funktionsstörungen an bestimmte Hirnareale gebunden sind und daher auch bei Verletzungen, Durchblutungsstörungen, Tumoren und Abszessen, degenerativen Hirnprozessen, autoimmunologischen Erkrankungen des Zentralnervensystems und als Folge von Infektionen des Gehirns oder seiner Häute entstehen können. Auch Vergiftungen, etwa durch bestimmte Drogen, können in symptomatische Psychosen einmünden. Tatsächlich können *Funktionspsychosen*, während verschiedener Stadien, endogene Psychosen weitgehend imitieren.

Um die vielfältigen Störungen des seelisch-geistigen Innenbereichs richtig einordnen zu können, muß man den normalen Verlauf seelisch-geistiger Vorgänge kennen. Es versteht sich, daß dies hier nur in sehr kleinem Rahmen geschehen kann:

Der Mensch lebt in *Situationen*, d.h., daß eine ständig wechselnde Beziehung zwischen dem Individuum und den Gegebenheiten seiner Umwelt besteht. Die seelischen Funktionen, die sich aus dem unmittelbaren Erlebten ableiten lassen, also alles Empfundene, Wahrgenommene, Gewollte, Gefühlte und Vorgestellte stehen in einem bestimmten Verhältnis zu den außerindividuellen Gegebenheiten, wobei das „Ich" des einzelnen den wesentlichen Bezugspunkt darstellt. Es besteht also eine Polarisation zwischen dem Ich und der Außenwelt, die durch die Dynamik der zwischen beiden Faktoren bestehenden Wechselwirkung das Seelenleben ausmacht. Der seelisch Gesunde erlebt nun diese Dynamik innerhalb seiner individuellen Möglichkeiten so, daß die über die Sinnesorgane erfaßbare Wirklichkeit *(physische Wirklichkeit)* sich mit der inneren Wirklichkeit *(psychische Wirklichkeit)* weitgehend deckt oder in Einklang bringen läßt. Eine Wahrnehmung etwa wird über einen richtig ablaufenden Denkvollzug ihrem Wesen entsprechend eingeordnet. Und dabei ist von Bedeutung, daß diese Einordnung im Zusammenhang mit einer Situation geschieht, einer Augenblicksituation oder auch einer Situation, die im weitesten Sinne unser Dasein umfaßt, also z.B. unser Berufsleben, die zwischenmenschlichen Beziehungen, den Gesundheitszustand u.v.a. Innerhalb einer bestimmten, vorgegebenen Situation wird also Wahrgenommenes (Gefühltes, Vorgestelltes, Empfundenes usw.) so verwertet, daß die physische Wirklichkeit – trotz möglicher subjektiver Färbung – immer objektivierbar bleibt. Das bedeutet, daß nicht nur das Wahrgenommene objektiviert werden kann, sondern auch das *situative Dasein*, also daß die Situation, in der wir etwas wahrnehmen, richtig beurteilt werden kann.

Natürlich bleibt auch eine „richtige" Beurteilung bis zu einem gewissen Grade subjektiv, wobei allerdings objektivierbare Grundmerkmale erhalten bleiben. Die allgemeine Einstellung zum Leben, Grundansichten, religiöse Einstellungen oder allgemeine Lebensgefühle und manches andere erzeugen Werteinstellungen und bestimmte Haltungen dem Erleben gegenüber, die Beurteilung beeinflussen. So plagt den einen sein *Gewissen* so, daß er etwas Notwendiges unterläßt, während die *Gesinnung* eines anderen möglicherweise etwas zuläßt, was nach objektivem Maßstab geltender Werte unzulässig ist.

Diese scheinbar einfachen Kriterien für ein „normales" Seelenleben befinden sich schon beim Gesunden in einem labilen Gleichgewicht. So können etwa die Verlaufsweisen seelisch-geistiger Funktionen zu verschiedenen Zeiten unterschiedlich schnell ablaufen. Ist man z.B. müde und abgespannt, werden Gedankengänge umständlich und langsam, Entschlüsse fallen unsicher und schwerer. Umgekehrt können sich schöne Erlebnisse auf die Wahrnehmungsgeschwindigkeit, das Denken und die Entschlußfreudigkeit beschleunigend auswirken.

2. *Die Symptome psychischer Funktionsstörungen*

a) Störungen des Gedächtnisses (der mnestischen Funktionen)

Das Gedächtnis stützt sich auf drei Grundfunktionen, die in bestimmter Folge ablaufen:

1. Merkfähigkeit (Bildung von Gedächtnisinhalten),
2. Behalten (Aufbewahren von Gedächtnisinhalten),
3. Reproduktionsfähigkeit (Wiedererscheinen von Erlebnisinhalten).

Die Reproduktionsleistung ist dabei der objektivierbare Maßstab für die Intaktheit aller drei Grundfunktionen. Denn die Wiedergabe eines Erlebnisinhaltes setzt voraus, daß ein Gedächtnisinhalt verfügbar war und aufbewahrt werden konnte.
Die wichtigste Störung der Gedächtnisfunktion ist die *Amnesie*, die häufig bei Funktionspsychosen auftritt. Es handelt sich um eine fast vollständige Erinnerunslücke.
Greift die Erinnerungslücke um Minuten, Stunden oder länger in die Zeit vor dem Eintritt des hirnschädigenden Ereignisses zurück, spricht man von *retrograder Amnesie*.

b) Störungen der Wahrnehmung

Die wichtigsten im Bereich der Psychiatrie vorkommenden Wahrnehmungsstörungen sind die *Sinnestäuschungen*. Sie können als *Halluzinationen* oder als *illusionäre Verkennungen* auftreten. Der wesentliche Unterschied besteht darin, daß bei *Halluzinationen* Wahrnehmungen auftreten, denen ein reales Wahrnehmungsobjekt fehlt, während es sich bei *illusionären Verkennungen* um nicht objektivierbare Auslegungen vorhandener Wahrnehmungsobjekte handelt.
So kann z. B. ein bestimmtes Organgefühl auftreten, das die Befürchtung Krebs zu haben auslöst.
Während aber Halluzinationen bei allen Psychosen vorkommen, treten illusionäre Verkennungen auch beim Gesunden auf.
Halluzinationen können sämtliche Sinnesgebiete betreffen. So kann der Patient etwa Stimmen hören (akustische H.), denen er gehorcht (häufig bei Schizophrenie) oder sehr farbige Trugbilder sehen (optische H.), bestimmte, meist unangenehme Gerüche trughaft wahrnehmen (osmische H.) oder „Strahlen" fühlen, die ihn umbringen sollen (haptische H.).
Auch sexuelle Halluzinationen, mit der Sinnestäuschung körperlicher Einwirkung nichtrealer Partner, kommen vor.

c) Störungen der Denkfunktion

1. Formale Denkstörungen. *Denkhemmungen* treten häufig bei *depressiven Zuständen* auf. Das Denken ist verlangsamt und eingeengt. Es fehlt an Einfällen und der Möglichkeit Verbindungen nach Ähnlichkeiten oder Erfahrungen gedanklich herzustellen. Die hieraus entstehende Ratlosigkeit mündet häufig in schwere *Grübelzustände*.
Das Gegenteil der Denkhemmung ist die *Ideenflucht*, die wir bei *manischen Zuständen* finden. Der Denkablauf ist beschleunigt, dabei aber ablenkbar durch ständig wechselnde Einfälle.
Auch die *Inkohärenz* ist eine Störung des Denkablaufs. Die Denkinhalte sind hier wenig geordnet und ohne Gliederung. Der thematische Zusammenhalt bleibt aber meist erkennbar. Sie wird häufig bei Funktionspsychosen und organischer Wesensänderung beobachtet. Bleibt der Kranke an einem Wort oder Denkinhalt zu stark haften, spricht man von *Perseveration*. Auch Umständlichkeit im Ausdruck weist auf organische Wesensänderung.
Bei der *Zerfahrenheit des Denkens*, die wir häufig bei Schizophrenen finden, werden Gedanken nur in Bruchstücken und scheinbar sinnlos aneinandergereiht.

2. **Wahnerscheinungen.** *Wahnwahrnehmungen* treten besonders bei Schizophrenen auf. Typisch für dieses wichtige Symptom ist, daß einer wirklichen Wahrnehmung eine abnorme Bedeutung zugemessen wird. Der Kranke deutet einen normalen, alltäglichen Vorfall wahnhaft um und setzt sich selbst in Bezug dazu. Auch im wahrnehmungsfreien Denken können Wahnerscheinungen auftreten. Ihnen liegen *Wahneinfälle* zugrunde, die spontan auftreten und deren Inhalt als *Wahngedanke* bewahrt werden kann. Damit hat dann der Übergang in die Dauerform der Wahnthematik stattgefunden.

Wahneinfälle können bei allen Psychosen auftreten.

Die Wahninhalte werden jedem Gebiet des *situativen Daseins* entnommen. Verfolgung, Bedrohung oder alle Arten der Beeinträchtigung spielen hier fast immer eine bedeutsame Rolle. Häufig werden Beziehungen zu wirklichen oder wahnhaft erfundenen Partnern in das Wahnsystem eingefügt und der Kranke leidet unter quälender Eifersucht oder fühlt sich von einer prominenten Persönlichkeit geliebt, der er nie begegnet ist.

Auch die Umwelt kann sich „verändern" und plötzlich bekommen banale Inserate oder Hinweisschilder einen tiefgründigen, meist eigenbezogenen Sinn. Auch „Verwandlungen" sind möglich. Der Patient wird zu einem berühmten Herrscher der Vergangenheit, zum Apostel mit Sendungsbewußtsein oder zu einem Tier oder Gegenstand.

Bei endogenen Depressionen treten oft Versündigungsideen auf, die den Kranken ständig quälen. Die zunächst regellos in das Erleben einbrechenden Wahnideen fügen sich bei länger bestehender Krankheit allmählich zu einem in Wahngedanken festgehaltenen System und ergeben so ein immer geschlosseneres Wahngebilde.

d) Störungen des Fühlens

Gefühlsgehalte werden in das Erleben, dessen Gesamtheit aus vielen Einzelgehalten zusammengesetzt ist, eingebaut. Die Qualitäten der Gefühlsgehalte sind unterschiedlich und weit gefächert. Die Möglichkeit vielfältiger Überschneidungen erschwert daher eindeutige Abgrenzungen. Den *individuellen Gefühle* (Angst, Freude, Traurigkeit u.a.) stehen *zwischenmenschliche Gefühle* (Liebe, Abneigung, Haß u.a.) und *soziale Gefühle* (Mitleid, Neid u.a.) gegenüber.

Gefühlsqualitäten, die mehr das *allgemeine Dasein* betreffen, sind zahlreich und besonders schwer abgrenzbar. Sie betreffen etwa das allgemeine Dankbarkeitsgefühl, Ehrfurcht vor transzendenten Dingen oder das Gefühl der Unheimlichkeit.

Intensive, meist rasch vorübergehende Gefühlsregungen bezeichnet man als *Affekte,* wobei die *Grundstimmung* Ausmaß und Qualität des Affektes bestimmt. Bei wahnhafter Ausgestaltung kann es zu Angriffshandlungen kommen.

Zu den häufigsten Gefühlsstörungen gehört die *depressive Verstimmung.* Sie muß aber keineswegs immer eine psychopathologische Ursache haben. Es gibt eine *depressive Persönlichkeitsstruktur,* die sich vorwiegend in ernster, pessimistischer und freudloser Gestimmtheit bemerkbar macht. Der Unterschied zur *endogenen Depression,* die im Rahmen der *Zyklothymie* (s. S. 194), aber auch bei *Schizophrenien* und degenerativen Hirnprozessen auftreten kann, liegt in der Motivation. Die endogene Depression ist motivlos.

Entsprechend liegen die Verhältnisse bei der *endogenen Manie,* die eine Phase des zyklothymen Formenkreises darstellen kann, aber ebenfalls auch bei anderen hirnorganischen Erkrankungen auftritt. Hier ist die *Stimmung angehoben* und führt zu *unangemessener* Heiterkeit oder Gereiztheit.

e) Antriebsstörungen und Störungen des Wollens

Unter *Antrieb* versteht man die *willentliche, auf ein Ziel gerichtete* Aktivität, die der persönlichen Handlung zugrunde liegen muß.

Man kann zwischen *Antriebshemmung, Antriebsschwäche, Antriebsverlust* und *Antriebsenthemmung* unterscheiden.
Antriebshemmung findet man vorwiegend bei depressiven Verstimmungen, während Antriebsminderung ein typisches Merkmal der Funktionspsychosen ist, das mit fortschreitender Verschleppung der Grundkrankheit zunimmt.
Bei bestimmten Formen der Schizophrenie kann es zu einer plötzlichen Antriebssperrung kommen, die sich wieder lösen kann (Stupor).
Eine Antriebsenthemmung kommt beim manischen Syndrom und bei schizophrenen Erregungszuständen, seltener auch im epileptischen Dämmerzustand vor.
Unter Antriebsschwäche versteht man eine Minderung der Initiative, die sich in einer Schwäche des Eigenantriebs zeigt.

3. Die endogenen Psychosen

a) Zyklothymie (manisch-depressive Psychose)

In unseren Breiten beträgt die Erkrankungshäufigkeit mindestens 1%. Dabei muß bedacht werden, daß sicher nicht alle leichten Zustandsbilder erfaßt werden. Die Erkrankungsziffer liegt bei Frauen etwa dreimal höher als bei Männern.
Bei der *manisch-depressiven Psychose* kommt es entweder zu einer *unmotivierten depressiven Verstimmung* oder zu *unangemessener Heiterkeit* oder *Gereiztheit.* Beide Zustände verlaufen in Phasen, d. h. sie klingen wieder ab, neigen aber zu Rückfällen. Dabei kann der Kranke immer wieder an der gleichen Störung erkranken oder aber wechselnd einmal manisch, ein andermal depressiv verstimmt sein. Nach Abklingen der Phase tritt eine vollständige Wiederherstellung ein.

1. Zyklothyme Depression. Das Bild dieser Phase wird durch unmotivierte Angst, Niedergeschlagenheit und fast immer auch durch Schuldgefühle (etwa Versündigungsideen) gekennzeichnet. Die Kranken leiden unter Angstgefühlen, die sich auf die verschiedensten Dinge und Vorkommnisse beziehen können, meist aber absolut unmotiviert erscheinen. Die Grundstimmung ist schwermütig, hoffnungslos, ohne Beziehung zur Vergangenheit und Zukunft. Alles wird düster gesehen, das Leben erscheint freudlos und ohne Inhalt.
Schuldgefühle nehmen *wahnhaften* Charakter an: Der Kranke ist an allem schuld, macht sich andauernd Vorwürfe über kleine, unbedeutende Verfehlungen, die vielleicht schon Jahrzehnte zurückliegen (eine Lüge in der Kindheit, eine Unpünktlichkeit im Dienst usw.). Gleichzeitig verarmt das Gefühlsleben: Die Liebe zu den Nächsten läßt nach, nichts macht mehr Freude; die Anteilnahme an der Umwelt weicht einer dumpfen Gleichgültigkeit, die quälend als ein *„Gefühl der Gefühllosigkeit“* empfunden wird. Aus dieser passiven und selbstquälerischen Grundhaltung ergibt sich naturgemäß eine auffallende Antriebsarmut: Der Kranke kann sich zu nichts entschließen, grübelt vor sich hin, sitzt oder liegt stundenlang bewegungslos mit einem gequälten oder ausdruckslosen Gesicht. Andere Kranke zeigen wieder eine allgemeine Unruhe, laufen stundenlang hin und her und klagen über alle möglichen leiblichen Mißempfindungen. Druckgefühl im Kopf wird auf etwas „Femdes“ zurückgeführt, was nicht hineingehört, oder es „klopft“ im Kopf, rauscht und zischt in den Ohren. Häufig sind Oberbauch und Unterleib betroffen: Es brennt, reißt, klopft im Magen, der Bauch pulsiert usw. Fast immer kommt es zu erheblichen vegetativen Funktionsstörungen: Schlafstörungen, Appetitlosigkeit und dementsprechende Gewichtsabnahme, Schwindelanfälle, Herzklopfen sowie Potenzstörungen, Abnahme der Libido, Menstruationsstörungen (Amenorrhoe) u. a.
Häufig lassen sich Tagesschwankungen bezüglich des Schweregrades der depressiven Grundstimmung beobachten, wobei die meisten Kranken eine gewisse Besserung in der zweiten Tageshälfte angeben.

Nicht wenigen Kranken gelingt es ihren depressiven Grundzustand mit Hilfe eines „arztgerechten Beschwerdenkomplexes" so zu tarnen *(larvierte Depression)*, daß die diagnostischen und damit auch die therapeutischen Bemühungen auf Irrwege geraten. Bei diesen Patienten täuschen die leiblichen Mißempfindungen ein Organleiden vor, hinter dem sich die eigentliche Grundstimmung verbergen kann.

Bei anderen Kranken treten *wahnhafte Ausgestaltungen* des Erlebens stark in den Vordergrund: Die Kranken beziehen alles auf sich, fühlen sich an allem schuldig und für alles Unglück der Welt verantwortlich. Die Angstgefühle stehen dann in engem Zusammenhang mit dem Schuldgefühl: Weil sie Schuld auf sich geladen haben, will man sie bestrafen! Alles um sie herum scheint dann ihre Ängste zu bestätigen: Der Nachbar hat böse herübergeblickt, der Kaufmann wollte nicht bedienen, die beiden Untermieter haben plötzlich geschwiegen, als wüßten sie etwas, was sie verbergen wollten. Diese eigentümliche Umbildung seelischer Inhalte *(Katathymie)* beruht auf der Verknüpfung von einander unabhängigen Wahrnehmungen und Begebenheiten, die der Kranke auf sich bezieht. Oft geraten die Kranken in einen Zustand der schweren *Selbstmordgefährdung*. Die scheinbare Sinnlosigkeit ihres Daseins, die andauernde Verzweiflung und Hoffnungslosigkeit läßt sie den *Suizid* als einzigen Ausweg sehen. Besonders stark ist die Gefährdung zu Beginn und gegen Ende der depressiven Phase, da sie sich dann noch bzw. wieder in einem Zustand befinden, der nicht ganz ohne Eigeninitiative ist.

2. Zyklothyme Manie. Die endogene Manie ist eine andere Ausdrucksform der Zyklothymie. Die Kranken haben eine heitere, *gehobene Grundstimmung*. Sie fühlen sich glücklich, gesund und strotzen vor Unternehmungslust. Ihre strahlende Laune wirkt – obwohl sie unmotiviert ist – natürlich und ist oft nur schwer von echter Fröhlichkeit zu unterscheiden. Besonders auffallend ist ein unnatürlicher *Antriebsüberschuß*, bei dem zugleich eine vermehrte Ablenkbarkeit besteht. Die Kranken entschließen sich schnell zu einer Aufgabe, springen wieder ab, noch bevor sie mit der Lösung richtig begonnen haben und fangen neues an. Nichts wird vollendet. Andere fallen durch *Hemmungslosigkeit* auf, die groteske Formen annehmen kann: Ein Kranker bestellt etwa hundert Eisschränke, die er seinen Mitarbeitern im Betrieb schenken will. Ein anderer verstrickt sich in unzählige Abenteuer mit dem anderen Geschlecht, verspricht jedem Partner die Heirat, geht unerfüllbare Verpflichtungen ein und wird zum Hochstapler, der bei jedem Abenteuer einen anderen, klingenden Titel trägt.

Dabei nimmt er sich selbst nicht wirklich ernst und weiß um sein Verhalten. Er glaubt selbst nicht an seine Einmaligkeit, an seine Titel, sondern amüsiert sich über die Gutgläubigkeit der anderen und über die von ihm heraufbeschworenen heiklen Situationen.

In der Unterhaltung wirken die Kranken witzig und einfallsreich. Ihre ansteckende gute Laune unterhält eine Tischrunde im Alleingang mühelos einen ganzen Abend.

In schweren Fällen kann allerdings die eigenartig oberflächliche Betrachtungsweise ihres Verhaltens in *Gereiztheit* umschlagen, dann nämlich, wenn sie ihre überschwenglich hochgesteckten Ziele und die durch ihre manische Erlebnisweise getragene Hochstimmung immer wieder scheinbar mißverstanden sehen. Die gelegentlichen Zornausbrüche behalten jedoch eigentlich immer einen gutmütigen Grundzug und arten fast niemals aus. Kompliziert wird die Situation dann durch die relative *Unansprechbarkeit* der Kranken, die den eigentlichen Hinweis auf das Krankheitsgeschehen gibt: Die affektive Unansprechbarkeit weist darauf hin, daß der Patient tieferer Gefühle nicht mehr fähig ist. Er empfindet weder Liebe noch Haß als tiefe Gefühlsregung, seine unangemessene Heiterkeit oder auch Gereiztheit beherrschen ihn derart, daß kein Raum mehr für andere Gefühle bleibt.

Diese Gefühlsarmut entspricht derjenigen,

die bei den depressiven Phasen auftritt, durchaus. Es handelt sich ja in der Tat um dieselbe Erkrankung, wenn sich auch die pathologischen Elementargefühle offensichtlich gegensätzlich darstellen. Dementsprechend können bei einem Kranken auch beide Phasen auftreten *(bipolare Form)*. Häufiger allerdings sind die Formen, bei denen die gleiche Phase immer wieder auftritt *(monopolare Form)* und zwar vorzugsweise die depressive. Monpolare manische Formen sind selten.

Manchmal schlagen die depressiven Phasen unmittelbar in einen manischen Zustand um und umgekehrt. Auch Mischformen kommen vor, bei denen sich Teilsymptome der einen Phase mit denen der anderen verbinden.

b) Schizophrene Psychosen

Weit mehr als bei der Zyklothymie tritt bei den schizophrenen Psychosen das Chaotische, das Unverständliche im Verhalten des Kranken in den Vordergrund des Bildes. Erscheinen Depression und Manie bei der Zyklothymie zwar überspitzt, aber bis zu einem gewissen Grade noch nachvollziehbar, so wird die Entwicklung der verschiedensten *Wahnerlebnisse*, die stets auftretenden *schizophrenen Denkstörungen* und das „Stimmenhören" (und andere Halluzinationen) vom Gesunden als einer fremden Welt zugehörig und damit vorwiegend als unheimlich empfunden. Dazu kommen uralte Vorurteile, die teils auf überliefertem Aberglauben, teils auf alten Berichten, in deren Mittelpunkt das Tollhaus vergangener Zeiten mit allen Schrecken (und Quälereien der Opfer) steht, basieren. Die Angst vor dem Unbegreiflichen, Unberechenbaren ist auch in unserer, scheinbar so aufgeklärten Zeit noch weit verbreitet. Damit wird das Verständnis für die Kranken selbst und vor allem für moderne Rehabilitationsmethoden, deren Ziel die Wiedereingliederung der Patienten in das „normale" Leben ist, häufig blockiert.

Tatsächlich sind die seelischen Erkrankungen nur eine bestimmte Äußerungsform des Krankseins. Überdies sind sie in vielen Fällen vorübergehend, in Phasen verlaufend, und auch in schweren Fällen medikamentös beeinflußbar. Der Übergang in eine chronische Form mit Persönlichkeitswandel und Beibehaltung psychotischer Erlebnisweisen ist keineswegs die Regel.

Psychiatrie und Psychologie lassen seit Jahrzehnten nichts unversucht, die verschiedenen Verlaufsformen dieser wahrhaft tragischen Erkrankung dadurch günstig zu beeinflussen, daß sie den Kranken möglichst „normale Umweltbedingungen" schaffen, die diese aus ihrer Isoliertheit herausholen sollen. Zu diesen Bemühungen gehören moderne, vielschichtige Behandlungsmethoden in Krankenhäusern mit offenen Abteilungen, in denen sich die Kranken sehr frei bewegen und von denen aus sie die ersten Schritte wagen können, die sie zurückführen sollen in die Familiengemeinschaft und an einen Arbeitsplatz. Die Mitwirkung der Umwelt, vor allem der Angehörigen, ist hierzu jedoch unerläßlich und erfordert heute noch von vielen Menschen erhebliches Umdenken. Die in den letzten Jahren häufig vertretene Annahme, die Schizophrenie sei die unmittelbare Folge der Einwirkung einer zerstörten, lieblosen Gesellschaft auf den Einzelnen ist so sicher nicht richtig. Aber die Abwendung vom Nächsten, vom Erfolglosen oder Behinderten ist wohl ein wichtiger Teilaspekt für die Ausgestaltung des Krankheitsbildes und erschwert sicher die Rehabilitation entscheidend. Eine verstehende Umgebung, die sich nicht furchtsam oder peinlich berührt von dem Kranken abwendet, sondern ihm vielmehr das Gefühl sorgender Geborgenheit vermittelt, kann so von großer Bedeutung für den Krankheitsverlauf sein.

Schizophrene leiden häufig unter Angstgefühlen und glauben sich bedroht und verfolgt. Da man ihren „ver-rückten" Ängsten keinen Glauben schenkt, kehren sie sich immer mehr von der Umwelt ab, mauern sich sozusagen ein und verlieren zunehmend den Kontakt mit der Wirklichkeit. Dementsprechend werden ihre oft verzweifelten Notrufe immer unverständlicher, bizarrer, manchmal auch drastischer. Sie beschränken sich nicht mehr auf verbale Versuche, sondern äußern sich dann gelegentlich in bestimmten Handlungsweisen, die erst recht nicht mehr verstanden werden.

Das Krankheitsbild der Schizophrenie ist außerordentlich vielgestaltig und wechselnd. Mittelpunkt der schizophrenen Krankheitsbilder ist jedoch die *Störung der Denkfunktionen.* Sie erscheinen eigenartig zerrissen („gespalten“) und spiegeln oft scheinbar das Seelenleben mehrerer, gegensätzlich denkender und handelnder Persönlichkeiten wieder. Aber auch die Einheit einzelner Gedankeninhalte ist zerrissen: Zusammengehöriges wird getrennt; Unzusammenhängendes fügt sich zu unverständlichen Erlebnissen zusammen.

So sagt eine Kranke unvermittelt: *„Ich muß von Diogenes abstammen, weil Diogenes Menschen mit einer Laterne suchte, und ich das für Unsinn halte“.* (Zitiert nach Oswald Bumke: Lehrbuch der Geisteskrankheiten, München: Bergmann 1948).

Es wäre jedoch sicherlich falsch, hinter dieser unverständlichen Bemerkung nur „Unsinn“ zu vermuten. Die Kranke versucht sich auf ihre Weise mitzuteilen, einen Weg zu öffnen, der Zugang in ihre Welt gewährt. Vielleicht erwartet sie Hilfe oder verspricht sich von dieser „Er-öffnung“ eine Erklärung ihres ihr selbst nicht verständlichen Zustandes. Daß diese Denkstörungen mit einem *Begriffszerfall* einhergehen, ist ohne weiteres einleuchtend. Aber das widerspricht keineswegs der Behauptung, daß jeder Äußerung und jeder Handlung des Kranken eine Absicht zugrunde liegt, die letztlich einem „normalen“ Anliegen entspricht. Aber die Einzelbegriffe stehen nicht mehr geordnet zur Verfügung und damit ist das gesamte Begriffsgefüge derart gestört, daß es zu einer mehr oder weniger willkürlichen Verquickung der Einzelbegriffe kommt.

So behauptet ein Kranker, sein Nachbar sei gestorben, weil im Radio die „Pastorale“ gespielt worden sei. Pastorale und Pastor – der Zusammenhang sei doch unübersehbar!

Häufig empfinden die Kranken die Denkstörungen sehr deutlich und beklagen sich darüber. Sie können Gedanken nicht mehr festhalten, „sie stehen still“ oder gehen Wege, die dem Kranken selbst unverständlich sind, die er aber nicht beeinflussen kann. So macht sich oft eine *traurige Ratlosigkeit* bemerkbar, die man dem Kranken nicht selten ansieht. Manchmal bitten Patienten immer wieder, man möge ihnen doch erklären, was eigentlich los sei und was um sie her vorginge. Da sie ihre Situation nicht begreifen, ist es verständlich, daß sie *Fremdeinflüsse* für ihr ganzes Elend verantwortlich machen: Man stiehlt ihre Gedanken, man zwingt sie „verrückt“ zu denken oder es werden ihnen fremde Gedanken eingegeben usw.

Von hier aus ist es dann nicht mehr weit zu den *Wahnerscheinungen,* die praktisch jeder Schizophrene in irgendeiner Form erlebt. Normale Wahrnehmungen erhalten eine abnorme Bedeutung und werden zu einer Wahnwahrnehmung: Das Flimmern im Fernseher wird ein Zeichen für die Verschwörer, die den Kranken umbringen sollen. Schon einen Tag vorher war ihm aufgefallen, daß die meisten Menschen auf der Straße graue Hüte trugen! „Die gehören alle zusammen!“

Das häufigste Wahnsystem ist wohl der schizophrene *Verfolgungswahn.* Meist sind es Gruppen – etwa eine Partei oder einfach Verschwörer, Freimaurer oder aber auch die Nachbarn, Hausbesitzer, Verwandte und Bekannte – die zu Verfolgern werden. Der Kranke kennt sie genau und kann sie benennen. Er weiß auch, warum er verfolgt wird: Man will ihm seine Stellung nehmen, seine Ehe zerstören oder sein Eigentum stehlen.

Er weiß auch, wie man gegen ihn vorgeht und warum er sich nicht wehren kann: Man benutzt geheime Kräfte, Strahlen und unbekannte „Willenskräfte“, die ihn vernichten sollen. Halluzinationen, am häufigsten akustische (Stimmenhören), werden in das Wahnsystem eingebaut: Sie erhalten nachts Befehle von der „Weltordnung“, von Adenauer oder – häufig religiös gefärbt – von

Christus selbst oder dem Heiligen Geist, nicht selten aber auch von bösen Mächten, deren Zwang sie sich nicht entziehen können. Es ist verständlich, daß die Kranken Angst haben. Sie fühlen sich eingeengt und sprechen manchmal in diesem Zusammenhang direkt von „Freiheitsberaubung". Oft allerdings besteht ein Mißverhältnis zwischen den vorgetragenen Nöten und Ängsten und der Reaktion, die sie zeigen: Mit gleichgültigem Gesicht und ohne innere Erregung berichten sie über die unheimlichsten Erlebnisse und Zwänge *(inadäquate Affektivität).* Diese scheinbare Armut der Erlebnisfähigkeit läßt sie oft „leer" erscheinen, und man hat den Eindruck, daß sich das Erleben an der Oberfläche abspielt. Mit dieser Annahme sollte man jedoch sehr vorsichtig sein! Die Kranken scheinen sehr wohl um die Schwierigkeiten, ihre inneren wahnhaften Erlebnisweisen zu verstehen, zu wissen. Manchmal lachen sie über ihre eigenartigen Gedankengänge und Verfolgungsängste, bezeichnen sie selber als „verrückt", ohne jedoch von ihnen abzulassen. Was sie mit dieser seltsamen Haltung bezwecken, können wir nur vermuten. Wahrscheinlich zwingt sie das immer wiederkehrende Erlebnis, nicht verstanden worden zu sein, zu einem Kompromiß mit der Umwelt, zu der sie die letzten Verbindungen nicht abreißen lassen wollen. Nicht selten allerdings resignieren sie auf ihre Weise: Sie kehren sich immer mehr von der Umwelt ab, meiden jeden Kontakt mit anderen und verlieren so jeden Bezug zur Realität *(Autismus).*

Ein nicht unerheblicher Teil der Kranken benimmt sich durchaus unauffällig. Weder aus dem Verhalten, noch etwa aus der Mimik oder den Bewegungen läßt sich schließen, daß sie in einer eigenen Welt leben. Behält der Kranke seine Wahnerlebnisse für sich, gibt es keinen Anhalt für das abnorme Geschehen in seinem Inneren. In einer normalen Unterhaltung, die nicht sein Leiden betrifft, kann er völlig ungestört wirken. *Fast immer ist das Intelligenzniveau erhalten.*

Andere fallen durch merkwürdige, eckige und oft unsinnig erscheinende Bewegungen auf *Katatonie),* die immer wieder stunden- oder tagelang wiederholt werden. Diese katatonen Formen sind heute selten geworden. Die modernen Psychopharmaka können vor allem die schwersten Ausprägungen weitgehend verhindern. Die schrecklichen Bilder schreiender, spuckender oder sinnlos umsichschlagender Patienten während katatoner Anfälle gehören eher der Vergangenheit an. Ähnlich ist es mit den Zuständen der Reglosigkeit *(katatoner Stupor),* bei denen die Kranken stundenlang bewegungslos stehen oder liegen, in bestimmten Bewegungen scheinbar erstarren und absolut unansprechbar sind.

Da die Erkrankung in vielen Fällen schubweise verläuft, wechseln die Bilder. Wahnerlebnisse und Halluzinationen treten nicht bei jedem Schub auf. Manchmal zeigen die Kranken nur eine schwere Antriebslosigkeit und gewisse Denkstörungen, benehmen sich aber unauffällig.

Häufig jedoch verändert sich die Sprache. Sie wird umständlich, pathetisch oder bizarr, durchsetzt mit stereotypen Wiederholungen und Wortneubildungen. Ein Kranker gibt stets die Interpunktion mit an: „Es ist nicht gut, Komma, einen hier zu überlassen, Punkt. Man wird durch die Türe, Komma, das Schloß und so verurteilt, Punkt".

Wortneubildungen wirken oft wie Geheimsprachen, entbehren aber tatsächlich jeder Systematik:

„Nomnumelence das Komunanium der heiligen Veronica, aber das richtig wahre reelle, das richtig wahre remonierende, das richtig wahre repondabelle demonriare und das echt pontabelle remontaminence. Also remontanimence ist von der Arkadia so gelegen, daß Oculo für die Vorübergehenden reminende."

(Zitiert nach Oswald Bumke: Lehrbuch der Geisteskrankheiten. München: Bergmann, 1948).

Dennoch wird man annehmen müssen, daß die Kranken mit diesem Gefasel etwas bestimmtes ausdrücken wollen. Das „Fortlaufen" der Gedanken und die Unfähigkeit begrifflich zu denken, besagt ja keineswegs, daß die Funktionsstörung sich bis in den Bereich der seelischen Tiefen erstreckt, aus denen elementare Ängste, Wünsche und Hoffnungen erwachsen. Daß die Kranken diese Hilflosigkeit oft deutlich empfinden und verzweifelt darum ringen, verstanden zu werden, läßt sich an vielen Beispielen belegen. So schreibt eine Studentin der Philosphie, die mit 20 Jahren an Schizophrenie erkrankte, an ihren Arzt:

„Ich will versuchen, einer solchen Aufforderung noch gewachsen sein zu können. Für den Fall, daß es nicht mehr in einer freien Weise geht, sind ja die Zettel vorhanden, die an die Stelle treten können, die ich als ich-loser Mensch nicht mehr erfüllen kann. Ich denke, daß es heute noch geht – und mahne dieses zu beachten, denn allzu nahe steht die Gefahr des morgen nicht-mehr-könnens."

„Zum großen Glück habe ich in der letzten Besprechung mit Herrn Dr. S. noch Richtiges sagen können."

(Zitiert nach Leo Navratil: Schizophrenie und Sprache. dtv 1966.)

In erschütternder Weise tritt hier die Sorge zutage, die letzten, durch die Sprache unterhaltenen Verbindungen zur Umwelt unaufhaltsam zu verlieren.

Man hat die Sprache der Schizophrenen oft mit der Traumsprache verglichen. Auch im Traum werden Begriffe nicht mehr unbedingt geordnet, Worte nicht immer folgerichtig eingesetzt. Man könnte noch weiter gehen: Die unwirkliche und daher oft unheimliche Traumsphäre, in der man sich so fremd und hilflos unverständlichen Situationen gegenüber sieht, verführt zu Analogieschlüssen! Sicher wird es eines Tages gelingen, die hirnpathologischen Vorgänge zu erhellen. Erste Ansätze weisen auf biochemische Veränderungen. Ob man aber darüberhinaus je ergründen wird, was in der Seele des Kranken tatsächlich vorgeht, erscheint zweifelhaft. Zu viele Faktoren sind hier der Meßbarkeit nicht zugänglich, zu viele Reaktionen nicht ausreichend objektivierbar. Auskunft geben könnte nur der Kranke selbst, aber ihm fehlt die Verbindung zur Realität. So können wir nur versuchen in seine Welt einzudringen, seine Hilferufe zu hören und zu enträtseln. Aber so lange unsere Deutungsversuche noch spekulativen Charakter haben, wird unsere Hilfe unzulänglich sein.

Das Fehlen eines greifbaren Substrates, das dem schizophrenen Geschehen zugrunde gelegt werden könnte, hat dazu geführt, die seelische Wirklichkeit als weitgehend autonome Funktion zumindest in Erwägung zu ziehen. Bestimmte tiefenpsychologische Schulen (z. B. die *komplexe* Psychologie C. G. Jungs) sehen in der lebendigen Wechselbeziehung zwischen dem *Bewußtsein* und dem *Unbewußten* die Dynamik, die das Seelenleben ausmacht.

Das Bewußtsein wird von den psychischen Inhalten gebildet, die sich auf das Ich beziehen. Alle persönlichen Bewußtseinsakte zentrieren sich um das Ich. Aber Seelenleben ist weit mehr als die Bewußtseinswelt! Von gleichem Rang ist die Sphäre des *Unbewußten,* dessen Wirksamkeit sich in einer anderen Schicht der Persönlichkeit kundtut. Seine psychischen Inhalte sind nicht mehr mit dem Ich verknüpft, denn sobald sie im Bewußtsein erscheinen, sind sie eben nicht mehr unbewußt. Dennoch lassen sich in der Sphäre des Unbewußten wiederum zwei Schichten unterscheiden, deren eine dem Ich sozusagen näher steht, da die psychischen Inhalte *persönlicher Natur* sind. Auch sie stehen dem Ich nicht unbedingt zur Verfügung, jedenfalls nicht willentlich. Sie befinden sich, mehr oder weniger geordnet, in einem Reservoir, von wo aus sie allerdings unter bestimmten Bedingungen, in das Bewußtsein vordringen können. Weit tiefer – um es einmal räumlich auszudrücken – liegt eine andere Kategorie des Unbewußten, angefüllt mit unpersönlichen, kollektiven Inhalten *(kollektives Unbewußtes),* die in allen Individuen (etwa eines bestimmten Kulturbereiches) dieselben sind. Sie sind, im Gegensatz zu den persönlichen Inhalten, die wechseln, ein fester Bestand urtümlicher Bilder, die paradigmatisch für bestimmte Verhaltensweisen und Reaktionen im psychischen Bereich sind, die also seit eh und je – man möchte sagen: seit Beginn der Menschheit – gültig sind. Man nennt diese Bilder daher auch *Archetypen.*

Sie enthalten aber keineswegs nur Gutes und Schönes aus dem geistigen Reservoir der Menschheit, sondern auch Niedriges, Gemeines bis hin zum Schlimmsten, was je gedacht und gefühlt wurde, und das manchmal in einer unbegreiflichen Doppelwertigkeit. Damit können sie in Gefahrenmomenten hilfreich werden, dann etwa, wenn das Bewußtsein versagt; sie können aber auch einen emi-

nent gefährlichen Charakter annehmen, falls das Bewußtsein – nach Wiedererlangung eines neuen Gleichgewichtes mit dem Unbewußten – nicht mehr in der Lage ist, die vom Unbewußten produzierten Inhalte zu verstehen und zu verarbeiten. Dann setzt sich das Unbewußte über das Bewußtsein und wird bestimmend: Der Archetypus zwingt die Psyche zur *„Überschreitung des menschlichen Bereiches“* (C. G. Jung), indem er Übertreibung, Illusion, tiefste Ergriffenheit und andere inflationistische Tendenzen heraufbeschwört und zur Norm erhebt. Dabei bricht das Bewußtsein zusammen, und in das entstehende Chaos hinein wirkt das kollektive Unbewußte mit unheimlicher Überzeugungskraft. Die Folge ist immer eine *Auflösung der Persönlichkeit,* die allerdings meist vorübergehend ist. Besteht allerdings eine (angeborene) Schwäche der Persönlichkeit, stellt sich ein Zustand ein, bei dem der Betroffene die Überwältigung des Bewußtseins durch das Unbewußte wie einen Ich-Verlust empfindet. Nicht mehr er selbst, sondern andere, fremde Mächte denken und handeln durch ihn. Damit stellt sich uns in der Tat das klassische Bild der Schizophrenie dar.
Die schon oben zitierte, junge Philosophiestudentin, über die L. Navratil berichtet, empfindet dann auch ihr Leiden so:

„Alldieweil ich ichlos bin,
kann man meinem Tun nicht trauen.
Alldieweil ich ichlos bin,
meiner Worte Sinn nicht schauen.“

4. Die psychopathologischen Veränderungen im Alter

Wie alle Organe, unterliegt auch das Zentralnervensystem Alterungsvorgängen.
Aber das Altern, als unabwendbares Schicksal, mit nur wenig beeinflußbaren Beschwerden und u. U. schwersten Einbußen aller lebenswerten Seiten des Daseins, zeigt hier häufig besonders tragische Aspekte. Die außerordentliche Empfindlichkeit dieses Organs, das auf ständige Energiezufuhr angewiesen ist und dessen spzeifische Zellen – sind sie einmal untergegangen – nicht mehr ersetzt werden können, bedingt eine große Zahl von Störungen, die einmal aus den eigentlichen Rückbildungserscheinungen resultieren, zum anderen aber auch sekundär entstehen können, falls die notwendige Versorgung mit Sauerstoff, etwa durch eine fortgeschrittene Gefäßsklerose, nicht mehr gewährleitet ist.
In beiden Fällen kommt es schließlich zu einer Hirnatrophie mit mehr oder weniger ausgeprägten seelisch-geistigen Störungen.
Schon leichte, noch in der physiologischen Norm liegende Veränderungen ohne definierbaren Krankheitswert, können den alten Menschen in die Isolierung und Vereinsamung führen. Da der Übergang zu den pathologischen Störungen fließend ist und Geduld und Verständnis der jeweiligen Bezugspersonen unterschiedlich, können hier schon vorzeitig Leidenszustände entstehen, die dann sicher dazu beitragen, daß die Grenze zum Krankhaften früher überschritten wird.
Ganz allgemein beginnt der Abbau mit einer Verlangsamung *psychomotorischer Abläufe.* Sicherheit und Geschicklichkeit lassen nach, die Bewegungen werden langsamer und unbeholfener. Relativ früh werden die Reaktionszeiten verlängert.
Auch im geistigen Bereich tritt eine *Rigidität* und *Verlangsamung* ein, die sich im Besondern bei Umstellungen auf neue Gegebenheiten und Umstände bemerkbar macht. Die Fixierung an das Gewohnte wird immer starrer, selbst wenn neues einfacher und vielleicht auch bequemer ist. Bestimmte Charakterzüge vergröbern sich und werden dadurch auffällig: aus Sparsamkeit wird Geiz, aus Vorsicht Mißtrauen und aus Gewissenhaftigkeit Pedanterie. Feinere Gefühlsregungen können abgebaut werden und so fallen sie plötzlich durch ungewohnte Taktlosigkeit oder auch sexuelle Entgleisungen (gegenüber Kindern) oder durch exhibionistische Darbietungen in der Öffentlichkeit, auf.
Mit fortschreitendem Abbau *verflacht das Gefühlsleben* immer mehr. Neben heftiger Reizbarkeit treten häufig *depressive Verstimmungen* in den Vordergrund des Krankheitsbildes, zu dem der Gefühlsausdruck durch eine auffällige *Affektinkontinenz* (Weinerlichkeit, Rührseligkeit) in Widerspruch zu stehen scheint.
Mehr und mehr kommt es zur Abnahme der *Fähigkeit Gedächtnisinhalte verfügbar zu hal-*

ten und wiederzugeben. Merkschwäche, besonders für Namen und Zahlen treten relativ frühzeitig auf. Der Erinnerungsverlust schreitet von der Gegenwart zur Vergangenheit fort, Jugenderinnerungen schwinden also gewöhnlich zuletzt.

Auch die *Denkfähigkeit* ist betroffen: Zusammengesetzte Gedankengänge können nicht mehr übersehen und differenziert werden, Wesentliches wird nicht mehr erkannt. Der Gesichtskreis engt sich ein, Initiative und Produktivität schwinden.

Schließlich kommt es zu immer stärker werdender Einengung des Denkfeldes insgesamt. Entsprechend nimmt auch die Ausdrucksfähigkeit ab und die sprachlichen Äußerungen werden einförmig, verlieren an Niveau und werden schließlich immer mehr auf feststehende Redensarten reduziert.

Am Ende erliegt das Denkvermögen und der geistige Leistungsabfall ergibt das Bild der *Demenz.*

Es muß jedoch bedacht werden, daß ein derartiger Verfall nicht die Regel darstellt. Viele Menschen altern ohne je diesem Zustand auch nur annähernd zu verfallen. Nicht immer ist das Zurücknehmen früherer Aktivitäten ein Zeichen für den Hirnabbau. Schon fortgeschrittene Veränderungen am Bewegungsapparat zwingen zu Bedächtigkeit und u. U. auch zu Verlangsamung. Scheinbar übertriebene Vorsicht kann durch echte *körperliche* Behinderung durchaus gerechtfertigt sein.

Auch der gesunde alte Mensch entwickelt *autoprotektive Mechanismen* (Selbstschutz), in Form von Anpassungs- und Abwehrmaßnahmen, um sich in einer immer fremder werdenden, oft als feindlich empfundenen Umwelt noch behaupten zu können. Festhalten an Bewährtem dient dann der Sicherung der eigenen Existenz, und muß keineswegs Starrsinn bedeuten. Eingeschlossen in diese Abschirmmechanismen ist auch die Fähigkeit, sich der Konfrontation mit eigenen Versagenszuständen zu entziehen: Die Fixierung auf nebensächliche Ziele verdeckt die Bedrohung der Existenz.

Für den „normal" Alternden gilt, daß bestimmte Funktionsumstellungen die Dynamik des Lebens zwar einengen, ihm aber gleichzeitig die Möglichkeit geben – wenn auch anders als der Jüngere – die letzte Zeit seines Daseins zu „er-leben", also in seinem Rahmen zu gestalten.

Die dem Abbau gegenüberstehenden Schutz- und Anpassungsvorgänge können verhindern, daß beim harmonisch alternden Menschen Verfallserscheinungen über Gebühr in Erscheinung treten und damit einen Fehlerkreis einleiten, der den Krankheitsablauf äußerst negativ beeinflußt.

Überwiegt der Abbau kommt es zu den o. g. Erscheinungen und man spricht von einem *organischen Psychosyndrom.*

In besonders schweren Fällen können Alterserkrankungen des Gehirns in ein *akutes psychotisches Syndrom* einmünden, das einer Funktionspsychose, also nicht einer endogenen Psychose sondern einer durch ein organisches Leiden ausgelösten Psychose, entspricht.

Wahnhafte Umdeutungen der Wirklichkeit, *delirante Erregungszustände, Orientierungs-* und *Denkstörungen* sowie *Halluzinosen* und *Beeinträchtigungswahn* bestimmen hier das Bild und erinnern an den schizophrenen Formenkreis. Aber auch *manische* und *depressive Verstimmungen,* die zwar an die Zyklothymie erinnern, aber außerordentlich schwer zu beeinflussen sind, kommen vor.

V. Arzneimittelverzeichnis

VI. Sachverzeichnis